内科常见病诊断思维

主编◎ 刘丽梅 孙彦东 孙菲菲 庞坤玲 岳 龙

科学技术文献出版社
SCIENTIFIC AND TECHNICAL DOCUMENTATION PRESS
·北京·

图书在版编目（CIP）数据

内科常见病诊断思维 / 刘丽梅等主编. — 北京：科学技术文献出版社，2019.5
ISBN 978-7-5189-5532-9

Ⅰ. ①内… Ⅱ. ①刘… Ⅲ. ①内科—常见病—诊断 Ⅳ. ①R504

中国版本图书馆CIP数据核字(2019)第087721号

内科常见病诊断思维

策划编辑：李张璐　　责任编辑：杜新杰 李张璐　　责任校对：赵 瑗　　责任出版：张志平

出　版　者	科学技术文献出版社	
地　　　址	北京市复兴路15号　邮编 100038	
编　务　部	（010）58882938，58882087（传真）	
发　行　部	（010）58882868，58882870（传真）	
邮　购　部	（010）58882873	
官方网址	www.stdp.com.cn	
发　行　者	科学技术文献出版社发行　全国各地新华书店经销	
印　刷　者	山东道克图文快印有限公司	
版　　　次	2019年5月第1版　2019年5月第1次印刷	
开　　　本	787×1092　1/16	
字　　　数	328千	
印　　　张	14	
书　　　号	ISBN 978-7-5189-5532-9	
定　　　价	88.00元	

《内科常见病诊断思维》
编委会

前　言

内科学是临床医学中重要的一门学科,内科学整体性较强、涉及知识面较广,不仅是临床医学各学科的基础,而且与其他各科联系十分密切的一门学科。是研究内科病人生物、心理和社会等方面特点,实施整体医疗达到保持和恢复健康的一门应用学科,需要不断探讨与学习。

本书共分七章,分别介绍了呼吸系统疾病、循环系统疾病、消化系统疾病、神经系统疾病、泌尿系统疾病、内分泌系统疾病、风湿免疫系统疾病等常见疾病的诊断与治疗技术。本书具有简明、实用、内容新颖等特点,对临床常见内科疾病的诊断和治疗具有指导意义,适合我国各级内科临床医生、医学研究生、实习医生阅读参考,亦可作为医学院校教学参考用书。

由于编者的水平有限,书中难免存在错误或不足之处,敬请广大读者批评指正。在此,特向关心和支持本书出版的专家和同仁致以诚挚的感谢!

编　者

目　录

第一章　呼吸系统疾病

第一节　支气管哮喘

支气管哮喘(asthma)是由多种细胞(嗜酸粒细胞、肥大细胞、T淋巴细胞、中性粒细胞等)和细胞组分参与的慢性气道炎症。这种慢性气道炎症引起的气道高反应性,通常表现为广泛多变的可逆性的气道受限,反复发作的喘息、气促、胸闷和咳嗽等症状,多在夜间或凌晨发作,症状可自行缓解或经治疗后缓解。自20世纪70年代以来,在整个世界范围内哮喘患病率已增加了45%以上,而增加最多的是近年来经济增长较快的发展中国家。许多哮喘患者对支气管哮喘缺乏认识或是认识停留在20世纪七八十年代的水平,直接导致了哮喘的治疗缺乏规范。治疗的不规范导致了支气管哮喘病情不能得到很好的控制。有些患者直到支气管哮喘发展到慢性阻塞性肺疾病的阶段才来就诊,延误了病情,使其生活质量明显下降。随着近年来对哮喘的发病机制、诊断与治疗出现了新的发展变化,我们对支气管哮喘这一古老的疾病必需有新的认知、新的理解。

一、支气管哮喘病因及发病机制的新进展

(一)病因

支气管哮喘的病因目前尚不清楚,研究发现支气管哮喘的发生与个人体质和外界环境影响有重要关联。有些患者在更换居住地后就会出现哮喘发作,而回到原居住地后即使不用药物,哮喘症状亦会消失。在某些发展中国家中,环境污染严重,哮喘发病率逐年增高。大量研究发现特异性变应原(如尘螨、花粉、真菌、动物毛屑等)和非特异性吸入物(硫酸、二氧化硫、氯气、甲醛、甲酸等)可诱发支气管哮喘的发生。而源于煤炭、石油、化工、汽车尾气排放出的有害化学物质、悬浮颗粒等可引起呼吸道变态反应和炎症;室内环境中某些挥发性有害化学物质也是哮喘发病的重要诱因。除了以上两点之外,遗传因素也在哮喘的发病上起着重要的作用。国际哮喘遗传学协作研究组的研究结果显示,哮喘候选基因大多定位于5p15、5q23-31、6p23、11p15、12q12-24、13q23.1、14q11.2-13等。这些遗传性特征不仅是哮喘发病机制的危险因素,还决定哮喘的治疗效果。IL-4、IL-5、IL-13白介素基因多态性与变应性哮喘有一定的关系。但是迄今为止可能没有一个基因是所谓的"哮喘"基因,这是基因—基因、基因—环境之间相互作用的结果。还有学者从表观遗传学方面对支气管哮喘进行了研究。研究发现哮喘发生的表观遗传学调控包括DNA甲基化、组蛋白修饰、染色质重塑、非编码RNA调控等,各种表观遗传修饰相互影响、调控,构成一个完整的复杂的表观遗传调控网络。目前在哮喘表观遗传学研究中主要集中在两种调控方式。其一为DNA甲基化,这是目前最主要的表观遗传修饰形式。异常的甲基化或去甲基化均会导致疾病的发生。在哮喘患者中甲基化和去甲基化就出现了明

显得异常。其二为组蛋白修饰,组蛋白是真核生物染色体内的基本构成蛋白。很多体内和体外试验阐明了组蛋白修饰在哮喘中的重要作用。多项流行病学研究证实肥胖和超体质量可增加哮喘发生的危险性。肥胖者能量调节激素也参与哮喘与肥胖的关联,其中最为重要的是瘦素和脂联素。

(二)发病机制

支气管哮喘的发病机制主要是免疫—炎症机制。机体的免疫系统中体液免疫和细胞免疫均参与了支气管哮喘的发病过程。支气管哮喘的发病机制同 $CD4^+$ T 细胞的异常有密切关系。$CD4^+$ T 淋巴细胞是支气管哮喘发病过程中最主要的调控者,可分为 Th1 细胞和 Th2 细胞两大类。Th1/Th2 细胞平衡失调,机体正常的免疫功能受到损伤,从而导致免疫细胞及其成分对机体自身组织结构和功能的破坏,是支气管哮喘发病的关键。Th1 细胞主要释放 IFN-1、IL-2、IL-3、TNF-β 等细胞因子产生机体的免疫应答。而 Th2 细胞可产生 IL-4、IL-5、IL-10、IL-13 等细胞因子进一步激活 B 淋巴细胞,后者合成特异性 IgE,参与支气管哮喘的发病和气道炎症的形成。当支气管哮喘发病时,体内 Th1 型免疫反应减弱,Th2 型免疫反应则异常增强,可见 Th2 细胞水平的异常增高在哮喘发病机制中尤为重要。在炎症反应中会产生很多细胞因子和细胞介质,它们组成复杂的网络,这个网络对哮喘的发展十分重要。其中白三烯是哮喘发生发展过程中的主要炎性反应介质,近年来研究较多。白三烯生物学活性十分广泛,可参与哮喘发病过程中的多个环节,并可促进多种细胞因子及炎性反应介质的释放。近年来大量研究发现一种活化的 $CD4^+$ T 细胞亚群 Th17 细胞亚群在慢性气道炎症性疾病的发生发展中发挥着重要作用。在炎症起始阶段,这类细胞能大量分泌 IL-17,引起进一步的炎症因子级联反应。IL-17 是哮喘发病相关细胞因子网络的重要成员之一,且间接参与哮喘气道重构,而 Th17 细胞亚群能诱导产生 IL-17 且并不依赖于 Th1 和 Th2 细胞亚群,需要今后进一步深入研究。除了 T 细胞,树突状细胞在哮喘的发生中亦有很重要的作用。研究发现树突状细胞免疫应答的始动者具有很强的异质性。体内不同的 DC 亚群发挥着不同的作用,其中淋巴组织中的树突状细胞与支气管哮喘密切相关。哮喘患者的气道在慢性炎症的刺激下,可发生细胞外基质聚集、平滑肌细胞增生、新生血管形成、炎症细胞浸润和腺体肥大,被称为气道重塑或气道重建。基质金属蛋白酶-9(MMP-9)和基质金属蛋白酶组织抑制剂-1(TIMP-1)参与了气道重塑的过程。当然除了免疫-炎症机制还有神经因素及气道的高反应性参与了支气管哮喘的发病过程。

二、支气管哮喘的诊断

随着对支气管哮喘认识的深入,目前支气管哮喘的完整诊断包括哮喘的诊断标准、分期、分级、控制水平以及哮喘急性发作期的诊断。完整的诊断对支气管哮喘诊治方案有更好的参考价值。

(一)诊断标准

当出现反复发作喘息、气急、胸闷或咳嗽,多与接触变应原、冷空气、物理性刺激、化学性刺激以及病毒性上呼吸道感染、运动等有关。发作时在双肺可闻及散在或弥漫性以呼气相为主的哮鸣音,呼气相延长。上述症状和体征可经治疗缓解或自行缓解,除外其他疾病所引起的喘息、气急、胸闷和咳嗽即可诊断为支气管哮喘。而当临床表现不典型者(如无明显喘息或体征），应至少具备以下一项试验阳性：①支气管激发试验或运动激发试验阳性。②支气管舒张试验阳性，FEV_1 增加≥12％，且 FEV_1 增加值≥200mL。③呼气流量峰值（PEF）昼夜变异率≥20％。特别是咳嗽变异性哮喘目前被认为是一种特殊类型的不典型哮喘或是支气管哮喘的早期阶段，咳嗽是其唯一或主要临床表现，无明显喘息、气促等症状或体征，但有气道反应性增高。临床主要表现为刺激性干咳，通常咳嗽比较剧烈，夜间咳嗽为其重要特征。感冒、冷空气、灰尘、油烟等容易诱发或加重咳嗽。其诊断标准为：①慢性咳嗽，常伴有明显的夜间刺激性咳嗽。②支气管激发试验阳性，或呼气峰流速昼夜变异率≥20％，或支气管舒张试验阳性。③支气管舒张剂治疗有效，且排除其他呼吸系统疾病。

（二）分期

根据临床表现哮喘可分为急性发作期、非急性发作期（慢性持续期和临床缓解期）。慢性持续期是指每周均不同频度和（或）不同程度地出现症状（喘息、气急、胸闷或咳嗽），临床缓解期是指经过治疗或未经治疗症状、体征消失，肺功能恢复到急性发作前水平，并维持 3 个月以上。

（三）分级

按照支气管哮喘病情的严重程度分级：主要用于治疗前或初始治疗时严重程度的判断，在临床研究中更有其应用价值（表 1-1）。

表 1-1　病情严重程度的分级

分级	临床特点
间歇状态 （第 1 级）	症状＜每周 1 次 短暂出现 夜间哮喘症状≤每个月 2 次 FEV_1 占预计值（％）≥80％或 PEF≥80％个人最佳值，PEF 或 FEV_1 变异率＜20％
轻度持续 （第 2 级）	症状≥每周 1 次，但＜每日 1 次 可能影响活动和睡眠 夜间哮喘症状＞每个月 2 次，但＜每周 1 次 FEV_1 占预计值（％）≥80％或 PEF≥80％个人最佳值，PEF 或 FEV_1 变异率 20％～30％
中度持续 （第 3 级）	每日有症状 影响活动和睡眠 夜间哮喘症状≥每周 1 次 FEV_1 占预计值（％）60％～79％或 PEF 60％～79％个人最佳值，PEF 或 FEV_1 变异率＞30％
重度持续 （第 4 级）	每日有症状 频繁出现 经常出现夜间哮喘症状 体力活动受限 FEV_1 占预计值（％）＜60％或 PEF＜60％个人最佳值，PEF 或 FEV_1 变异率＞30％

(四)控制水平分级

这种分级方法更容易被临床医师掌握,有助于指导临床治疗,以取得更好的哮喘控制。控制水平的分级见表1-2。

表1-2　控制水平分级

	完全控制(满足以下所有条件)	部分控制(在任何1周内出现以下1～2项特征)	未控制(在任何1周内)
白天症状	无(或≤2次/周)	>2次/周	出现≥3项部分控制特征
活动受限	无	有	
夜间症状/憋醒	无	有	
需要使用缓解药的次数	无(或≤2次/周)	>2次/周	
肺功能(PEF或FEV_1)	正常或≥正常预计值/本人最佳值的80%	<正常预计值(或本人最佳值)的80%	
急性发作	无	≥每年1次	在任何1周内出现1次

(五)急性发作期的诊断

支气管哮喘急性发作是指喘息、气促、咳嗽、胸闷等症状突然发生,或原有症状急剧加重,常有呼吸困难,以呼气流量降低为其特征,常因接触变应原、刺激物或呼吸道感染诱发。只要符合某一严重程度的某些指标,而不需满足全部指标,即可提示为该级别的急性发作。

三、支气管哮喘的治疗

(一)支气管哮喘的药物治疗

近年来随着对支气管哮喘的研究深入,治疗药物也有了新的进展。哮喘治疗药物可分为控制或预防哮喘发作的药物和缓解哮喘发作的药物:①控制或预防哮喘发作的药物,主要通过非特异性抗炎作用使哮喘维持临床控制,包括糖皮质激素、白三烯调节剂等。②缓解药物可以缓解哮喘症状,包括β_2受体激动剂、抗胆碱药物、茶碱类等。

1.控制或预防哮喘发作的药物

(1)糖皮质激素:糖皮质激素作用广泛而复杂,且随剂量不同而异。生理情况下所分泌的糖皮质激素主要影响物质代谢过程。糖皮质激素能增加肝糖原、肌糖原含量并升高血糖,促进淋巴组织和皮肤等处的蛋白质分解,抑制蛋白质的合成,促进脂肪分解,抑制其合成,长期使用能增高血胆固醇含量。糖皮质激素有强大的抗炎作用,能对抗各种原因如物理、化学、生理、免疫等所引起的炎症。糖皮质激素抗炎作用的基本机制在于糖皮质激素(GCS)与靶细胞质内的糖皮质激素受体(GR)相结合后影响参与炎症的一些基因转录而产生抗炎效应。糖皮质激素的靶细胞广泛分布于肝、肺、脑、骨、胃肠平滑肌、骨骼肌、淋巴组织、成纤维细胞、胸腺等处。各类细胞中受体的密度也各不相同。因为口服激素的副作用大,因而目前临床上主要推荐使用吸入性的糖皮质激素。吸入性的糖皮质激素可以以某种蛋白质为载体,以易化扩散的方式穿过气道内的各种炎性细胞的膜,在胞内与糖皮质激素受体结合发挥作用。吸入性的糖皮质激素副作用小,作用明确,是治疗支气管哮喘的重要药物。目前临床上常用的吸入性糖皮质激素为二丙酸倍氯米松、布地奈德和氟替卡松。选用干粉吸入剂或加用储雾器优于气雾剂。新型糖皮质激素包括环索奈德和糠酸莫米松。环索奈德(ciclesonide,alvesco)是由德国赛诺菲—安万特和阿尔塔那制药公司开发的一种可定位活化、吸入用新一代皮质类固醇抗哮喘药,用于治疗成人及 4 岁以上儿童和青少年不同程度的哮喘,可以直接进入肺部,活化后在局部起效。它以非活性形式给药,达到靶器官肺时,被气道的内源性酯酶活化后,转化成活性成分。一旦被活化,环索奈德体现出很高的局部抗炎活性。其非活性部分与血浆蛋白结合后,被肝脏有效清除,所以毒副作用极低。环索奈德 160μg/d 疗效与布地奈德 400μg/d 相似。大剂量即便使用至 1 600μg/d 亦不会抑制肾上腺皮质激素水平,且由于它在口咽部没有活性,口咽部副作用小。糠酸莫米松(mometasone furoate,MF)是先令葆雅公司研发的新型吸入性激素,2005 年被美国 FDA 批准上市。MF 是目前抗炎活性最强的 ICS 之一。其抗炎活性超过布地奈德,与氟替卡松大致相等。其口服生物利用度与氟替卡松相似。临床常用的吸入糖皮质激素的每日剂量与互换关系药物如表 1-3。

表 1-3　常用吸入型糖皮质激素的每日剂量与互换关系药物

	低剂量(μg)	中剂量(μg)	高剂量(μg)
二丙酸倍氯米松	200～500	500～1000	1000～2000
布地奈德	200～400	400～800	800～1 600
丙酸氟替卡松	100～250	250～500	500～1000
环索奈德	80～160	160～320	320～1 280

(2)白三烯调节剂:白三烯调节剂包括半胱氨酰白三烯受体拮抗剂和 5-脂氧化酶抑制剂。除吸入激素外,是唯一可单独应用的长效控制药,可作为轻度哮喘的替代治疗药物和中重度哮喘的联合治疗用药。目前在国内应用主要是半胱氨酰白三烯受体拮抗剂,代表药物有扎鲁司特、孟鲁司特和异丁司特,口服使用方便,副作用少。此类药物尤适用于阿司匹林哮喘、运动性哮喘和伴有过敏性鼻炎哮喘患者的治疗。因白三烯受体拮抗剂抗炎范围相对较窄,所以其不适合单独用于治疗重度哮喘。但对于单用吸入中、大剂量激素疗效不佳的中、重度哮喘联用白三烯受体拮抗剂可增强疗效。虽然有文献报道接受这类药物治疗的患者可出现 Churg-Strauss 综合征,但其与白三烯调节剂的因果关系尚未肯定,可能与减少全身应用激素的剂量有关。白三烯受体拮抗剂扎鲁司特每次 20mg,每日 2 次;孟鲁司特每次 10mg,每日 1 次;异丁司特每次 10mg,每日 2 次。而 5-脂氧化酶抑制剂齐留通可能引起肝脏损害,需监测肝功能,通常口服给药。其中孟鲁司特目前在国内应用较多,是一种强效选择性白三烯受体拮抗剂,它能与人体呼吸道中半胱氨酰白三烯受体高度选择性结合,从而阻断白三烯的病理作用。目前全球哮喘防治创议已将白三烯受体拮抗剂作为包括 5 岁以下幼儿轻度以上持续哮喘患儿的可选择药物之一。

(3)其他药物:酮替芬和新一代的抗组胺药物如阿司咪唑、曲尼斯特对控制和预防哮喘发作有一定的作用。阿司咪唑为强力和长效 H1 受体拮抗剂,由于它不易通过血脑屏障,因此它不具有中枢的镇静作用,也没有抗胆碱作用。它与组织中释放的组胺竞争效应细胞上的 H1 受体,从而制止过敏作用,可用于治疗过敏性哮喘。曲尼斯特能稳定肥大细胞和嗜碱粒细胞的细胞膜,阻止脱颗粒,从而抑制组胺和 5-羟色胺等过敏介质的释放,对支气管哮喘、过敏性鼻炎等疾病有较好的治疗作用。

2.缓解药物

(1)β₂ 受体激动剂:β₂ 受体激动剂通过对气道平滑肌和肥大细胞等细胞膜表面的 β₂ 受体的作用,舒张气道平滑肌,减少肥大细胞和嗜碱粒细胞脱颗粒和介质的释放,降低微血管的通透性,并增加气道上皮纤毛的摆动,从而缓解哮喘症状。

此类药物根据药物作用时间可分为短效制剂和长效制剂,根据起效时间又可分为速效(数分钟起效)和缓慢起效(30min 起效)2 种。短效 β₂ 受体激动剂(简称 SABA)常用的药物如沙丁胺醇(salbutamol)和特布他林(terbutalin)。这些药物起效时间快,多以吸入给药,亦可口服。有些药物可以皮肤贴用如妥洛特罗(tulobuterol)。妥洛特罗为选择性 P2 受体激动剂,对支气管平滑肌具有较强而持久的扩张作用,对心脏的兴奋作用较弱。临床试验表明妥洛特罗除有明显的平喘作用外,还有一定的止咳、平喘作用,而对心脏的兴奋作用极微。由于采用结晶储存系统来控制药物的释放,药物经过皮肤吸收,因此可以减轻全身不良反应,每日只需贴敷 1 次,效果可维持 24h。长期、单一应用 β₂ 受体激动剂可造成 β₂ 受体功能下调,表现为临床耐药现象,故应予避免。长效 β₂ 受体激动剂(简称 LABA)舒张支气管平滑肌的作用可维持 12h 以上。目前在我国临床使用的吸入型 LABA 有两种:沙美特罗(salmeterol)和福莫特罗(formoterol)。沙美特罗起效较慢,而福莫特罗起效迅速,可按需用于哮喘急性发作时的治疗,但目前不推荐长期单独使用 LABA。目前较新的药物有卡莫特罗(carmoterol)、茚达特罗(indaeaterol)及阿福特罗(arformoterol)。卡莫特罗是用于治疗哮喘的一种新型超长效 β₂ 受体激动剂,每日只使用一次,应用时吸入和口服两种途径都能产生很好的平滑肌松弛和支气管扩张作用。由于涉及支气管平滑肌收缩的肥大细胞位于紧靠气道内腔的地方,吸入途径更易于到达,因此经吸入途径的药物比口服途径可提供更好的支气管保护作用。这种药物起效迅速,动物实验显示其对气管保护的作用大于福莫特罗和沙美特罗,而对支气管肌肉的选择性比心肌组织大 100 倍以上,故其对患者的安全性和耐受性均较好,没有产生临床相关的全身性副作用。茚达特罗作用时间可以长达 24h,每日只需使用 1 次,能够快速起效。阿福特罗是一种安全有效的支气管扩张剂,但作用持续时间小于 24h,临床研究显示大剂量阿福特罗雾化吸入可改善 FEV_1。

(2)茶碱类:茶碱类具有舒张支气管平滑肌作用,并具有强心、利尿、扩张冠状动脉、兴奋呼吸中枢和呼吸肌等作用,而低浓度茶碱还具有抗炎和免疫调节作用。茶碱类药物在支气管哮喘的治疗中拥有悠久的历史,如氨茶碱及二羟丙茶碱在临床上应用非常广泛,而近年来多索茶碱在临床上应用较多。多索茶碱是甲基黄嘌呤的衍生物,通过抑制平滑肌细胞内的磷酸二酯酶等作用松弛平滑肌,从而达到缓解哮喘发作的作用。

(3)抗胆碱能药物:吸入型抗胆碱能药物目前临床上应用的主要有溴化异丙托品和噻托嗅铵(tiotropium bromide)等,可阻断节后迷走神经传出支,通过降低迷走神经张力而舒张支气管。为支气管哮喘的二线用药,其与 β₂ 受体激动剂联合应用具有协同、互补作用。

3.其他治疗药物

（1）可能减少口服糖皮质激素剂量的药物：包括口服免疫调节剂（甲氨蝶呤、环孢素，金制剂等）、某些大环内酯类抗生素（克拉霉素）。其疗效尚待进一步研究。

（2）抗 IgE 抗体治疗：重组人源化单克隆 IgE 抗体（奥马佐单抗）安全、有效、可降低血清 IgE 水平，减少 IgE 受体数目，有助于哮喘控制及减少糖皮质激素用量。可应用于血清 IgE 水平增高且用大剂量吸入激素和 LABA 联合治疗后仍不能达到病情控制的难治性哮喘患者。该药远期疗效与安全性有待进一步观察，价格昂贵也使其临床应用受到限制。

（3）变应原特异性免疫疗法（SIT）：通过皮下给予常见吸入变应原提取液（如尘螨），可减轻哮喘症状和降低气道高反应性，适用于变应原明确但难以避免的哮喘患者，但其安全性尚待进一步研究与评价，变应原制备的标准化也有待加强。SIT 适用于吸入性过敏原筛查阳性的患者。对于食物变应原，则大多采用避免再次接触或进行特定的脱敏治疗。哮喘患者应用此疗法应在医师严格指导下进行。目前已试用舌下给药的变应原免疫疗法。SIT 应该是在严格的环境隔离和药物干预无效（包括吸入激素）情况下考虑的治疗方法。

（4）中医中药：传统医学认为，肺为气之主，肾为气之根。当哮喘病发作时，肺道不能主气，肾虚不能纳气，则气逆于上，而发于喘急。脾为生化之源，脾虚生痰，痰阻气道，故见喘咳，气短。因此，哮喘病是肾、肺、脾，三虚之症。哮喘要根据患者寒热、虚实各证候辨证施治。在急性发作时，用汤剂收效较快。寒痰阻肺，喉有喘鸣，痰多而不易咳出舌苔薄白，脉浮滑，可用麻黄、桂枝、半夏、细辛、干姜等治疗。痰热阻肺，咳喘，有喘鸣，胸闷，痰稠黄、不易咳出，苔黄腻，脉滑数，可用麻黄、杏仁、黄芪、葶苈子、苏子、桑白皮、款冬花、射干、前胡等治疗。在哮喘缓解期，要健脾、补肾、扶正。肺脾气虚，哮喘发作已久，面色苍白，疲乏，出汗多，易感冒，食欲差，大便稀，舌质淡，苔薄白，脉缓而弱，可用玉屏风散（白术、防风、黄芪）及人参健脾丸等。肾虚气喘，久病体虚，怕冷，下肢发冷，面色苍白，心慌气短，夜间尿多，大便稀，舌质淡，舌苔白，脉细弱，可用参蛤散加减，党参、蛤蚧、五味子研粉混合。

4.支气管哮喘吸入治疗的装置选择

吸入疗法是哮喘治疗的重要手段。目前临床上用于吸入的装置种类繁多，使用方法不尽相同。吸入装置主要分 3 类：定量气雾吸入器（MDI）和储雾罐、干粉吸入器（DPI）以及雾化吸入器。定量吸入器是通过操作过程中液化气体在突然减压瞬间急剧氧化而将药物切割成微粒并分散在空气中由患者吸入呼吸道和肺内的一种方法。由药物、推进剂、表面活性物质或润滑剂等多种成分组成，密封的贮药罐内盛有药物和助推剂［常用氟利昂（氟氯化碳）］，由于其初始速度快，上呼吸道口咽部惯性沉积多，而沉积在下呼吸道仅 10% 左右。代表者是沙丁胺醇气雾剂。定量吸入器加储雾罐，它先将药物喷入储雾罐，然后通过患者反复多次吸气，将药物吸入肺内。储雾罐可防止喷雾散失而提高吸入药量和治疗效果，使吸入肺部的药液量增加到 33%，克服了单用 MDI 的不足，且明显减少了口咽部药物的沉积量，提高了用药的安全度。干粉吸入器中胶囊吸入器将胶囊置于储药凹槽，按压两侧按钮刺破胶囊，用力吸气，胶囊随气流高速旋转，同时释放药物，目前临床上以吸乐（内装噻托溴铵）为代表，但用于 COPD 的治疗。准纳器中蝶剂是新型多剂量型 DPI。其将药物的微粉密封在铝箔制成的盘状输送带的囊泡内，通过内部的 1 个塑料转盘输送。扳动操作杆刺破其中 1 个囊泡，即可吸入。药物是单独包装并密封,有计数窗可提示药量。代表为舒利迭。而都保是一种贮存剂量型 DPI,不用添加剂,通过激光打孔的转盘精确定量。采用了独特的双螺旋通道,气流在局部产生湍流,以利于药物颗粒的分散,增加了微颗粒的输出量和吸入肺部的药量。装置的内在阻力略高,属中阻力型,吸入量与流速相关,尽可能采用快速峰流速吸气方式吸药。雾化器中喷射式雾化器为临床上最常用的气溶胶发生装置之一。以压缩空气或氧气为动力,它可喷雾多样药物,较少需要患者呼吸协调动作,且无须氟利昂作为助推剂,携带方便、易操作;但雾化器易污染而导致交叉感染,吸入药物浪费严重,需要高压气流作为动力,治疗时间较长等因素而限制了其广泛使用。而超声波雾化器由于存在产生的气溶胶的密度大,吸入后呼吸道内氧分压相对偏低,长时间吸入可引起呼吸道湿化过度而致呼吸困难或支气管痉挛,有缺氧或低氧血症的患者不宜使用等不足;且会破坏糖皮质激素的结构,影响疗效,故现在已很少用于哮喘的治疗。在平时应用中一般在非急性发作期患者多应用于粉吸入剂,而在平时多备用定量气雾吸入器防止急性发作所导致的气道痉挛。在急性发作期多以喷射式雾化器治疗为主。

(二)支气管哮喘的非药物治疗

1.支气管热成型(bronchial thermoplasty)

支气管热成型治疗主要通过向支气管壁释放射频能量,加热支气管壁,减轻平滑肌的肥厚,从而达到降低气道反应性、增加气流流速,明显改善哮喘症状,减少药物使用的目的,但具体机制不详。已有国外临床研究将支气管热成型治疗用于哮喘患者,结果显示接受治疗患者对支气管热成型治疗操作过程耐受良好,无临床不良反应。另有临床试验表明对于中重度持续性哮喘患者,支气管热成型治疗的介入治疗比单纯应用吸入皮质激素联合长效 β_2 受体激动剂能够达到更好的哮喘控制,而在停用长效 β_2 受体激动剂、单独吸入皮质激素后,仍能维持对支气管哮喘的控制。近年来这种治疗技术发展迅速,很有可能打破哮喘治疗中传统的单独用药物控制的局面。

2.支气管哮喘的康复治疗

支气管哮喘的康复治疗与慢性阻塞性肺疾病的康复治疗相类似。康复治疗包括教育、物理治疗、职能治疗、营养咨询、心理康复、呼吸治疗等。物理治疗有呼吸训练,教导患者腹式呼吸、圆唇吐气及呼吸节律,使患者气体交换功能更为有效。体位引流有助于帮助患者排除肺部积痰,心肺功能训练可使患者的体能及运动耐力增加,适时使用非侵袭性呼吸辅助器,可让过度疲劳的呼吸肌得到休息而重获生机。营养咨询可帮助患者获得充分的营养,以免因营养不足而导致呼吸肌更无力。心理康复可有助于患者重新认识自己,重拾自信。呼吸治疗可减轻患者呼吸困难之症状,有助患者的舒适感。患者可以根据自身情况参与合适的康复项目。

(三)支气管哮喘治疗方案的选择

1.长期治疗方案的确定

支气管哮喘的治疗应该按照患者病情严重程度为基础,根据其控制水平选择适当的治疗方案。哮喘药物的选择既要考虑药物的疗效及其安全性,也要考虑患者的经济收入和当地的医疗资源等。要个体化制定患者的治疗方案。哮喘患者长期治疗方案分为 5 级,对以往未经规范治疗的初诊哮喘患者可选择第 2 级治疗方案,患者哮喘症状明显,可直接选择第 3 级治疗方案。在每一级中缓解药物均可按需使用,以迅速缓解哮喘症状。如果使用的治疗方案不能使哮喘得到控制,治疗方案可升级直至达到控制为止。当哮喘控制并维持至少3个月后,治疗方案可考虑降级。降级方案推荐如下:①单独应用中—高剂量吸入激素的患者将吸入激素剂量减少50%。②单独应用低剂量吸入激素的患者可改为每日1次用药。③联合吸入激素和长效 β_2 受体激动剂的患者将吸入激素剂量减少50%,仍继续使用长效 β_2 受体激动剂联合治疗。当达到低剂量联合治疗时可改为每日1次联合用药或停用长效 β_2 受体激动剂,单用吸入激素治疗。若患者使用最低剂量控制药物达到哮喘控制1年,并且哮喘症状不再发作,可考虑停用药物。

2.哮喘急性发作期的处理

哮喘急性发作时的治疗取决于患者发病时的严重程度以及对治疗的反应。治疗的目的在于尽快缓解症状、解除气流受限和低氧血症,同时还需要制定长期治疗方案,以预防再次急性发作。

轻度和部分中度急性发作可以在家庭中或社区中治疗。治疗为重复吸入速效 β_2 受体激动剂。如果对吸入性 β_2 受体激动剂反应良好,通常不需要使用其他的药物。如果治疗反应不完全,尤其是在控制性治疗的基础上发生的急性发作,应尽早口服激素,必要时到医院就诊。部分中度和所有重度急性发作均应到急诊室或医院治疗。治疗包括氧疗,重复使用速效 β_2 受体激动剂,并使用静脉茶碱。尽早使用全身激素,必要时可予经鼻(面)罩无创机械通气,若无效应及早行气管插管机械通气。

3.妊娠期支气管哮喘的处理

妊娠期支气管哮喘是哮喘的一种特殊情况,是影响孕妇及其胎儿的主要呼吸系统疾病之一。既要控制好哮喘使孕妇顺利度过孕产期,又要避免药物对胎儿的危害。未控制的妊娠哮喘可以导致围生期并发症和哮喘急性发作,而这对于母亲和胎儿都是危及生命的。妊娠哮喘患者应当接受正规的哮喘药物治疗。

妊娠妇女建议每个月评估1次哮喘病史和肺功能。对于哮喘控制不理想者和中、重度哮喘患者,可以考虑在孕32周时开始连续进行超声监测。重度哮喘发作恢复后进行超声检查也是有帮助的。避免接触过敏源和刺激物,尤其重要的是避免接触吸烟可以明显改善孕妇身体状况,减少哮喘治疗药物的应用。

目前临床主要根据美国食品药品管理局(FDA)妊娠期药物分类帮助医师安全地处方药物给孕妇。美国FDA将妊娠期药物分为5类:A类,研究证明对妊娠妇女和胎儿没有风险;B类,对人类无明显危害性;C类,未排除危险性;D类,对人类有一定危险;X类,妊娠期禁止使用。首先吸入性糖皮质激素(ICS)是最有效的哮喘控制药物,可以显著降低妊娠期哮喘急性发作的危险,并且显著降低出院妊娠哮喘妇女的再住院率。其中仅有布地奈德(普米克都保)属于妊娠B类药物,其他的吸入性糖皮质激素都属妊娠C类药物。研究已证明妊娠早期吸入布地奈德并不增加婴儿发生先天性异常的危险,也不影响孕龄、出生体质量、出生身长和死胎率。妊娠期哮喘治疗首选布地奈德,但是其他吸入性糖皮质激素在妊娠期并非不安全,所以如果孕妇妊娠前应用其他糖皮质激素可以很好地控制哮喘,则可以继续应用。而全身使用糖皮质激素需要慎重,有可能会出现胎儿畸形。对于白三烯调节剂来说,白三烯受体拮抗剂孟鲁司特和扎鲁司特均属妊娠B类药物,可以减轻轻、中度持续哮喘患者的症状、改善肺功能、缓解支气管痉挛,它们的应用不增加早产危险。但由于目前对白三烯调节剂对孕妇的研究很少,故不考虑首选。β_2 受体激动剂中只有特布他林属于妊娠 B 类药物。近年来的多项临床研究结果证明沙丁胺醇安全性好,虽然属于妊娠 C 类药物,但亦经常使用。其他短效及长效 β_2 受体激动剂(福莫特罗和沙美特罗)均属妊娠 C 类药物。而长效 β_2 受体激动剂对于正在应用吸入皮质激素的妊娠哮喘患者可作为首选的添加药物。对于那些应用中剂量吸入皮质激素控制不佳的哮喘孕妇和那些怀孕前对沙美特罗反应良好的中、重度哮喘孕妇,推荐应用沙美特罗。因为沙美特罗有效性和耐受性均远好于茶碱类,推荐应用沙美特罗代替茶碱类药物。色甘酸钠和奈多罗米钠均属于妊娠 B 类药物,但临床应用较少。茶碱类属妊娠 C 类药物,临床需慎用。总体来说,支气管哮喘的孕妇只要用药合理,完全能较好地控制哮喘,安全度过妊娠期。

4.特殊类型哮喘的治疗

(1)咳嗽变异性哮喘:咳嗽变异性哮喘的发病率逐年增高,目前慢性咳嗽的主要病因之一即是咳嗽变异性哮喘。咳嗽变异性哮喘目前被认为是一种特殊类型的哮喘或是支气管哮喘的早期阶段,咳嗽是其唯一或主要临床表现,无明显喘息、气促等症状或体征,但有气道反应性增高。临床主要表现为刺激性干咳,通常咳嗽比较剧烈,夜间咳嗽为其重要特征。感冒、冷空气、灰尘、油烟等容易诱发或加重咳嗽。其诊断标准:①慢性咳嗽,常伴有明显的夜间刺激性咳嗽。②支气管激发试验阳性,或呼气峰流速昼夜变异率>20%,或支气管舒张试验阳性。③支气管舒张剂治疗有效,且排除其他呼吸系统疾病。咳嗽变异性哮喘治疗原则与支气管哮喘治疗相同。大多数患者吸入小剂量糖皮质激素联合支气管舒张剂(β 受体激动剂或氨茶碱等)即可,或用两者的复方制剂如布地奈德/福莫特罗、氟替卡松/沙美特罗,必要时可短期服用小剂量糖皮质激素治疗。治疗时间多不少于 8 周。有报道抗白三烯受体拮抗剂治疗咳嗽变异性哮喘有效,但观察例数较少。

(2)难治性哮喘:目前对难治性哮喘的定义及诊断标准尚未完全统一。全球哮喘防治创议(GINA)将除外其他因素后,需要第 4 步(缓解药物如短效的 β_2 肾上腺素受体激动剂加 2 种或更多的控制药物如吸入型激素、抗白三烯类药等)及以上治疗,仍未达到可控制水平的哮喘患者,诊断为难治性哮喘。英国胸科学会(BTS)亦是以激素治疗后的临床反应作为主要诊断指标。BTS 认为,每日需要联合使用高剂量的吸入型糖皮质激素(丙酸倍氯米松≥800μg/d),长效的 β_2 肾上腺素受体激动剂并其他辅助治疗者,就称难治性哮喘患者。而美国胸科学会对难治性哮喘的描述为:在排除其他导致哮喘加重的因素后,符合一条以上的主要标准加 2 条次要标准即可诊断。主要标准为:①需要持续或接近持续(1 年中≥50%的时间)使用口服激素治疗。②需要大剂量吸入型激素治疗,如倍氯米松>1 260μg/d,布地奈德>1 200μg/d,氟替卡松>880μg/d 等。次要标准为:①除需要持续使用激素治疗外,还需要使用长效 β_2 肾上腺素受体激动剂、茶碱或抗白三烯类药治疗。②每日或近乎每日均需要使用短效 β_2 肾上腺素受体激动剂缓解症状。③持续气道阻塞(FEV_1<80%预计值,每日 PEF 变异>20%)。④每年急诊就诊次数>1 次。⑤每年需要使用≥3 次的口服激素冲击治疗。⑥口服或吸入糖皮质激素减量≤25%症状立即恶化。⑦既往有濒死的哮喘发作史。这一定义从病史、治疗及肺功能方面进行评估,提供了明确的数据标准。治疗首先积极寻找病因和处理相关影响因素。临床医师们在处理所谓的"难治性哮喘"时,应首先明确该患者是否是支气管哮喘,还是由非支气管哮喘的气道疾病或其他系统疾病引起的喘息，比如心源性哮喘、慢性阻塞性肺病（COPD）、气道或纵隔肿瘤、变态反应性支气管肺曲霉菌病、肉芽肿性肺部疾病、声带功能障碍、闭塞性细支气管炎等。其次，需要对患者进行系统评价，排除各种影响因素如：过敏性鼻炎或鼻窦炎、胃食管反流、持续存在的吸入性过敏源等相关疾病。最后，更要除外患者因为不规范治疗而造成的"难治性哮喘"。只有在解决上述所列问题的基础之上才能通过调整药物来治疗难治性哮喘。难治性哮喘药物治疗的主要方法与支气管哮喘相同。近几年药物治疗方面有了一定的进展，如免疫抑制剂（如：环孢素、甲氨蝶呤、硫唑嘌呤等）可以通过干扰 T 淋巴细胞的传递通道而抑制其功能，对哮喘症状控制和提高患者生活质量有积极的作用。但是这些药物只有约 60% 的患者有效，且不能改善肺功能，毒副作用较大。抗 IgE 单克隆抗体例如奥马佐单抗，亦是有效治疗药物。2006 年 GINA 将奥马佐单抗作为哮喘规范化治疗的第 5 步用药，用于大剂量吸入型激素和联合治疗不能控制的重症哮喘和难治性哮喘。TNFa 的抑制剂依那西普（etanercept）通过抑制此类作用来治疗难治性哮喘，但有研究显示抗 TNFa 会增加患者患恶性肿瘤、重症感染和心力衰竭的机会，其在临床上的应用尚有一定的争论。抗 IL-5 单克隆抗体（如：美泊利单抗）通过有效降低血液及痰液中的嗜酸粒细胞水平，抑制其炎症反应来治疗难治性哮喘，该类药物具有较广阔的应用前景，但仍需进行大规模的临床试验。有报道表明大环内酯类抗生素对难治性哮喘亦有较好作用，它能显著改善难治性哮喘患者的气道炎症，其中非嗜酸细胞性哮喘患者获益最大。目前仍有一些新药如 IL-4Ra 拮抗剂、EDN-1 拮抗剂等在临床研究中。支气管热成型（bronchial thermoplasty）治疗主要通过向支气管壁释放射频能量，加热支气管壁，减轻平滑肌的肥厚，从而达到降低气道反应性、增加气流流速、明显改善哮喘症状，减少药物使用的目的。其可以作为难治性哮喘的治疗手段。另外还有康复治疗等有待于我们更进一步的研究。

四、支气管哮喘的管理

首先我们明确支气管哮喘是一种慢性气道疾病，目前无法根治，但是可以通过有效的管理，实现对支气管哮喘的良好控制。GINA 提出的哮喘治疗目标是：①有效控制急性症状并维持最轻的症状，最好是无任何症状。②防止哮喘的加重。③尽可能使肺功能维持在正常或接近正常水平。④保持正常活动（包括运动）的能力。⑤避免哮喘药物治疗的不良反应。⑥防止发生不可逆的气流受限。⑦防止哮喘死亡，降低哮喘病死率。而中华医学会呼吸分会哮喘防治指南提出成功的哮喘管理目标是：①达到并维持症状的控制。②维持正常活动，包括运动能力。③维持肺功能水平尽量接近正常。④预防哮喘急性加重。⑤避免因哮喘药物治疗导致的不良反应。⑥预防哮喘导致的死亡。两者的目标是相似的。而近年国际上多接受"获得理想的哮喘控制（GOAL）"全球多中心临床试验中所设定的完全控制和良好控制两种概念、两种标准。完全控制的标准是：没有白天症状、夜间觉醒、急性加重、急诊，不需要使用短效 β_2 受体激动剂，每日清晨最大呼气流速（PEF）≥80% 预计值，而且不出现与治疗相关的不良反应，不需要因此而改变治疗方案。良好控制的标准：没有夜间觉醒、急性加重、急诊治疗，而且没有与治疗相关的不良反应，但白天允许有轻度的症状，但白天症状积分>1 的天数≤2；按需使用短效 β_2 受体激动剂的频率每周≤2 天或≤4 次；每日清晨（PEF）≥80% 预计值，以上 3 项中符合 2 项再加上前面的必需达到的几项标准，就可评为达到良好控制。哮喘治疗目标和理想的哮喘控制之间是相互联系的而又含义不同的两个概念。哮喘的治疗目标是实现"对哮喘理想控制"的方向;而"哮喘的理想控制"是衡量患者的治疗是否有效、是否达到理想的目标。

要想达到哮喘的良好控制必需建立良好的医患关系。这是实现对哮喘有效的管理的首要措施。患者在专科医师的指导下对自己的哮喘治疗制定一个个体化的方案。这个方案包括自我监测、周期性评估、自我调整以期达到对哮喘的良好控制。其中又以对患者进行哮喘教育是最基本的环节。哮喘教育对各年龄段的哮喘患者都有作用。医患之间的良好沟通是提高患者后续治疗依从性的必要基础。促进沟通的关键因素为:建立亲和力(友好、幽默、关心),参与互动对话,鼓励和赞扬,同情、安慰、及时处理患者担心的所有问题,提供合适(个性化)的信息,树立共同目标等。对医院、社区、专科医师、全科医师及其他医务人员进行继续教育,通过培训哮喘管理知识,以提高他们与患者的沟通技巧,可以明显改善与患者的沟通效果,包括增加患者满意度、增进健康、减少卫生保健资源使用。

根据哮喘防治指南其中教育内容包括10点:①通过长期规范治疗能够有效控制哮喘。②避免触发、诱发因素方法。③哮喘的本质、发病机制。④哮喘长期治疗方法。⑤药物吸入装置及使用方法。⑥自我监测:如何测定、记录、解释哮喘日记内容:症状评分、应用药物、PEF,哮喘控制测试(ACT)变化。⑦哮喘先兆、哮喘发作征象和相应自我处理方法,如何、何时就医。⑧哮喘防治药物知识。⑨如何根据自我监测结果判定控制水平,选择治疗。⑩心理因素在哮喘发病中的作用。而教育方式包括:①初诊教育:是最重要的基础教育和启蒙教育,在初诊时,必需给哮喘患者提供以下信息:哮喘的诊断;现有治疗类型;建议患者进行特殊治疗干预的理由;避免接触哮喘症状触发因素的方法。给患者演示各种吸入装置,鼓励患者参与决定哪种吸入装置最适合自己。并预约复诊时间,提供教育材料。②随访教育和评价:是长期管理方法,评估最初疗效。定期评价及纠正吸入技术和监测技术,评价书面管理计划,理解实施程度,反复提供更新教育材料。③集中教育:定期开办哮喘学校、学习班、俱乐部、联谊会进行大课教育和集中答疑。④自学教育:通过阅读报纸、杂志、文章、看电视节目、听广播进行。⑤网络教育:通过中国哮喘联盟网(www.chinaasthma.net)、全球哮喘防治创议网(www.ginasthrna.org)等或互动多媒体技术传播防治信息。⑥互助学习:举办患者防治哮喘经验交流会。⑦定点教育:与社区卫生单位合作,有计划开展社区、患者、公众教育。⑧调动全社会各阶层力量宣传普及哮喘防治知识。

支气管哮喘的教育是一个长期的过程,需要各方面的协同合作,需要长效机制确保其有效运转。在教育过程中要特别重视以下关键点,首先是查明并避免危险因素的接触。因为很多哮喘的发作都有触发因素存在,比如说变应原、病毒感染、污染物、烟草烟雾、药物(如阿司匹林)等。早期确定致敏因素并防止患者进一步接触,是哮喘管理的重要部分。防病重于治病。其次是对病情的评估、治疗和监测。必需牢固建立评估哮喘控制、治疗以达到控制,以及监测以维持控制这样一个三位一体的循环过程,而且要反复强化直到形成习惯。

在评估哮喘控制方面,我们推荐一些经过临床验证的行之有效的哮喘控制评估工具,如:哮喘控制测试(ACT)、哮喘控制问卷(ACQ)、哮喘治疗评估问卷(ATAQ)等,也可用于评估哮喘控制水平。其中以哮喘控制测试(ACT)目前在临床上应用最为广泛。哮喘控制测试(ACT)是由 QUALITY MERIC(QM)经过临床试验发展而来。经过 2001～2002 年及 2002

～2003 年两次大规模多中心临床观察，ACT 被确认为是监测和评估哮喘病情的有效工具。该表要求患者回忆近 4 周的情况并回答 5 个简单问题，ACT 所选择的这 5 项内容是对非控制哮喘最有预测性的：呼吸急促、急救药物的使用、哮喘对生活和工作的影响、夜间觉醒、患者对哮喘控制的标化等，每一项问题均采用 5 分标尺法评估。25 分为控制、20～24 分为部分控制、19 分以下为未控制，并不需要患者检查肺功能。哮喘控制测试（ACT）不仅易学易用，且适合中国国情。这些问卷不仅用于临床研究，还可以在临床工作中评估患者的哮喘控制水平，通过长期连续检测维持哮喘控制，尤其适合在广大的基层医疗机构推广。

哮喘的随访也有一定的要求。通常要求患者在初诊后 2～4 周回访，以后每 1～3 个月随访一次。出现哮喘发作时应及时就诊，发作后 2 周至 1 个月内进行回访。当患者已经处于规范化分级治疗期间，哮喘病情严重程度应根据哮喘的控制水平来判断。

随着对哮喘研究的深入，哮喘管理和随访的进一步规范，我们有理由相信哮喘是完全可以达到理想控制水平的。

第二节　慢性阻塞性肺

慢性阻塞性肺疾病（chronic obstructive lung disease，COPD）是一种具有气流受限为特征的可以预防和治疗的疾病。这种气流受限常呈进行性发展，并伴有肺部对有害尘粒或气体（吸烟）呈异常的炎症反应。尽管 COPD 影响肺，但同时对全身会产生影响，伴有显著的肺外效应，肺外效应与患者疾病的严重性相关。重视对 COPD 病因的干预可以预防 COPD 的发生，早期发现 COPD 和去除病因（如戒烟），可以预防 COPD 的进展。目前的治疗方法可以改善 COPD 的症状，也有一些研究的结果显示可以改善 COPD 的长期预后。

近年来，全球感染性疾病和心脑血管疾病的发病率呈现显著下降，而慢性阻塞性肺疾病发病率与病死率反而呈上升趋势。COPD 是全球的第四位死亡原因，预计到 2020 年将达到疾病负担第五位，并成为第三大死亡原因，国内外对 COPD 的研究及临床诊治日益重视。2001 年世界卫生组织制定了关于 COPD 的全球防治创议（global initiative for chronic obstructive lung disease，简称 GOLD），我国也于 2002 年制定了《慢性阻塞性肺疾病诊治规范》，2007 年我国又修订了慢性阻塞性肺疾病诊治指南，2009 年国际上更新了慢性阻塞性肺病全球创议（GOLD）修订版，于 2010 年 6 月英国国家卫生与临床优化研究所（NICE）更新英国慢性阻塞性肺疾病临床指南。

COPD 与慢性支气管炎和肺气肿关系密切。慢性支气管炎患者每年咳嗽、咳痰 3 个月以上，并连续 2 年，并能排除心、肺其他疾患而反复发作而能确诊。肺气肿是一种病理改变，指的是肺部终末细支气管远端气腔出现持久的扩张，包括呼吸性细支气管、肺泡管、肺泡囊和肺泡气腔增大，并伴有腔壁破坏性改变，而无明显的肺纤维化。COPD 患者咳嗽、咳痰常先于气流受限许多年出现；但不是所有的咳嗽、咳痰症状的患者均会发展为 COPD。当慢性支气管炎、肺气肿患者出现不能完全可逆的气流受限时，则能诊断为 COPD。如患者元气流受限，则不能诊断为 COPD，只能诊断为"慢性支气管炎"或者"肺气肿"。部分患者仅有不可逆气流受限改变而无慢性咳嗽、咳痰症状,根据肺功能的检测同样可以诊断为COPD。

虽然哮喘与COPD都是慢性气道的炎症性疾病,但两者的发病机制不同,临床表现、治疗方法及其预后均不同。哮喘患者的气流受限具有显著的可逆性,是其鉴别于COPD的一个关键特征;但是,部分哮喘患者随着病程延长,可出现较明显的气道重塑和结构改变,导致气流受限,临床很难与COPD相鉴别。COPD和哮喘常常可以发生于同一位患者。

病因明确或具有特异病理表现的气流受限性疾病,如支气管扩张症、肺结核纤维化病变、肺囊性纤维化、弥漫性泛细支气管炎以及闭塞性细支气管炎等,均不属于COPD范畴。

一、临床表现

1.症状

起病隐匿,慢性咳嗽咳痰为早期症状,冬季较重;病情严重者,咳嗽咳痰终年存在。通常咳少量黏液痰,部分患者在清晨较多;合并感染时痰量增多,呈脓性痰。早期无气短或呼吸困难,或者仅于劳力时出现,以后逐渐加重,严重者走平路甚至休息说话也感气短。部分患者尤其是重度患者有喘息,胸部紧闷感通常于劳力后发生。在疾病的进展过程中,可能会发生食欲减退、体重下降、肌肉萎缩和功能障碍、精神抑郁和焦虑等。

2.体征

COPD早期可以没有体征。随着疾病进展,可以出现胸廓形态异常,如胸部过度膨胀、前后径增加,肋间隙饱满,严重者如桶状胸;呼吸浅快、缩唇呼吸、下肢水肿、肝脏增大。心相对浊音界缩小或消失,肝上界下移,肺部叩诊可呈过度清音。两肺呼吸音语音减低,呼气时相延长,有时可闻干性啰音或者湿性啰音,心音遥远,剑突部心音较清晰响亮。

3.并发症

(1)慢性呼吸衰竭:常发生在COPD急性加重期或重度患者,症状明显加重,出现低氧血症和(或)高碳酸血症,可具有缺氧和二氧化碳潴留的临床表现。

(2)自发性气胸:如有突然加重的呼吸困难,并伴有明显的发绀或者胸痛,患侧肺部叩诊为鼓音,听诊呼吸音减弱或消失,应考虑并发自发性气胸,通过X线检查可以确诊。

(3)慢性肺源性心脏病:由于COPD肺病变引起肺血管床减少及缺氧致肺动脉痉挛、血管重塑,导致肺动脉高压、右心室肥厚扩大,最终发生右心功能不全。

(4)胃溃疡。

(5)睡眠呼吸障碍。

(6)继发性红细胞增多症。

4.实验室检查

(1)肺功能检查:肺功能目前仍然是判断气流受限的客观指标,对COPD的诊断、严重程度分级、预测疾病进展、预后及疗效等均有重要作用。气流受限通常是以FEV_1和FEV_1/FVC来确定。吸入支气管扩张剂后$FEV_1/FVC<70\%$者,可确定为气流受限,即可诊断COPD。FEV_1/FVC很敏感,轻度气流受限也可检出。实际FEV_1占预计值的百分比是气流受限分级指标,变异性小。COPD气流受限使肺总量(TLC)、功能残气量(FRC)和残气容积(RV)增高,肺活量(VC)减低。COPD者弥散功能也受损。

2009年版阻塞性肺病全球创议同时指出,随着年龄的变化,肺容量会有所改变。老年人存在轻微的COPD以及肺容量的下降都是正常的。而采用固定比率（FEV_1/FVC）作为肺功能参考值，会导致对老年人的过度诊断；对于年龄<45岁的个体，这一固定比率可能会导致诊断不足。

（2）影像学检查：

1）胸部X线摄片：COPD早期X线胸片可无明显变化，后期可出现肺纹理增多、紊乱等改变；典型X线征为肺过度充气，肺野透亮度增高，体积增大，胸腔前后径增长，肋骨走向变平，肋间隙增宽，横膈位置下移，膈肌穹窿变平。心脏悬垂狭长，肺门血管纹理呈残根状，肺野外周血管纹理纤细稀疏，也可见肺大疱形成。

2）胸部CT检查：早期CT检查比胸部X线摄片敏感，高分辨率CT对鉴别小叶中心型和全小叶型肺气肿及确定肺大疱的大小和数量有很高的特异性，对评估肺大疱切除术和外科减容手术等的效果有一定价值。

（3）血气分析：对确定COPD呼吸衰竭有重要价值。临床中可以出现动脉血PaO_2<8kPa（60mmHg）或伴动脉血$PaCO_2$>6.65kPa（50mmHg）。是呼吸衰竭治疗中临床重要的监测指标。

（4）其他实验室检查：血常规对评判合并感染和红细胞增多症有价值。细菌培养等微生物检查对确定致病微生物有意义。

二、诊断和鉴别诊断

（一）全面采集病史进行评估

诊断COPD时，首先应全面采集病史，包括症状、既往史和系统回顾、接触史。症状包括慢性咳嗽、咳痰、气短。既往史和系统回顾应注意除外哮喘、变态反应性疾病、感染及其他呼吸道疾病史，如结核病史；COPD和呼吸系统疾病家族史；COPD急性加重和住院治疗病史；有相同危险因素（吸烟）的其他疾病，如心脏、外周血管和神经系统疾病；不能解释的体重下降；其他非特异性症状，喘息、胸闷、胸痛和晨起头痛；要注意吸烟史（以包年计算）及职业、环境有害物质接触史等。

（二）诊断

COPD的诊断应根据临床表现、危险因素接触史、体征及实验室检查等资料综合分析确定。考虑COPD的主要症状为慢性咳嗽、咳痰、气急、气促、气短、喘息和（或）呼吸困难等，生活质量逐渐下降，常常受各种诱因诱发急性发作。COPD患病过程应有以下特征：①吸烟史：多有长期较大量吸烟史或者被动吸烟史。②职业性或环境有害物质接触史：如较长期粉尘、烟雾、有害颗粒或有害气体接触史。③家族史：COPD有家族聚集倾向。④发病年龄及好发季节：多于中年以后发病，症状好发于秋冬寒冷季节，常有反复呼吸道感染及急性加重史。随病情进展，急性加重愈见频繁。⑤慢性肺源性心脏病史：COPD后期出现低氧血症和（或）高碳酸血症，可并发慢性肺源性心脏病和右心衰竭。存在不完全可逆性气流受限是诊断COPD的必备条件。肺功能测定指标是诊断COPD的金标准。用支气管舒张剂后FEV1/FVC<70%可确定为不完全可逆性气流受限。凡具有吸烟史及（或）环境职业污染接触史及（或）咳嗽、咳痰或呼吸困难史者均应进行肺功能检查。COPD早期轻度气流受限时可有或无临床症状，提高认识和开展肺功能检查是早期发现COPD的重要措施。胸部X线检查有助于确定肺过度充气的程度及与其他肺部疾病鉴别。部分早期COPD可以完全没有症状。单纯依据临床表现

容易导致漏诊。

(三)鉴别诊断

COPD应与支气管哮喘、支气管扩张症、充血性心力衰竭、肺结核等鉴别。与支气管哮喘的鉴别有时存在一定困难。COPD多于中年后起病,哮喘则多在儿童或青少年期起病;COPD症状缓慢进展,逐渐加重,哮喘则症状起伏大;COPD多有长期吸烟史和(或)有害气体、颗粒接触史,哮喘则常伴过敏体质、过敏性鼻炎和(或)湿疹等,部分患者有哮喘家族史;COPD时气流受限基本为不可逆性,哮喘时则多为可逆性。

然而,部分病程长的哮喘患者已发生气道重塑,气流受限不能完全逆转;而少数COPD患者伴有气道高反应性,气流受限部分可逆。此时应根据临床及实验室所见全面分析,必要时作支气管舒张试验和(或)峰流速(PEF)昼夜变异率来进行鉴别。在少部分患者中这两种疾病可以重叠存在。吸烟史(以包年计算)及职业、环境有害物质接触史。

(四)分级

1.严重程度分级

按照病情严重度COPD分为4级(表1-4)。分级主要是依据气流受限的程度,同时参考心肺功能状况。FEV_1/FVC是诊断气流阻塞的敏感指标,目前的各种指南均采用GOLD提出的吸入支气管扩张剂后$FEV_1/FVC<70\%$这一固定值为标准,同时可以避免COPD的过度诊断。气流受限是诊断COPD的主要指标,同时也反映了病理改变的严重程度。由于FEV_1下降与气流受限有很好的相关性,因此FEV_1的变化是分级的主要依据。而且随着FEV_1降低,病死率增高。但是依据FEV_1变化分级也有其局限性,FEV_1相同的患者往往有不同的临床表现,气急、健康状况、运动耐力、急性加重均不同。

表1-4　COPD严重度分级

分级	特征
0级(高危)	肺功能在正常范围
	有慢性咳嗽咳痰症状
Ⅰ级(轻度)	$FEV_1/FVC<70\%$
	$FEV_1 \geqslant 80\%$预计值
	有或无慢性咳嗽咳痰症状
Ⅱ级(中度)	$FEV_1/FVC<70\%$
	$50\% \leqslant FEV_1 < 80\%$预计值
	有或无慢性咳嗽咳痰症状
Ⅲ级(重度)	$FEV_1/FVC<70\%$
	$30\% \leqslant FEV_1 < 50\%$预计值
	有或无慢性咳嗽咳痰症状
Ⅳ级(极重度)	$FEV_1/FVC<70\%$
$FEV_1<30\%$预计值或$FEV_1 \geqslant 50\%$预计值	

注:FEV_1是指吸入支气管舒张剂之后的测定值。

2.其他分级方法

COPD 影响患者不仅与气流受限程度有关,还与出现的临床症状严重程度、营养状态以及并发症的程度有关。GOLD 引入了多种参数对 COPD 进行全面评估。

BMI 等于体重(kg)除以身高(m)的平方,BMI<21kg/m² 的 COPD 患者病死率增加。

功能性呼吸困难分级:可用呼吸困难量表来评价:0 级:除非剧烈活动,无明显呼吸困难;1 级:当快走或上缓坡时有气短;2 级:由于呼吸困难比同龄人步行得慢,或者以自己的速度在平地上行走时需要停下来呼吸;3 级:在平地上步行 100m 或数分钟后需要停下来呼吸;4 级:明显的呼吸困难而不能离开房屋或者当穿脱衣服时气短。

BODE 指数:如果将 FEV1 作为反映气流阻塞(obstruction)的指标,呼吸困难(dyspnea)分级作为症状的指标,BMI 作为反映营养状况的指标,再加上 6min 步行距离作为运动耐力(exercise)的指标,将这 4 方面综合起来建立一个多因素分级系统(BODE 指数),作者将 4 个指标根据严重程度依次评分,归纳后的综合评分以 10 分划分。分值低者,患者症状轻;分值高者,患者症状重;生存者分值低,死亡者分值高,两者有显著差异,COPD 患者死亡与 BODE 指数高分值相关。因而认为 BODE 指数可比 FEV1 更好地预测患者的全身情况、生活质量和病死率,反映 COPD 的预后。

生活质量评估:广泛应用于评价 COPD 患者的病情严重程度、药物治疗的疗效、非药物治疗的疗效(如肺康复治疗、手术)和急性发作的影响等。生活质量评估还可用于预测死亡风险,而与年龄、FEV_1 及体重指数无关。

3.分期

COPD 病程可分为急性加重期与稳定期。COPD 急性加重期是指患者出现超越日常状况的持续恶化,并需改变基础 COPD 的常规用药者,通常在疾病过程中,患者短期内咳嗽、咳痰、气短和(或)喘息加重,痰量增多,呈脓性或黏脓性,可伴发热等炎症明显加重的表现。COPD 患者每年急性加重平均次数>3 次/年(3~8 次/年),为频繁加重;平均加重次数<3 次/年(0~2 次/年),为非频繁加重。频繁加重患者需住院治疗的比例显著高于非频繁加重者(43% vs 11%)。COPD 病史越长,每年发生急性加重次数越多,频繁的急性加重显著降低患者生活质量。频繁的急性加重提高 COPD 患者病死率。

稳定期则指患者咳嗽、咳痰、气短等症状稳定或症状轻微。气流受限的基本特征持续存在,如果不作长期有效的防治,肺功能将进行性恶化。此外长期咳嗽排痰不畅,容易引起细菌繁殖,导致急性加重期发作更频繁和更严重,最终使慢阻肺的病情加速恶化。

三、治疗

COPD 治疗计划包括 4 个部分:①疾病的评估和监测。②减少危险因素。③稳定期的治疗。④加重期的治疗。

预防 COPD 的产生是根本,但进行有效的治疗在临床中举足轻重,合理的治疗能够得到如下效果:①减轻症状,阻止病情发展。②缓解或阻止肺功能下降。③改善活动能力,提高生活质量。④降低病死率。⑤预防和治疗并发症。⑥预防和治疗急性发作。

COPD 的防治包括如下方面。

(一)减少危险因素,预防疾病进展

确定危险因素,继而减少控制这些危险因素是所有疾病预防和治疗的重要途径。COPD的危险因素包括:吸烟、职业粉尘和化学物质、室内外空气污染和刺激物等。

(二)COPD 稳定期治疗

COPD 稳定期是相对的稳定,本质上炎症是进行性发展的。因此,COPD 稳定期治疗应该强调以下观点:①COPD 强调长期规范治疗,应该根据疾病的严重发展,逐步增加治疗,哮喘治疗中强调降阶梯治疗的方法不适合于 COPD。COPD 稳定期强调整体治疗,慢阻肺全球倡议据此提出根据病情轻重,应用支气管舒张剂和抗炎剂的阶梯治疗方案。②如果没有明显的副作用或病情的恶化出现,应该继续在同一水平维持长期的规律治疗。③不同患者对治疗的反应不同,应该随访观察,及时地调整治疗方案。

1.教育与管理

(1)教育与督促患者戒烟和防止被动吸烟,远离有毒有害空气,迄今能证明有效延缓肺功能进行性下降。欧洲国家推荐,除非有禁忌证,应当为计划戒烟的 COPD 患者适当提供尼古丁替代治疗(NRT)、伐尼克兰或安非他酮,并酌情给予支持项目以优化戒烟率。

(2)教育要以人为本,形式多样,注意个体化,循序渐进,不断强化,逐渐深入和提高,将 COPD 的病理生理与临床基础知识传授给患者。

(3)掌握一般和部分特殊的治疗方法,学会如何尽可能减轻呼吸困难症状。

(4)学会自我控制病情,合理地锻炼,如腹式呼吸及缩唇呼吸锻炼等,增强体质,提高生活质量。

(5)了解赴医院就诊的时机。

(6)社区医生定期随访指导管理,建立健全定期预防和评估制度。

(7)自我管理和评估是一个有机整体,COPD 患者每人每年至少应测定 1 次全套肺功能,包括 FEV_1、肺活量、深吸气量、残气量、功能残气量、肺总量和弥散功能,以便了解肺功能下降的规律,预测预后和制定长期治疗方案。

(8)临终前有关事项。

2.控制职业性或环境污染

避免或防止职业粉尘、烟雾及有毒有害气体吸入。

3.药物治疗

COPD 稳定期炎症仍在进行,药物治疗可以控制症状和预防急性加重,减少急性加重的发生频次和降低发作的严重程度,提高运动耐力和生活质量。

(1)支气管舒张剂:支气管舒张剂是控制 COPD 症状的主要药物(A 类证据),可以松弛支气管平滑肌、扩张支气管、缓解气流受限。还可以改善肺的排空,减少肺动态充气过度,提高生活质量。短期按需应用可缓解症状,长期规律应用可预防和减轻症状,增加运动耐力,但不能使所有患者的 FEV_1 都得到改善。而且有时这些改变与 FEV_1 的改善并不相匹配。长期规律应用支气管舒张剂不会改变 COPD 肺功能进行性下降这一趋势。与口服药物相比,吸入剂不良反应小,因此多首选吸入治疗。

支气管舒张剂主要有 β_2 受体激动剂、抗胆碱药及甲基黄嘌呤类。短效支气管舒张剂较为

便宜,但是规律应用长效支气管舒张剂,不仅方便,而且效果更好(A 类证据)。如何选择或者如何联合用药,取决于药物是否可以获得以及不同个体的反应。联合用药可增强支气管舒张作用、减少不良反应。短期按需使用支气管舒张剂可缓解症状,长期规律使用可预防和减轻症状。β_2 受体激动剂、抗胆碱药物和(或)茶碱联合应用,肺功能与健康状况可获得进一步改善。

1)β_2 受体激动剂:β_2 受体激动剂主要作用于支气管黏膜上的 β_2 肾上腺素能受体,扩张支气管,按作用时间持续长短可分为两大类,即短效 β_2 激动剂,主要用于轻度 COPD 作按需短期使用。长效 β_2 激动剂(LABA),可用于中度以上 COPD 长期治疗,或用于糖皮质激素联合治疗。按照起效时间和持续时间将 β_2 激动剂分为 4 类:①起效快,作用时间长:如吸入型富马酸福莫特罗干粉吸入剂,4.5μg/喷。②起效较慢作用时间长:如沙美特罗粉吸入剂,50μg/喷。③起效慢,作用时间短:如口服特布他林,口服沙丁胺醇,口服福莫特罗等。④起效快,作用时间短:如吸入型特布他林,包括气雾剂(250μg/喷)和沙丁胺醇,包括气雾剂 100μg/喷,主要有沙丁胺醇数分钟内开始起效,15～30min 达到峰值,维持疗效 4～5h,主要用于缓解症状,按需使用。福莫特罗、沙美特罗为长效定量吸入剂,作用持续 12h 以上。福莫特罗为完全受体激动剂,速效长效,吸入后 1～3min 迅速起效,常用剂量为 4.5～9μg,每日 2 次。副作用:可引起心动过速、心律失常、骨骼肌震颤和低钾血症(尤其是与噻嗪类利尿剂合用时)。另外,静息状态下可使机体氧耗量增加,血 PaO_2 可能有轻度下降。虽然对于 β_2 激动剂和远期预后的关系,在很多年前就已提出了质疑,但目前的研究表明:长期使用 β_2 激动剂不会加速肺功能的进行性下降,也不会增加病死率,更不能改变肺功能长期下降的趋势(A 级证据)。

2)抗胆碱药:主要品种有溴化异丙托品(ipratropium)和噻托溴铵(tiotropium 商品名思力华),可阻断 M 胆碱受体。定量吸入时开始作用时间比沙丁胺醇等短效 β_2 受体激动剂慢,但持续时间长,30～90min 达最大效果。维持 6～8h,剂量为每次 40～80μg(每喷 20μg),每日 3～4次。该药不良反应小,长期吸入可改善 COPD 患者健康状况。噻托溴铵选择性地作用于 M_3 和 M_1 受体,为长效抗胆碱药,作用长达 24h 以上,吸入剂量为 18μg,每日 1 次。长期吸入可增加深吸气量,减低呼气末肺容积,进而改善呼吸困难、提高运动耐力和生活质量,也可减少急性加重频率。对于长效抗胆碱能药物噻托溴铵的疗效,2009 版 GOLD 的一项大规模、长期临床试验证实,在其他标准治疗中加入噻托溴铵,并未能对肺功能减退比率产生影响,并且也没有心血管风险的证据。

3)茶碱类药物:茶碱是甲基黄嘌呤的衍生物,主要有氨茶碱、喘定、多索茶碱等。它是一种支气管扩张剂,可直接作用于支气管,松弛支气管平滑肌。茶碱的支气管扩张作用部分是由于内源性肾上腺素与去甲肾上腺素释放的结果。茶碱能增强膈肌收缩力,增强低氧呼吸驱动,降低易疲劳性,因此有益于改善呼吸功能。尚有微弱舒张冠状动脉、外周血管和胆管平滑肌作用;有轻微增加收缩力和轻微利尿作用。另外,还有某些抗炎作用,对 COPD 有一定效果。血茶碱浓度＞5mg/L 即有治疗作用,安全的血药浓度范围在 6～15mg/L。血茶碱浓度＞15mg/L,早期多见的有恶心、呕吐、易激动、失眠、心动过速、心律失常,血清中茶碱超过 40μg/mL,可发生严重的不良反应。地尔硫䓬、维拉帕米、西咪替丁、大环内酯类和氟喹诺酮类等药物可增高其血药浓度或者增加其毒性。

对于 COPD 患者,茶碱能增强常规剂量的吸入 β_2 激动剂沙丁胺醇、沙美特罗、福莫特罗或溴化异丙托品等的作用。能够显著地提高吸入制剂所形成的 FEV_1 峰谷水平、改善症状。联合治疗的效果优于单独使用异丙托品或联合使用茶碱及沙丁胺醇。

4）糖皮质激素：COPD 炎症存在于疾病各阶段，即使在疾病早期同样有炎症存在。COPD 炎症越重，病情越重。肺部炎症通过全身炎症，引起全身效应。糖皮质激素可以减少细胞因子、C 反应蛋白、炎症细胞的产生。糖皮质激素可以减轻气道黏膜的炎症、水肿及分泌物亢进；上调 β_2 肾上腺受体激动剂的敏感性；降低气道高反应性；减少气流受限，减少治疗失败率，减少复发率，推迟并发症的产生，延长患者生命。长期规律的吸入糖皮质激素较适用于 $FEV_1<$ 50％预计值伴有临床症状而且反复加重的 COPD 患者，治疗中能够获得良性的肺功能反应，改善生活质量。但是，COPD 稳定期长期应用糖皮质激素吸入治疗并不能阻止其 FEV_1 自然降低的趋势。这一治疗可减少急性加重频率，减少急诊发生率，减少住院率，减少住院患者的住院天数，改善生活质量。联合吸入糖皮质激素（ICS）和 β_2（LABA）受体激动剂，比各自单用效果好，其协同作用机制在于 LABA 和 ICS 两者的作用部位不同（LABA 主要作用于平滑肌细胞，而 ICS 则主要针对气道上皮细胞及炎性细胞等）和作用方式不同（ICS 以针对气道炎症方面为主，LABA 以针对平滑肌功能异常为主），因此决定了两者在治疗方面具有互补的作用。同时，在分子水平上，两者又具有协同效应目前已有福莫特罗/布地奈德、氟地卡松/沙美特罗两种联合制剂。主张沙美特罗/氟地卡松用 $50/500\mu g$ 剂型。联合吸入治疗可以改善 $FEV_1<60\%$ 患者肺功能减退的比率，但是联合治疗也有增加肺炎的可能性，并且对患者病死率并无显著影响。不推荐Ⅲ级和Ⅳ级患者长期口服糖皮质激素治疗。

5）祛痰药（黏液溶解剂）：COPD 气道内可产生大量黏液分泌物，容易继发感染，并影响气道通畅，应用祛痰药似有利于气道痰液排出，改善通气。常用药物有盐酸氨溴索能使痰液中酸性糖蛋白减少，从而降低痰液稠度，易于咯出；还能刺激黏膜反射性增加支气管腺体分泌，使痰液稀释。乙酰半胱氨酸可使痰液中糖蛋白多肽链的二硫键断裂，对脱氧核糖核酸纤维也有裂解作用。故对白色黏痰或脓痰均能起溶解效应，使痰液黏度下降，易于咯出。并且还有抗炎以及抗脂质过氧化作用。桃金娘油，有较好的综合作用：调节气道分泌，增加浆液比例，恢复黏液清除功能；碱化黏液，降低其黏度；刺激纤毛运动，加快黏液运送；有一定抗炎和杀菌作用。此外，高渗氯化钠溶液（2％～3％）和高渗碳酸氢钠溶液（2％～7％）雾化吸入也可稀化痰液、降低黏滞度，促进痰液外排。

（2）抗氧化剂：COPD 气道炎症使氧化负荷加重，加重 COPD 的病理、生理变化，反过来对炎症和纤维化形成起重要作用。应用抗氧化剂谷胱甘肽（GSH）、N-乙酰半胱氨酸、维生素 C、维生素 E 及胡萝卜素等可降低疾病反复加重的频率。但目前尚缺乏长期、多中心临床研究结果，有待今后进行严格的临床研究考证。

（3）免疫调节剂：能提高免疫力，降低呼吸道感染的机会，临床常用药物有胸腺素、核酪注射液、卡介苗，对降低 COPD 急性加重严重程度可能具有一定的作用。

（4）替代治疗：有严重 α_1 抗胰蛋白酶缺乏的患者，可进行替代治疗，对 COPD 稳定期治疗有一定作用。需每周静脉注射该酶制剂，但价格较高。

（5）疫苗：流感疫苗可减少 COPD 患者的严重程度和死亡。肺炎球菌疫苗含有 23 种肺炎球菌荚膜多糖，已在 COPD 患者中应用，但尚缺乏有力的临床观察资料。慢性阻塞性肺病患者应每年接种流感疫苗,每6年接种一次肺炎球菌疫苗。

(6)中医治疗:辨证施治是中医治疗的基本原则,对COPD的治疗亦有相当疗效。具有祛痰、支气管舒张、免疫调节等作用。

(7)其他用药:白三烯拮抗剂,磷酸二酯酶4抑制剂,可能有一定疗效。

4.氧气治疗

COPD长期家庭氧疗适应证:慢性呼吸衰竭稳定期,睡眠型低氧血症,运动型低氧血症。

长期家庭氧疗(LTOT)对具有慢性呼吸衰竭的患者可延长稳定期COPD患者生存期;减轻呼吸困难;增强运动能力;提高生活质量;降低肺动脉压;改善血流动力学、血液学特征、肺生理和精神状态。

长期家庭氧疗应在Ⅳ级(极重度)COPD患者应用,具体指征为血气分析:①$PaO_2 \leq$ 7.3kPa(55mmHg)或动脉血氧饱和度(SaO_2)≤88%,伴有或没有高碳酸血症。②PaO_2 7.3～8kPa(55～60mmHg),或$PaO_2 < 89\%$,并有肺动脉高压、心力衰竭水肿或红细胞增多症(血细胞比容>0.55)。长期家庭氧疗一般是经鼻导管吸氧,低流量1.0～2.0L/min,吸氧持续时间每日15h。长期氧疗的目的是使患者在海平面水平,静息状态下,达到$PaO_2 \geq 8$kPa(60mmHg)和(或)使PaO_2升至90%以上,这样才可维持重要器官的功能,保证周围组织的氧供。一般氧疗4～6周后,因缺氧引起肺动脉痉挛而导致的肺动脉高压可以获得缓解。

5.康复治疗

康复治疗可以帮助重症患者改善活动能力、提高生活质量,是COPD患者一项重要的治疗措施。它包括:①呼吸生理治疗,协助患者咳嗽咳痰,促进分泌物排出。缩唇呼吸促进气体交换,以及避免快速浅表的呼吸以帮助克服急性呼吸困难等措施。②肌肉训练,步行、登楼梯、踏车、腹式呼吸增强膈肌功能,全身运动提高肌肉的协调性。③营养支持,合理营养,合理饮食结构,避免高碳水化合物饮食和过高热量摄入,防止过多的二氧化碳产生,达到理想体重。④精神治疗和教育等多方面措施。

6.手术治疗

手术的总体疗效为术后长达24个月内,术后肺活量、患者的氧分压(PaO_2)得以提高,6min行走距离增加,运动平板测试期间氧气使用减少。此外,手术还可减少患者静息、用力及睡眠状态下氧气的使用。

(1)肺大疱切除术:肺大疱压迫肺组织,挤压正常的肺组织影响通气,加重患者的负担,应行外科手术治疗,肺大疱在有指征的患者,术后可减轻患者呼吸困难的程度并使肺功能得到改善。术前胸部CT检查、动脉血气分析及术前评估是手术成败的关键。手术的原则是既要切除肺大疱、解除压力,又要尽可能保存有功能的肺组织。

(2)肺减容术(Lung volume reduction surgery,LVRS):单肺减容术和双肺减容术都有疗效,双肺减容术比单肺减容术效果更佳。通过切除部分通气换气效率低下的肺组织,减少肺过度充气,使得压缩的肺组织通气血流比得以改善,减少做功,提高患者通气换气效率,提高生活质量,但无延长患者寿命的证据。主要适应于上叶明显非均质性肺气肿,康复训练运动能力得到改善极少的部分患者。

(3)肺移植术:国外自1983年肺移植成功后,至今已做了各种肺移植术1万余例,已经积累了丰富的经验,手术技术基本成熟,我国虽然起步晚,但发展迅速。

肺移植术适合于 COPD 晚期。选择的患者年龄不超过 55～60 岁,肺功能差,活动困难,在吸氧状态下能参加室内活动,无心、脑、肝、肾疾病,$FEV_1 < 25\%$预计值,$PCO_2 \geqslant 7.3kPa$(55mmHg),预计自身疾病存活期不足 1～2 年。肺移植术可改善生活质量,改善肺功能,但寻找供体困难,且术后存在排斥反应,终身需用免疫抑制剂,并长期测血药浓度,还要随时预防肺部感染等,费用高。闭塞性支气管炎是术后的主要并发症,一年术后生存率 80%,5 年术后生存率 50%,10 年生存率 35%。

肺移植禁忌证:左心功能严重不全,冠心病,不可逆的肝肾病变,HIV(+);明显的肺外全身性疾病又无法治疗的;活动性肺外感染,又不能治愈的。

(4)慢性阻塞性肺病并发自发性气胸的胸腔镜治疗:慢性阻塞性肺病并发自发性气胸临床处理不当有较高的病死率,经胸腔镜手术治疗可提高治愈率,治愈率可达 90%。且并发症少,手术安全可靠。

胸腔镜辅助下小切口手术治疗自发性气胸、肺大疱,小切口具有等同于 VATS 创伤性小、并发症少、美观及恢复快的优点,且可以降低手术费用及缩短手术时间。

(三)COPD 急性加重期的治疗

1.确定 COPD 急性加重的原因

确定引起 COPD 加重的原因对确定治疗方案有很大的作用。COPD 急性加重的原因包括支气管-肺部感染、肺不张、胸腔积液、气胸、心律失常、左心功能不全、电解质紊乱、代谢性碱中毒、肺栓塞等,而且这些原发的疾病又酷似 COPD 急性发作的症状,需要仔细鉴别。2009年版 GOLD 强调了 COPD 急性加重与肺栓塞的鉴别诊断。认为,对于急性加重患者,如果症状严重到需要入院治疗,就应该考虑肺栓塞的诊断,特别是对于那些肺栓塞概率为中度到高度的患者。

2.非住院治疗

COPD 频繁加重严重影响患者的生活质量,并显著提高患者的病死率。对于对 COPD 加重早期进行干预,可以降低住院费用,缩短住院时间,减慢肺功能的下降,减少发病的频度。

轻症患者可以在院外治疗,但应根据病情变化,决定继续院外治疗还是送医院治疗。COPD 加重期的院外治疗包括适当增加支气管舒张剂的剂量及增加使用频次。如果未曾使用过抗胆碱能药物,可以使用短效的异丙托溴铵或长效的噻托溴铵吸入治疗。对较重的患者,可以用大剂量的雾化吸入治疗。如沙丁胺醇 2 500μg,异丙托溴铵 500μg,或沙丁胺醇 1000μg 加异丙托溴铵 250～500μg 雾化吸入,每日 2～4 次。静脉或者口服使用糖皮质激素对加重期重症治疗有效,可迅速缓解病情和恢复肺功能。基础肺功能 $FEV_1 < 50\%$预计值的患者,应同时使用支气管舒张剂,并且口服泼尼松龙每日 30～40mg,连续用 7～10 日。吸入支气管舒张剂(特别是吸入 β_2 激动剂加用或不加用抗胆碱能药)和口服糖皮质激素是有效治疗 COPD 急性加重的手段(证据 A)。糖皮质激素联合长效 β_2 受体激动剂雾化吸入是理想的治疗方法,尤其是 3～5 日之后全身激素已发挥效果。对于中重度 COPD 急性加重并需要入院治疗的患者,雾化吸入布地奈德 8mg/d 与静脉应用泼尼松龙 40mg/d 的疗效相当。吸入激素治疗是最佳的序贯治疗方法是一种有效、安全的替代全身性激素治疗 COPD 急性加重的方法,FEV_1、

PaO_2 改善速度较快,对血糖影响较小。患 COPD 病程越长,每年加重的次数越频繁,COPD 症状加重期及并发症常怀疑与感染有关,或者咳痰量增多并呈脓性时应及早给予抗感染治疗。选择抗生素可以依据常见的致病菌或者患者经常复发时的细菌谱,或者结合患者所在地区致病菌及耐药流行情况,选择合适的抗生素。

3.住院治疗

COPD 急性加重病情严重者需住院治疗。COPD 急性加重到医院就诊或住院治疗的指征:①症状显著加剧,如突然出现的静息状况下呼吸困难。②出现新的体征或原有体征加重(如发绀、外周水肿)。③新近发生的心律失常。④有严重的伴随疾病。⑤初始治疗方案失败。⑥高龄 COPD 患者的急性加重。⑦诊断不明确。⑧院外治疗条件欠佳或治疗不力。

COPD 急性加重收大重症监护病房(ICU)治疗的指征:①严重呼吸困难且对初始治疗反应不佳。②精神障碍,嗜睡,昏迷。③经氧疗和无创性正压通气(NIPPV)后,低氧血症[PaO_2 <6.65kPa(50mmHg)]仍持续或呈进行性恶化,和(或)高碳酸血症[$PaCO_2$ >9.31kPa (70mmHg)]无缓解甚至有恶化,和(或)严重呼吸性酸中毒(pH<7.30)无缓解,甚至恶化。

COPD 加重期主要的治疗方案如下。

(1)保持气道通畅:清除口腔或气道的分泌物,部分患者痰多严重阻塞气道需要气管插管或者气管切开。

(2)控制性氧疗:及早氧疗是治疗 COPD 加重者的最重要的手段。应根据患者缺氧的严重程度确定给氧的浓度,如果患者发绀,呼吸微弱,或者低氧血症导致意识不清或者昏迷,应给予高浓度吸氧,达到氧合水平[PaO_2 >8kPa(60mmHg)或 SaO_2 >90%]。对待 CO_2 潴留及呼吸性酸中毒的患者,应该控制吸氧的浓度,防止高浓度氧疗导致低氧对呼吸中枢的刺激减少,引起呼吸抑制导致 CO_2 潴留进一步加重。氧疗 30min 后应观察病情的变化、复查动脉血气,适时调整氧疗浓度。

(3)抗生素治疗:COPD 急性加重除了与劳累心功能衰竭等有关外,主要由感染引起,AlbertoPapi 等研究表明,在 COPD 重度急性加重患者中,感染因素占78%,其中细菌感染占29.7%,病毒感染占23.4%,混合感染占25%,非感染因素占22%。常见的细菌有肺炎链球菌、流感嗜血杆菌、卡他莫拉菌和支原体衣原体等,治疗初始,尚无微生物药物敏感试验结果。当怀疑是有感染引发急性加重时,应结合当地区常见致病菌类型及耐药流行趋势和药物敏感情况尽早选择敏感抗生素。获得微生物药物敏感性资料后,应及时根据细菌培养及药敏试验结果调整抗生素。肺炎链球菌对青霉素相对耐药,提高剂量有时能获得治疗效果。第二、三代头孢菌素以及高剂量阿莫西林、阿莫西林/克拉维酸等对大多数中度敏感肺炎链球菌有效。高耐药菌株可选择喹诺酮类(如左氧氟沙星、莫西沙星)或其他类抗生素;流感嗜血杆菌对氨苄西林耐药,可选择喹诺酮类药物治疗。通常 COPD I 级或 II 级患者急性加重时,主要致病菌多为肺炎链球菌、流感嗜血杆菌及卡他莫拉菌。III 级及 IV 级的 COPD 急性加重时,除以上述细菌外,还可以有肠杆菌科细菌、铜绿假单胞菌及耐甲氧西林金黄色葡萄球菌。发生铜绿假单胞菌的危险因素有:近期住院、频繁应用广谱抗生素、既往有铜绿假单胞菌寄植的历史等。酶抑制剂的复方制剂、第四代头孢菌素、碳青霉烯类联合氨基糖苷类或喹诺酮类是常规推荐的治疗方案。抗菌治疗应尽可能将细菌负荷降低到最低水平,以延长 COPD 急性加重的间隔时间。长期应用广谱抗生素和糖皮质激素易继发深部真菌感染,应密切观察真菌感染的临床征象并采用防治真菌感染措施。

为了合理经验性选择抗生素,也有将COPD急性加重(AECOPD)患者按病情严重程度分为3组,A组:轻度加重,无危险因素者。主要病原菌为肺炎链球菌、流感嗜血杆菌、卡他莫拉菌、肺炎支原体和病毒;B组:中度加重,有危险因素。主要病原菌为A组中的病原菌及其耐药菌(产β内酰胺酶细菌、耐青霉素酶的肺炎链球菌)和肠杆菌科(肺炎克雷伯菌、大肠埃希菌、变形杆菌及肠杆菌属等);C组:重度加重,有铜绿假单胞菌感染的危险因素。主要病原菌在B组基础上加铜绿假单胞菌。

(4)支气管舒张剂:解除气道痉挛,改善通气功能,可选择短效速效或长效速效 $β_2$ 受体激动剂。若效果不显著,加用抗胆碱能药物(为异丙托溴铵,噻托溴铵等)。对于较为严重的COPD加重者,还可考虑静脉滴注茶碱类药物。$β_2$ 受体激动剂、抗胆碱能药物及茶碱类药物的作用机制不同,药代学及药动学特点不同,且分别作用于不同大小的气道,所以联合应用可获得更大的支气管舒张作用,并且可减少单一药物较大剂量所产生的副作用。

(5)糖皮质激素:糖皮质激素治疗COPD加重期疗效显著,宜在应用支气管舒张剂基础上,同时口服或静脉滴注糖皮质激素,激素的应用与并发症减少相关。口服泼尼松30～40mg/d,连续7～10d后逐渐减量停药。也可以静脉给予甲泼尼龙40mg,每日1次,3～5d后改为口服。或者给予雾化吸入糖皮质激素。

(6)机械通气:无创正压机械通气(non-invasive positive pressure ventilation,NPPV)。COPD患者呼出气流受限,肺泡内残留的气体过多,呼气末肺泡内呈正压,称为内源性呼气末正压(intrinsic positive end-expiratory pressure,PEEPi),增大了吸气负荷,肺容积增大压迫膈肌影响膈肌收缩,辅助呼吸肌参与呼吸,而且增加了氧耗量。部分患者通气血流比改变,肺泡弥散功能下降。COPD急性加重时上述异常进一步加重,氧耗量和呼吸负荷显著增加,超过呼吸肌自身的代偿能力使其不能维持有效的肺泡通气,从而造成缺氧及 CO_2 潴留,严重者发生呼吸衰竭。应用机械通气的主要目的包括:改善通气和氧供,使呼吸肌疲劳得以缓解,通过建立人工气道以利于痰液的引流,在降低呼吸负荷的同时为控制感染创造条件。

NPPV通过鼻罩或面罩方式将患者与呼吸机相连进行正压辅助通气,NPPV是AECOPD的常规治疗手段。随机对照研究及荟萃分析均显示,NPPV应用于AECOPD成功率高。可在短时间内使 pH、$PaCO_2$、PO_2 和呼吸困难改善,长时间应用可降低气管插管率,缩短住院日。因此,NPPV可作为AECOPD的一项常规治疗手段。早期NPPV成功率高达93%,延迟NPPV的成功率则降为67%,推荐及早使用。

NPPV并非对所有的AECOPD患者都适用,应具备如下条件:神志基本清楚,依从度好,能配合和有一定的理解能力,分泌物少和咳嗽咯痰能力较强,血压基本稳定。对于病情较轻[动脉血 pH>7.35,$PaCO_2$>6kPa(45mmHg)]的AECOPD患者宜早期应用NPPV。对于出现轻中度呼吸性酸中毒(7.25<pH<7.35)及明显呼吸困难的AECOPD患者,推荐使用NPPV。对于出现严重呼吸性酸中毒(pH<7.25)的AECOPD患者,在严密观察的前提下可短时间(1～2h)试用NPPV。对于伴有严重意识障碍的AECOPD患者不宜行NPPV。

机械通气初始阶段,可给高浓度氧,以迅速纠正严重缺氧,若不能达上述目标,即可加用

PEEP、增加平均气道压,应用镇静剂或肌松剂接触人机对抗;若适当吸气压力和 PEEP 可以使 $SaO_2 > 90\%$,应保持最低的 FiO_2。依据症状体征、PaO_2、PEEP 水平、血流动力学状态,酌情降低 FiO_2 50% 以下,并维持 $SaO_2 > 90\%$。

NPPV 可以避免人工气道导致的气道损伤、呼吸机相关性肺炎的不良反应和并发症,改善预后;减少慢性呼吸衰竭呼吸机的依赖,减少患者的痛苦和医疗费用,提高生活的质量。但是由于 NPPV 存在漏气,使得通气效果不能达到与有创通气相同的水平,临床主要应用于意识状态较好的轻、中度的呼吸衰竭,或自主呼吸功能有所恢复、从有创撤机的呼吸衰竭患者,有创和无创的效果并不似彼此能完全替代的。

NPPV 禁忌证:①误吸危险性高及气道保护能力差,如昏迷、呕吐、气道分泌物多且排除障碍等。②呼吸、心跳停止。③面部、颈部和口咽腔创伤、烧伤、畸形或近期手术。④上呼吸道梗阻等。

NPPV 相对禁忌证:①无法配合 NPPV 者,神志不清者。②严重低氧血症。③严重肺外脏器功能不全,如消化道出血、血流动力学不稳定等。④肠梗阻。⑤近期食管及上腹部手术。

常用 NPPV 通气模式以双水平正压通气模式最为常用。呼气相压力(EPAP)从 $0.196 \sim 0.392\text{kPa}(2 \sim 4\text{cmH}_2\text{O})$ 开始,逐步上调压力水平,以尽量保证患者每一次吸气动作都能触发呼吸机送气;吸气相压力(IPAP)从 $0.392 \sim 0.784\text{kPa}(4 \sim 8\text{cmH}_2\text{O})$ 开始,待患者耐受后再逐渐上调,直至达到满意的通气水平。

应用 NPPV,要特别注意观察临床表现和 $SPaO_2$,监测血气指标。治疗有效时,$1 \sim 2\text{h}$ 后,患者的症状、体征和精神状态均有改善;反之可能与呼吸机参数设置(吸气压力、潮气量)不当、管路或漏气等有关,应注意观察分析并及时调整。并且注意是否有严重胃肠胀气、误吸、口鼻咽干燥、面罩压迫和鼻面部皮肤损伤、排痰障碍、恐惧(幽闭症)、气压伤。

有创正压机械通气(invasive positive pressure ventilation,IPPV):AECOPD 患者行有创正压通气的适应证为:危及生命的低氧血症[PaO_2 小于 $6.65\text{kPa}(50\text{mmHg})$ 或 $PaO_2/FiO_2 < 26.6\text{kPa}(200\text{mmHg})$],$PaCO_2$ 进行性升高伴严重的酸中毒($pH \leqslant 7.20$)。严重的神志障碍(如昏睡、昏迷或谵妄)。严重的呼吸窘迫症状(如呼吸频率 >40 次/min、矛盾呼吸等)或呼吸抑制(如呼吸频率 <8 次/min)。血流动力学不稳定。气道分泌物多且引流障碍,气道保护功能丧失。NPPV 治疗失败的严重呼吸衰竭患者。

第三节　急性呼吸窘迫综合征

急性肺损伤(acute lung injury,ALD)急性呼吸窘迫综合征(acute respiratory distress syndrome,ARDS)是一种常见的危重症,其病因复杂,涉及多个临床学科,病死率极高,严重威胁患者的生命并影响其生存质量。

一、定义

ARDS 是因严重感染、创伤、休克、误吸等多种肺内或肺外的严重疾病引起肺泡和肺毛细血管膜炎症性损伤,通透性升高,继发非心源性肺水肿和顽固性、进行性的低氧血症。ALI 和

ARDS 是性质相同但程度不同的连续病理过程,ALI 代表较早期阶段,ARDS 代表晚期阶段。1994 年美欧 ARDS 联合委员会提出了新的 ALI/ARDS 诊断标准:①急性起病。②氧合指数(PaO_2/FiO_2)≤40kPa(300mmHg)。③正位胸片示双侧肺部浸润影。④毛细血管楔压(pulmonary capillary wedge pressure,PCWP)≤2.39kPa(18mmHg)或临床上无左心房高压的证据。诊断 ARDS 的标准除 PaO_2/FiO_2≤200mmHg 外,其他同 ALI 标准。

ARDS 不是一种疾病,而是一种综合征,发病率和病死率均很高,流行病学调查显示 ALI/ARDS 是临床常见危重症,2005 年的研究显示,ALI/ARDS 发病率分别在每年 79/10 万和 59/10 万。提示 ALI/ARDS 发病率居高不下,明显增加了社会和经济负担。美国每年的发病患者数约为 16 万,在欧美病死率 40%~50%;2001 年上海市 15 个重症监护病房(ICU)的 ARDS 发病率和病死率分别为 2% 和 68.5%。

二、病因和危险因素

ARDS 病因复杂,有约 100 多种疾病可以引起 ARDS(表 1-5)。1992 年 AECC 根据肺损伤中的作用将 ARDS 病因或危险因素分为直接和间接两类。直接原因主要包括:肺挫伤、误吸、淹溺、弥漫性肺部感染、吸入有毒气体等;间接原因主要包括:脓毒血症、严重创伤、休克、急诊大量输血、重症胰腺炎、DIC、药物过量、体外循环等。在导致直接肺损伤的原因中,国外报道以胃内容物吸入和多发创伤为主要原因(这可能与西方国家人群酗酒和滥用药物有一定关系),而我国以重症肺炎占首位。病因不同,发生 ALI/ARDS 概率也明显不同。严重感染时 ALI/ARDS 患病率可高达 25%~50%,大量输血时可达 40%,多发性创伤可达到 11%~25%,而发生误吸时,ARDS 患病率也可达 9%~26%。同时存在 2 个或 3 个危险因素时,ALI/ARDS 患病率可能会进一步升高。总体而言脓毒血症是引起 ARDS 最常见的原因,其次是误吸、严重创伤和休克、DIC、大量输血等。

表 1-5　ARDS 的病因

1.休克	任何原因
2.脓毒血症	肺部感染、革兰阴性杆菌菌血症或内毒素血症
3.创伤	颅脑外伤、肺挫伤、烧伤、肺脂肪栓塞
4.误吸	胃肠内容物、淹溺、管饲
5.血液学紊乱	短时间内大量输血、白细胞凝集反应、血管内凝血、血栓形成性血小板减少性紫癜
6.代谢病	急性胰腺炎、尿毒症、糖尿病酮症酸中毒
7.药物	麻醉药、巴比妥类、阿司匹林、平喘药、抗肿瘤药、胺碘酮、海洛因、环孢素、鱼精蛋白等
8.吸入有毒气体	高浓度氧、烟雾、刺激性气体如 NO_2、Cl_2、SO_2、NH_3 等
9.特殊检查后	碘油淋巴造影术后
10.临床治疗	胸部放疗、体外循环、呼吸机相关性肺损伤
11.妇产科疾患	子痫和先兆子痫、羊水栓塞、宫内死胎、绒毛膜上皮癌栓塞
12.其他	气体栓塞、高原病、结缔组织病等

三、临床表现与实验室检查

(一)临床表现

1.症状

起病多急骤,常在严重感染、休克、严重创伤等疾患治疗过程中发生。一般发生损伤后 4～6h 内以原发病表现为主,呼吸频率可增快,但无典型呼吸窘迫;在损伤后 6～48h,逐渐出现呼吸困难、呼吸频率加快、呼吸窘迫、发绀,并呈进行性加重;患者常烦躁不安,严重者出现神经精神症状如嗜睡、谵妄、昏迷等。顽固性低氧血症不能用其他原发心肺疾病来解释,而且常规氧疗无效。

2.体征

ARDS 早期肺部体征不明显,心率可增快;以后肺部听诊可闻及干、湿啰音或哮鸣音,后期出现痰鸣音,或呼吸音降低,肺实变体征等。

(二)实验室检查

1.肺功能检查

常表现为过度通气,肺功能检查发现分钟通气量明显增加,可超过 20L/min。肺静态顺应性可降至 153～408mL/kPa(15～40mL/cmH_2O),功能残气量显著下降。

2.血气分析

PaO_2 进行性降低,吸入氧浓度大于 50%($FiO_2 > 0.5$)时,PaO_2 低于 8.0kPa(60mmHg);早期 $PaCO_2$ 可正常或因过度通气而降低,至疾病晚期方增高;A-aDO_2 显著增加,肺内分流量 Qs/Qt 常超过 30%,$PaO_2/PAO_2 \leq 0.2$。因 PaO_2 数值易受吸入氧浓度干扰,临床常以计算氧合指数(PaO_2/FiO_2)来反映吸氧状态下机体的缺氧情况,它与 ARDS 患者的预后相关,常用于 ARDS 的评分和诊断。

3.血流动力学监测

血流动力学监测对于 ARDS 的诊断和治疗具有重要意义。通过 SwanGanz 导管监测,ARDS 的血流动力学常表现为:肺毛细血管楔压(PCWP)常常<1.6kPa(12mmHg),心排血量正常或稍高,PAP 可正常或升高,这有助于和心源性肺水肿鉴别。通过 PCWP 监测可以直接指导 ARDS 液体治疗。

4.胸部 X 线检查

早期(发病<24h)胸片可无异常表现;进而表现为双肺纹理增多并呈网格样,边缘模糊,可间有小斑片状阴影。发病的第 1～5d,X 线表现以肺实变为主要特征,肺内的斑片状阴影常相互融合成大片状致密阴影,可见支气管充气征;病变多为两侧分布,左右病变可不对称,少数发生于单侧,上下肺野均可受累,但常以中下肺野和肺野外带较重。发病 5d 以后,X 线表现为双肺密度呈广泛均匀增高,甚至与心影密度相当,简称"白肺"。机械通气尤其是应用 PEEP 时,通过防止肺泡陷闭的方法,可使肺部阴影面积减少,但仍存在严重的弥散功能障碍,且治疗过程中可因"气压伤",表现为纵隔气肿、气胸。

5.肺部 CT 扫描

CT 扫描不仅提高了我们对 ARDS 病理生理过程的认识,而且便于对此病治疗的形态学效果(体征的改变、机械通气和应用 PEEP)进行评估。在 ARDS 的早期,肺部的特征是血管通透性均匀增高,因此水肿呈非重力性分布(均一性肺)。肺的重量由于水肿而增加,在重力的作用下,造成沿垂直轴肺区带(由腹侧到背侧)水肿程度逐渐加重或通气量的进行性减少,以基底部肺区带的病变最为明显,导致水肿呈现重力依赖性的非均匀性的分布。由于 PEEP 的应用或患者体位改变,肺单位可重新开放并在随后的呼气过程中保持开放状态。但在 ARDS 晚期,病变又渐趋均匀,而较少有压缩性肺不张。与常规正位胸片相比,CT 扫描能够更准确地反映肺内病变区域大小,便于病情评估。CT 能较早发现间质性气肿和少量气胸等气压伤早期表现,这也是常规胸片所无法比拟的。

6.支气管肺泡灌洗

支气管肺泡灌洗和保护性支气管毛刷有助于确定肺部感染病原体,对于治疗有一定意义。

7.肺水肿液蛋白质测定

该检测项目检测难度较大,主要难度在于肺水标本的取材.目前临床尚未推广使用。方法是采用标准的 14～18F 的导管经气管导管楔入到右下肺段或亚段支气管内,不能前进时再用尽可能低的负压[通常为 5kPa(50cmH$_2$O)左右]吸引肺水肿液至集液器内;如果吸不出,可改变患者体位,依赖重力帮助水肿液流出;同时采取血标本,同时测定水肿液和血浆的蛋白浓度。对于气道分泌物较多的肺部感染患者,此法不适用。ARDS 属于高通透性、非心源性的肺水肿,肺毛细血管通透性增加,水分和大分子蛋白质进入间质或肺泡,使水肿液蛋白质含量与血浆蛋白含量之比增加,其比值通常＞0.7。

四、诊断标准与鉴别诊断

目前 ALI/ARDS 诊断仍广泛沿用 1994 年欧美 ARDS 联席会议提出的诊断标准(详见定义)。中华医学会呼吸病分会于 2000 年提出我国的 ALI/ARDS 诊断标准(草案)则在此基础上加上:①有发病的高危因素。②急性起病,呼吸频数和(或)呼吸窘迫。如果患者居住在高海拔区域,标准中的氧合指数(PaO$_2$/FiO$_2$)则无法进行准确评价,特别是在不同海拔高度时;此时建议采用受海拔高度影响小的肺泡氧分压(PaO$_2$)/FiO$_2$＜0.2 代替 PaO$_2$/FiO$_2$≤26.6kPa(200mmHg)作为评价标准。PCWP＜2.4kPa(18mmHg)可排除心源性肺水肿,PCWP＞2.4kPa(18mmHg)不能只诊断为心源性肺水肿,因为 ARDS 和心源性肺水肿可以并存。肺水肿液与血浆蛋白浓度比值也有助于鉴别高通透性和高压性肺水肿。高压性且无高通透性肺水肿;两者比值通常＜0.6;高通透性且无高压性肺水肿,两者比值通常＞0.7;两者并存时,两者比值通常在 0.6～0.7。

表 1-6　心源性肺水肿与 ARDS 的鉴别

项目	心源性肺水肿	ARDS
基础病史	多有基础心脏病,常为慢性	多无基础心脏病史
体征	常有心脏病体征	多无心脏病体征
发热和 WBC 升高	较少	相对较多
肺 CT 表现	肺门向周围对称性渗出影	重力依赖性渗出影
水肿液性质	蛋白含量低	蛋白含量高
PCWP	＞2.4kPa(18mmHg)	＜1.6kPa(12mmHg)
利尿剂治疗效果	呼吸困难可以迅速缓解,肺部阴影可迅速消散,心影迅速缩小	心影无变化,且肺部阴影不能迅速消散

五、急性呼吸窘迫综合征的治疗

急性呼吸窘迫综合征的治疗应强调综合治疗的重要性,包括:针对原发病及其并发症的治疗,针对 SIRS 和 CARS 的治疗,降低肺血管通透性和炎症反应,改善氧合和纠正组织缺氧,保护其他器官等。

(一)原发病的治疗

积极寻找原发病灶并予以彻底治疗是预防和治疗 ARDS 最关键的措施。严重感染是导致 ARDS 的最常见原因,同时 ARDS 也易并发肺部感染,所以对于所有 ARDS 患者都应怀疑感染的可能,在治疗上宜选择广谱、强效抗生素。同时应积极抢救休克;尽量少用库存血;伴有骨折的患者应及时骨折复位、固定;避免长时间高浓度的氧吸入。

(二)肺外脏器功能的支持和营养支持

近年来,呼吸支持技术的进步使许多 ARDS 患者不再死于低氧血症,而主要死于 MODS。ARDS 常是 MODS 重要组成部分,ARDS 可加重其他的肺外器官的功能障碍;反之亦然。因此治疗 ARDS 时应具有整体观念,改善氧合必需以提高和维持氧输送为目标,不能单纯以改善动脉血氧分压为目标,要重视机械通气可能对心脏、肺、胃肠道以及肾脏功能造成的损害。同时加强肺外器官功能支持和全身营养支持治疗也是治疗 ARDS 的必要手段。

1.液体管理

液体管理是 ARDS 治疗的重要环节。高通透性肺水肿是 ALI/ARDS 的病理生理特征,肺水肿的程度与 ALI/ARDS 的预后呈正相关,因此,通过积极的液体管理,改善 ALI/ARDS 患者的肺水肿具有重要的临床意义。

目前观点认为 ARDS 患者的肺"干一些"比"湿一些"要好。ARDS 肺水肿主要与肺泡毛细血管通透性有关,肺毛细血管静水压升高会加重肺水肿。研究表明通过利尿和适当限制补液保持循环系统较低的前负荷可减少肺水的含量,可以缩短上机时间和降低病死率。因此适当的补液量和利尿治疗既要能维持有效循环血量和重要脏器的灌注,又不能增加肺毛细血管静水压而加重肺水肿。最好采用 Swan-Ganz 导管监测 PCWP,一般 PCWP 不宜超过 $1.8\sim$ 2.1kPa(14~16mmHg)。ARDS 患者采用晶体还是胶体液进行液体复苏一直存在争论。大规模 RCT 研究显示,应用白蛋白进行液体复苏,在改善生存率、脏器功能保护、机械通气时间及 ICU 住院时间等方面与生理盐水无明显差异。对于无或轻度低蛋白血症患者建议以晶体液为主,每日入量应限制在 2000mL 内,并严格限制补充胶体液,因为补充白蛋白等胶体液可能外渗加重肺水肿。但低蛋白血症也是严重感染患者发生 ARDS 的独立危险因素,而且低蛋白血症可导致 ARDS 病情进一步恶化,并使机械通气时间延长,病死率也明显增加。两个多中心 RCT 研究显示,对于存在低蛋白血症(血浆总蛋白<60g/L)的 ALI/ARDS 患者,与单纯应用呋塞米相比,尽管白蛋白联合呋塞米治疗未能明显降低病死率,但可明显改善氧合、增加液体负平衡,并缩短休克时间。因此,对存在明显低蛋白血症的,尤其是严重感染的 ARDS 患者,有必要输入白蛋白,提高胶体渗透压。补充白蛋白后辅以利尿剂促进液体排出,使出入量保持适当的负平衡,并改善氧合。人工胶体对 ARDS 是否也有类似的治疗效应,需进一步研究证实。

2.加强营养和代谢支持,维持内环境稳定

ARDS 患者机体处于高分解代谢状态,易致营养不良和内环境紊乱而使机体免疫功能下降,故应加强营养支持治疗。可采用鼻饲和静脉补充营养,总热量按 25～30 kcal/kg 补充,蛋白 1.5～3g/kg,脂肪占总热量 20%～30%,同时注意维持水电解质和酸碱平衡。

3.注重胃肠道功能的恢复

胃肠道是人体最大的免疫器官。MODS 发生时,往往合并胃肠道功能障碍。胃肠道黏膜屏障受损后,细菌易位会成为肺部炎症的主要原因,同时导致机体内毒素血症。因此应尽早恢复胃肠道进食,修复胃黏膜屏障,纠正肠道菌群失调是 ARDS 治疗的重要一环。尽早由胃肠道进食的主要目的不是补充营养,而主要是有助于恢复胃肠道功能和恢复大量应用抗生素和禁食时急剧减少的正常菌群如乳酸杆菌、双歧杆菌、大肠埃希菌等,纠正肠道菌群失调。口服谷胺酰胺可以帮助胃肠黏膜的更新,建立完整的肠道黏膜屏障。

(三)呼吸支持治疗

1.氧疗

针对 ALI/ARDS 患者进行呼吸支持治疗的目的是为了改善低氧血症,使动脉血氧分压(PaO_2)达到 8～10.6kPa(60～80mmHg)。可根据低氧血症改善的程度和治疗反应调整氧疗方式,可首先使用鼻导管,当需要较高的吸氧浓度时,可采用可调节吸氧浓度的文丘里面罩或带贮氧袋的非重吸式氧气面罩。

2.机械通气

ARDS 患者往往低氧血症严重且顽固,大多数患者一旦诊断明确,常规的氧疗常常难以纠正低氧血症,机械通气仍然是最主要的呼吸支持治疗手段。呼吸支持治疗对于 ARDS 的病因而言虽不是特异而有效的治疗手段,但它是纠正和改善 ARDS 顽固性低氧血症的关键手段,使患者不至于死于早期严重的低氧血症,为进一步的综合支持治疗赢得时间。同时在掌握 ARDS 呼吸力学改变特点的基础上,合理的使用机械通气技术对于提高 ARDS 的抢救成功率具有重要意义。机械通气的方式分为无创和有创两种。

(1)无创机械通气:无创机械通气(non-invasive ventilation,NIV)可以避免气管插管和气管切开引起的并发症,随机对照试验(RCT)证实 NIV 治疗慢性阻塞性肺疾病(chronic obstructive pulmonary disease,COPD)和心源性肺水肿导致的急性呼吸衰竭的疗效肯定,但在 ALI/ARDS 中的应用却存在很多争议。迄今为止,尚无足够的资料显示 NIV 可以作为 ALI/ARDS 导致的急性低氧性呼吸衰竭的常规治疗方法。

不同研究中 NIV 对急性低氧性呼吸衰竭的治疗效果差异较大,可能与导致低氧性呼吸衰竭的病因不同有关。应用 NIV 可使多数合并免疫抑制的 ALI/ARDS 患者如艾滋病或器官移植患者发生严重卡氏肺孢子菌或巨细胞病毒等感染,以及冠状病毒感染(如严重急性呼吸综合征)避免有创机械通气,这些患者大多气道内分泌物不多,NIV 通过可正压减轻肺内渗出和水肿,改善缺氧,且呼吸机相关性肺炎和呼吸及相关性肺损伤的发生率较有创通气降低,并可能改善预后,因而 NIV 较有创通气具有明显的优势。因此,对于免疫功能低下的患者发生 ALI/ARDS,早期可首先试用 NIV。一项 NIV 治疗 54 例 ALI/ARDS 患者的临床研究显示,70% 患者应用 NIV 治疗无效。逐步回归分析显示,休克、严重低氧血症和代谢性酸中毒是 ARDS

患者 NIV 治疗失败的预测指标。也有研究显示,与标准氧疗比较,NIV 虽然在应用第一小时明显改善 ALI/ARDS 患者的氧合,但不能降低气管插管率,也不改善患者预后。可见,ALI/ARDS 患者应慎用 NIV。

现一般认为,ALI/ARDS 患者在以下情况时不适宜应用 NIV:①神志不清。②血流动力学不稳定。③气道分泌物明显增加而且气道自洁能力不足。④因脸部畸形、创伤或手术等不能佩戴鼻面罩。⑤上消化道出血、剧烈呕吐、肠梗阻和近期食管及上腹部手术。⑥危及生命的低氧血症。尤其是 ARDS 患者的低氧血症严重且不易纠正,呼吸频率快,呼吸功耗大,使用经口面罩的 NIV 一方面难以实现良好的人机配合,另一方面也难以达到较高的吸氧浓度和呼吸支持水平。因此在应用 NIV 治疗 ALI/ARDS 时应严密监测患者的生命体征及治疗反应。如 NIV 治疗 1～2h 后,低氧血症和全身情况得到改善,可继续应用 NIV。若低氧血症不能改善或全身情况恶化,提示 NIV 治疗失败,应及时改为有创通气。

(2)有创机械通气:一般而言,大多数 ARDS 患者应积极使用有创机械通气。气管插管和有创机械通气能更有效地改善低氧血症,降低呼吸功,缓解呼吸窘迫,防止肺外器官功能损害。但 ARDS 患者的正常通气功能的肺泡明显减少,且病变分布具有不均一性,在应用有创机械通气时易发生呼吸机相关性肺损伤(ventilator-induced lung injury,VILI)。研究证明,ARDS 治疗效果欠佳与 VILI 的发生有密切关系,而采用相应的肺保护性通气不仅可以减少 VILI 的发生,而且有助于改善 ARDS 患者的预后。因此 ARDS 机械通气的目标是:在保证基本组织氧合的基础上,注重预防和减少 VILI 的发生。关于 ARDS 的通气策略,低容量、低压力肺保护通气策略是趋势。近年来提出的肺复张策略,也是以肺保护性通气策略为核心和基础建立起来的,目的是在防止 VILI 的基础上,重新开放无通气功能肺泡。目前机械通气治疗 ARDS 主要包括以下方面。

1)小潮气量和严格限制吸气平台压:小潮气量通气的肺保护性通气策略可使 ARDS 患者避免或减轻 VILI。目前小潮气量的设置标准多参照美国国立卫生研究院建议,把 6mL/kg 作为机械通气时的理想潮气量。一项大规模随机对照临床研究证实,采用小潮气量治疗 ARDS 可将病死率从 39.8% 降至 31%。潮气量减少后,可通过适当增加呼吸频率来代偿,但不应超过 25 次/min。研究显示气压伤的实质主要是容积伤而非压力伤,但若吸气平台压超过 3kPa (30cmH$_2$O),仍有可能造成肺泡损伤。目前存在的争议:由于 ARDS 存在明显异质性(病因、病变类型和病变累及范围不同,塌陷肺泡分布不均)和个体差异,所以 6mL/kg 的小潮气量通气不能适用于所有 ARDS 患者,制定个体化小潮气量通气方案成为 ARDS 保护性通气策略的发展方向。如何制定个体化小潮气量通气方案目前尚处在研究阶段。

①根据肺顺应性设置潮气量:并非所有 ARDS 患者均须小潮气量通气。对 ARDSnet 研究的进一步分析发现,基础呼吸系统顺应性不同的 ARDS 患者所需的潮气量各异。对于肺顺应性较好患者,其参与通气肺泡数目较多,机体所需潮气量较大,6mL/kg 潮气量并未降低病死率。反之,对于肺顺应性较差患者,其塌陷肺泡较多,参与通气肺泡较少,机体所需潮气量较小,6mL/kg 的小潮气量可降低患者病死率。因此,肺顺应性是决定潮气量大小的重要因素之一,有助于判读 ARDS 患者对潮气量的需要量。然而,令人遗憾的是,目前临床尚缺乏关于肺顺应性降低程度与潮气量大小相关性的研究。近年来,电阻抗断层成像技术(electrical impedance tomography,EIT)被认为是具有广泛应用前景的床旁呼吸监测技术。EIT 不仅无辐射和无创伤,而且可准确反应肺不同区域气体分布状态和容积改变情况,故 EIT 可能是实现 ARDS 患者床旁个体化选择潮气量的重要手段。

②结合平台压设置潮气量:结合 ARDS 患者气道平台压设置潮气量可能更为合理。气道平台压能够客观反映肺泡内压,控制气道平台压能更好地控制肺泡过度膨胀和防止呼吸机相关肺损伤。目前,临床上普遍观点为,对 ARDS 患者实施机械通气时应采用肺保护性通气策略,气道平台压不应超过 $2.94\sim3.43kPa(30\sim35cmH_2O)$。即便是 ARDS 患者已使用 6mL/kg 小潮气量,若其气道平台压 $>2.94kPa(30cm\ H_2O)$,则仍须要进一步降低潮气量。泰拉尼等研究显示,在部分重症 ARDS 患者潮气量被降至 4mL/kg 左右及气道平台压控制在 $2.45\sim2.74kPa(25\sim28cmH_2O)$ 时,其肺部炎症反应和肺损伤显著减轻。由此可见,结合患者气道平台压设置潮气量可能更为客观,重症 ARDS 患者可能需要更小潮气量。

2)肺复张策略(recruitment maneuver,RM):临床医师在采用肺保护性通气策略的同时实施肺复张是十分必要的。肺复张具有时间依赖性和压力依赖性。研究表明,在气道压力达 $3.92kPa(40cmH_2O)$ 时,约 50% 的肺泡完全复张;在气道压力达 $5.88kPa(60cmH_2O)$ 时,$\geqslant$ 95% 的肺泡完全复张。另一方面,随时间延长,复张肺组织逐渐增多。通常在肺复张持续时间 $\geqslant$10 个呼吸周期时,大部分塌陷肺组织可完全复张。而治疗 ARDS 采用上述肺保护性策略所给予的驱动压往往不能使更多的萎陷肺泡开放。此外,长时间的小潮气量的通气也会导致肺不张和进行性的肺泡萎陷。然而,有关肺复张的临床随机对照研究均显示肺复张可改善氧合和临床指标,但未降低 ARDS 患者病死率。究其原因可能是,肺复张压力、肺复张持续时间、肺复张时机和频率、ARDS 病因及病程早晚、肺可复张性及复张后呼吸末正压通气 PEEP 选择均可影响肺复张效果。因此,对所有 ARDS 患者采用统一肺复张手段的治疗方法显然不妥,甚至是有害的。这可能是肺复张临床研究难以获阳性结果的主要原因。目前认为,肺的可复张性与肺复张策略实施密切相关。对于具有高可复张性肺的患者,医师应积极实施肺复张,肺复张后可选用较高水平 PEEP,维持肺泡开放。对于具有低可复张性肺的患者,医师不宜应用肺复张和选择较高水平 PEEP,反复实施肺复张不但不能将塌陷肺泡复张,反而导致非依赖区肺泡过度膨胀和加重机械通气导致的肺损伤。由于 ARDS 患者的肺可复张性存在显著差异,故对肺可复张性的准确判断是实施肺复张的前提和保障。目前临床医师常通过依赖影像学、功能学和力学判断肺的可复张性。虽然 CT 是评价和测定肺可复张性的金标准,但其难以在床边开展。EIT 的出现为床边肺可复张性评估的开展带来希望。EIT 可在床旁即时反映整体及局部肺容积变化,从而直观快速反映肺复张效果,指导肺复张的实施。肺复张法副作用较大,尤其对于血流动力学影响较大,且施行时患者常需深镇静和麻醉。对于 ARDS 早、中期患者、肺顺应性较好者,此法疗效较佳,而对于重症 ARDS 或合并 MOFS、循环不稳定的患者宜慎重。

3)最佳 PEEP 的选择:通过 PEEP 作用可防止肺泡塌陷,改善氧合,其作用与其压力水平密切相关。但 PEEP 水平过高则会导致肺泡过度膨胀,加重肺损伤,并对循环系统产生不利影响。所谓最佳 PEEP 应当是治疗作用最佳而副作用最小时的 PEEP。适当的 PEEP 一方面可改善氧合,另一方面还可以减少肺萎陷伤和气压伤。但如何选择恰当的 PEEP 以维持肺泡开放是一个让临床医师非常困惑的问题。最佳 PEEP 与 ARDS 病程、肺可复张性及肺损伤分布类型等因素密切相关。传统方法多为通过静态 PV 曲线 LIP 法选择最佳 PEEP。在 ARDS 患者，呼吸静态 PV 曲线常呈 S 型。在曲线开始段有一向上的拐点称为低位拐点（lower inflection point，LIP），此时的 PEEP 值恰好高于气道闭合压。可使小气道和肺泡在呼气末保持开放。使用略高于此压力水平的 PEEP，可以使较多的肺泡维持在开放状态，避免了终末气道和肺泡反复开合所造成的剪切伤。目前多数学者认为将 $P_{LIP}+0.196\sim0.294kPa$（$2\sim3cmH_2O$）的压力水平作为最佳 PEEP，并以此指导 PEEP 的调节。需要注意的是，有少数肺损伤不均匀分布或实变范围较大的 ARDS 患者可能无法描记出理想的 PV 曲线，这部分患者是无法使用 LIP 法选择最佳 PEEP。在无条件记录 PV 曲线的条件下，可先将 PEEP 设定在 $1.96kPa$（$20cmH_2O$）处，然后逐次下降 $0.196\sim0.294kPa$（$2\sim3cmH_2O$），以无 PaO_2 下降的 PEEP 值为最佳 PEEP 值。但在近期，梅卡（Mercat）等对 37 个 ICU 内 767 例患者需机械通气的急性肺损伤（ALI）/成人呼吸窘迫综合征（ARDS）患者进行了研究。所有患者在小潮气量通气（$6mL/kg$）基础上，随机接受中 PEEP[$0.49\sim0.88kPa$（$5\sim9cmH_2O$）]或高 PEEP[增加 PEEP，同时将平台压限制在 $2.74\sim2.94kPa$（$28\sim30cmH_2O$）]。结果显示，与中 PEEP 组比较，高 PEEP 组患者的 28d 病死率虽未降低，但脱机早，脏器功能衰竭后恢复时间较短，而且高 PEEP 组患者气压伤发生率并未增加。这与肺泡复张数量增加后肺顺应性提高、氧合改善和辅助用药减少直接相关，本研究最大特点在于，采用小潮气量通气的同时，参考平台压确定 PEEP 水平，与既往主要参照 P-V 曲线低位拐点对应压力选择 PEEP 水平不同，这可能是患者气压伤发生率并未增加的主要原因。

最新观点认为：最佳 PEEP 的选择应建立在个体化原则基础上，据患者肺的可复张性进行选择。2005 年格拉索等研究发现，对于具有高可复张性肺的患者，高水平 PEEP 显著增加肺复张容积，改善肺顺应性，提示高水平 PEEP 可维持此类患者肺容积和防止肺泡塌陷；对于具有低可复张肺的患者，高水平 PEEP 不仅不能增加肺复张容积，反而降低肺顺应性，提示 PEEP 过高可能使患者正常通气肺组织过度膨胀和肺损伤加重。

4）容许性高碳酸血症：保护性肺通气时的低潮气量和低通气压力常引起肺通气量下降，高碳酸血症及呼吸性酸中毒。允许一定的 CO_2 潴留（$PaCO_2$ $8.0\sim10.7kPa$）和呼吸性酸中毒（$pH7.20\sim7.30$）。如果 $PaCO_2$ 上升速度不快[$<1.33kPa$（$10mmHg/h$）]，而肾脏代偿机制正常，维持 $pH>7.20$，且不伴有低氧血症和高乳酸血症，机体通常可以耐受。但当 $pH<7.2$ 时，则需用碳酸氢钠进行纠正。高碳酸血症造成呼吸性酸中毒，可使氧解离曲线右移，促进血红蛋白释放氧，交感神经兴奋性增高，心排血量提高，降低外周阻力，改善内脏器官灌注，增加脑血流灌注和颅内压。毕竟高碳酸血症是一种非生理状态，清醒患者不易耐受，需使用镇静剂和肌松剂。对于颅内压升高患者禁用，左心功能不全者也应慎重。尽管高碳酸血症有较多弊端，但作为保护性肺通气的直接效应，其利大于弊，而且通过适当提高呼吸频率，减少机械无效腔，气管内吹气等方法可以使 $PaCO_2$ 下降。另外通过床旁体外膜肺氧合（extracorporeal membrane oxygenation，ECMO）和小型 ECMO（Mini-ECMO）可有效清除二氧化碳，从而使高碳酸血症不再成为限制小潮气量实施的障碍，但这些治疗费用昂贵，目前临床尚难推广。

5）延长吸气时间或反比通气：通过增加吸呼比（增加吸气相时间）可使气道峰压和平台压

降低,平均气道压增加,气体交换时间延长,并可诱发一定水平的内源性 PEEP,因而在减小气压伤发生的可能性的同时,还可使氧合改善。但过高的平均气道压仍有可能引起气压伤和影响循环功能,故平均气道压以不超过 1.47kPa(15cmH$_2$O)为宜(在 PEEP 基础上);当 PEEP 疗效欠佳或气道压力过高时,可配合压力控制模式使用反比呼吸。压力控制反比通气时,吸气时间长于呼气时间,有可能加重 CO$_2$ 潴留。

6)其他呼吸支持手段的使用:对于胸肺顺应性较差的患者,在采取小潮气量通气、限制气道压、加用 PEEP、延长吸气时间等通气策略的同时,由于严格限制了通气水平,常常会造成 CO$_2$ 潴留和氧合不满意。此时可以使用以下一些辅助手段。

①俯卧位通气(prone position ventilation,PPV):将患者置于俯卧位呼吸机通气治疗 ARDS 已有 20 多年历史,PPV 以其副作用小而成为一项重要的辅助性治疗措施。英国的一项研究表明,PPV 患者 PaO$_2$ 升高范围为 3.07~10.7kPa,平均值为 5.47kPa,且 PaO$_2$ 随 PaO$_2$/FiO$_2$ 比值升高而升高,PaO$_2$/FiO$_2$ 比值升高范围为 7~161,平均升高 76。PPV 患者在第 1 小时内氧合改善有效率达 59%~70%。肺动力学研究表明,肺静态顺应性和血流动力学指标改变无统计学意义,但是胸壁顺应性明显下降,且有统计学意义。PPV 增强氧合作用可能主要是通过以下机制实现的:a.前认为俯卧位时肺内气体得到重新分布是治疗有效的主要机制。急性呼吸衰竭时胸膜腔负压梯度加剧可致重力依赖区肺组织的通气变差,甚至萎陷。仰卧位时主要为背侧肺组织萎陷。由仰卧位变为俯卧位时,胸膜腔负压梯度减小,负压变得较为一致,肺内气体的分布变得更为均匀,从而使背侧肺组织的通气得到改善;同时,肺内血流又优先分布到背侧肺组织,因此背侧肺组织的 V/O 比值改善,气体交换增加,氧合程度改善。b.仰卧位时,心脏对肺组织的压迫达 16%~42%,且 ARDS 患者心脏明显增大、增重,进一步加重了对肺组织的压迫;俯卧位时,心脏对肺组织的压迫仅为 1%~4%,故有利于萎陷肺泡复张,从而改善氧合。c.仰卧位腹腔内脏器的重量直接压迫双肺背侧后部区域,使其处于膈肌和胸壁的挤压之下,俯卧位时腹内脏器重量向腹侧或尾端移动,减少了对胸腔和背侧肺的压力,从而改善相应部位的通气。虽然该方法可以改善患者的缺氧状态,但治疗过程中护理非常困难,问题较多,且患者生存率亦无明显提高。

②气管内吹气(tracheal gas insufflation,TGD):TGI 是一种新的机械通气辅助措施,即在气管插管旁置入通气管道,尖端距隆突 1cm,以 2~6L/min 吹气流量输送新鲜气流。主要目的是解决小潮气通气条件下机械通气时 CO$_2$ 潴留问题,减少高碳酸血症对机体的不利影响。TGI 技术目前尚未广泛应用于临床;主要副作用包括气道湿化不良、防止气道内压骤升、气道黏膜损伤、气道分泌物潴留等。

③体外呼吸支持:体外气体交换的目的是让受损肺获得充分休息,促进受损肺组织愈合,避免 VILI。主要技术包括体外膜氧合 ECMO、体外 CO$_2$ 去除 ECCO$_2$R 和腔静脉氧合 IVOX,ECCO$_2$R 和 IVOX 创伤较小。理论上说体外呼吸支持是一种理想的 ARDS 替代治疗方法,但目前应用该方法治疗 ARDS 的结果并不理想,同时由于该方法耗费大、操作复杂、并发症较多,也限制其在临床的应用。

④液体通气(liquid ventilation,LV):液体通气是近年来出现的一种新的通气方式,可以明显改善 ARDS 动物的低氧血症,副作用小,有望临床应用于 ARDS 临床治疗。液体通气可

分为：全液体通气和部分液体通气两种。全液体通气是在整个通气回路中充满了液体；部分液体通气是指在肺内注入相当于功能残气量的液体，并结合常规机械通气进行通气治疗，又称全氟化碳（PFC）相关气体交换。部分液体通气以功能残气量的液体加潮气量气体为介质，普通呼吸机作为通气机，操作简便易推广。而全液体通气需特殊液体呼吸机，液体在体外循环氧合，比较复杂，技术要求高。目前认为 LV 改善肺内气体交换的机制为：①PFC 均匀分布于肺泡表面，降低肺泡的表面张力，使萎陷肺泡复张，改善肺的顺应性，降低肺内分流和气压伤发生率。②PFC 具有较高的气体溶解度，气体转运功能良好。③明显降低局部炎症程度，减轻肺损伤。④促进内源性肺泡表面活性物质产生。目前使用液体通气的主要问题是 PFC 的安全性和 PFC 的用量问题。

镇静、镇痛与肌松：机械通气患者应考虑使用镇静镇痛剂，以缓解焦虑、躁动、疼痛，减少过度的氧耗。合适的镇静状态、适当的镇痛是保证患者安全和舒适的基本环节。镇静方案包括镇静目标和评估镇静效果的标准，根据镇静目标水平来调整镇静剂的剂量。临床研究中常用 Ramsay 评分（表 1-7）来评估镇静深度、制定镇静计划，以 Ramsay 评分 3～4 分作为镇静目标。每日均需中断或减少镇静药物剂量直到患者清醒，以判断患者的镇静程度和意识状态。RCT 研究显示：与持续镇静相比，每日间断镇静患者的机械通气时间、ICU 住院时间和总住院时间均明显缩短，气管切开率、镇静剂的用量及医疗费用均有所下降。可见，对于实施机械通气的 ARDS 患者应用镇静剂时应先制定镇静方案，并实施每日唤醒。

表 1-7　Ramsay 评分

分数	评估标准
1	患者焦虑、躁动不安
2	患者配合，有定向力、安静
3	患者对指令有反应
4	嗜睡，对轻叩眉间或大声听觉刺激反应敏捷
5	嗜睡，对轻叩眉间或大声听觉刺激反应迟钝
6	嗜睡，无任何反应

对机械通气的 ARDS 患者，不推荐常规使用肌松剂。危重患者应用肌松药后，可能延长机械通气时间、导致肺泡塌陷和增加 VAP 发生率，并可能延长住院时间。机械通气的 ARDS 患者应尽量避免使用肌松药物。如确有必要使用肌松药物，应监测肌松水平以指导用药剂量，以预防膈肌功能不全和 VAP 的发生。

（四）连续性血液净化治疗（continuous blood purification，CBP）

目前认为，肺内炎症介质和抗炎介质的平衡失调，是急性肺损伤和 ARDS 发生、发展的关键环节。ALI/ARDS 患者体内存在大量中分子的炎症介质，如肿瘤坏死因子 TNFα、IL-1、IL-6、IL-8 等，可加重或导致肺及其他脏器功能障碍或衰竭。因此只有通过下调炎症瀑布反应，避免其他炎症因子的激活，才能达到控制全身炎症反应，以及减轻肺局部炎症的目的。CBP 不仅能有效地清除体内某些代谢产物、外源性药物或毒物、各种致病体液介质，而且可以改善组织氧代谢,保持体内水电解质酸碱平衡,清除体内多余的液体以减少血管外肺水和减轻肺间质水肿,改善肺泡氧合以及提供更好的营养支持。因此 CBP 已日益成为治疗 ARDS 的一种重要手段。另有研究表明将血液净化与 ECMO 结合起来,形成一体化多功能血液净化和膜氧合器,可进一步增强其疗效并扩大其应用范围,但是确切疗效尚待临床进一步评估。

(五)药物治疗

1.血管扩张剂

主要是吸入一氧化氮(NO)或前列腺素 E_1。低浓度 NO 可选择性扩张有通气肺区的肺血管,改善通气/血流比率,减少肺内分压,降低肺动脉压。目前应用在新生儿和成年人肺动脉高压颇为有效,同时 NO 半衰期短,不影响体循环血压。多中心循证研究结果显示发现吸入 NO 治疗 ARDS 时虽可见到若干生理指标的改善,但不能降低病死率及减少机械通气疗程,故目前国际上已不再推荐使用该制剂治疗 ARDS;加上又缺少临床实用的安全应用装置,从而限制了其临床应用。目前认为该制剂可能在抢救难治性低氧血症方面起急救治疗作用。前列腺素 Ei 与 NO 有同样的作用机制,理论上说,吸入 PGE_1 一段时间后,由于在体循环中的缓慢蓄积可以产生静脉用药类似的降低血压作用,但在实际研究中并未发现此类副作用。

2.促进肺泡水肿液吸收的药物

现认为肺泡水肿液吸收为-主动 Na^+ 转运过程,肾上腺能激动剂对此过程具有促进作用,包括沙美特罗、特布他林和多巴酚丁胺等,但尚缺乏临床对照资料。此外,肾上腺能激动剂的作用与肺损伤程度相关,在损伤程度较轻时能够促进肺泡水肿液吸收,而损伤严重时的作用不明显。

3.表面活性物质(pulmonary surfactant,PS)

目前 PS 用于新生儿肺透明膜病(新生儿呼吸窘迫综合征)的治疗效果已得到公认。ARDS 肺泡内表面活性物质生成减少,理论上说补充外源性 PS 能够降低受损肺泡表面张力,防止肺泡萎陷,达到改善通气,提高肺顺应性,防止肺部感染的目的。但目前多项有关旨在研究表面活性物质治疗 ARDS 的作用的随机对照临床试验,显示出相互矛盾的结果。近年来发现表面活性物质尚具有一定的抗炎作用,其临床应用价值尚待进一步研究。目前认为肺泡表面活性物质的应用仍存在许多尚未解决的问题,如最佳用药剂量、具体给药时间、给药间隔和药物来源等。因此,尽管早期补充肺表面活性物质,有助于改善氧合,还不能将其作为 ARDS 的常规治疗手段。有必要进一步研究,明确其对 ARDS 预后的影响。

4.抗感染治疗药物

理论上已阐明 ARDS 是一种炎症性肺损伤,抑制炎症反应的药物当是从根本上治疗 ARDS 的途径已有很多药物或炎症介质拮抗剂被研究,但尚无一种能显示其临床实用价值。在 20 世纪 80 年代后期,欧美多个前瞻性对照研究证明,不论是 ARDS 的早期治疗还是预防脓毒血症并发 ARDS 治疗,糖皮质激素均是无效的,而又在早期 ARDS 和脓毒血症患者应用激素会导致严重不良后果,包括机械通气时间延长、医院感染和死亡。有报道认为在 ARDS 的后期纤维化期间应用糖皮质激素可能有效,提倡在此阶段应用激素。最近一项小样本随机对照试验评估了在晚期和未消散的 ARDS 持续使用甲泼尼龙治疗的结果支持同样的结论。但近期澳大利亚的一项荟萃分析表明,小剂量糖皮质激素:甲泼尼龙 0.5~2.5mg/(kg·d)或等量激素可改善急性肺损伤/急性呼吸窘迫综合征(ALI/ARDS)患者的病死率和发病率,并且未增加不良反应。应用小剂量糖皮质激素还使患者自主通气时间、ICU 住院时间、多器官功能障碍综合征发生率、肺损伤评分和氧合指数均有所改善。患者的感染率、神经肌病和严重并发症发病率未增加。总之,关于糖皮质激素应用问题,仍存在较大争议。

进展迅速的严重感染性疾病,如严重急性呼吸综合征(SARS)及重症禽流感病毒并发呼吸衰竭实际上也属病毒性感染引起的 ALI/ARDS,但使用糖皮质激素是抢救患者的有效也是主要措施之一。因此在 ALI/ARDS 的救治中虽不主张常规使用激素,但应依据其原发病因,对于病毒、过敏及误吸等所致的进展迅速、弥漫性肺部损伤的患者,应该在治疗原发病的基础上,考虑早期、短期、适量应用糖皮质激素。

5.重组人活化蛋白 C(recombinanthuman activated protein C,thAPC)

thAPC 具有抗血栓、抗炎和纤溶特性,已被试用于治疗严重感染。Ⅲ期临床试验证实,持续静脉注射 thAPC 24μg/(kg・h)×96h 可以显著改善重度严重感染患者(APACHEⅡ>25)的预后。基于 ARDS 的本质是全身性炎症反应,且凝血功能障碍在 ARDS 发生中具有重要地位,thAPC 有可能成为 ARDS 的治疗手段。但 rhAPC 治疗 ARDS 的相关临床试验尚在进行。因此,尚无证据表明 rhAPC 可用于 ARDS 治疗,当然,在严重感染导致的重度 ARDS 患者,如果没有禁忌证,可考虑应用 rhAPC。rhAPC 高昂的治疗费用也限制了它的临床应用。

6.鱼油

鱼油富含 ω-3 脂肪酸,如二十二碳六烯酸(DHA)、二十碳五烯酸(EPA)等,也具有免疫调节作用,可抑制二十烷花生酸样促炎因子释放,并促进 PGE_1 生成。研究显示,通过肠道给 ARDS 患者补充 EPA、γ 亚油酸和抗氧化剂,可使患者肺泡灌洗液内中性粒细胞减少,IL-8 释放受到抑制,病死率降低。对机械通气的 ALI 患者的研究也显示,肠内补充 EPA 和 γ 亚油酸可以显著改善氧合和肺顺应性,明显缩短机械通气时间,但对生存率没有影响。新近的一项针对严重感染和感染性休克的临床研究显示,通过肠内营养补充 EPA、γ 亚油酸和抗氧化剂,明显改善氧合,并可缩短机械通气时间与 ICU 住院时间,减少新发的器官功能衰竭,降低了 28d 病死率。此外,肠外补充 EPA 和 γ 亚油酸也可缩短严重感染患者 ICU 住院时间,并有降低病死率的趋势。因此,对于 ALI/ARDS 患者,特别是严重感染导致的 ARDS,可补充 EPA 和 γ 亚油酸,以改善氧合,缩短机械通气时间。

7.其他药物

抗内毒素抗体、氧自由基清除剂,细胞因子单克隆抗体或拮抗剂(抗 TNF-α、IL-1、IL-8、PAF 等)、N 乙酰半胱氨酸、环氧化酶抑制剂(布洛芬等)、内皮素受体拮抗剂、酮康唑等药物都曾被使用,但还没有一种药物被证实在减少 ARDS 患者病死率方面有明显作用。

虽然近年来针对 ARDS 的治疗手段取得了长足的进展,但 ARDS 的病死率并未明显下降。需要注意的是,由于呼吸支持治疗方式的改进,这些患者大多并非死于单纯的 ARDS(10%~16%),而死于感染性休克和 MOFS。缺乏对于失控性全身炎症反应有效的干预措施,是目前病死率居高不下的主要原因。因此现阶段在 ARDS 的治疗过程中必需格外强调综合治疗和积极防治 MOFS 的重要性。毫无疑问,针对失控性全身炎症反应的免疫调节治疗方法将是未来针对 ARDS 治疗的主要研究方式。

第二章 循环系统疾病

第一节 心力衰竭

心力衰竭(heart failure,HF),简称心衰。是由于心脏舒缩功能障碍或心脏负荷增加而导致的一组临床综合征,表现为全身器官和组织血流灌注不足,并出现肺循环和(或)体循环瘀血。

临床分为收缩性心衰和舒张性心衰,前者指心脏收缩功能障碍,心排血量不能满足机体代谢需要;后者心肌收缩力尚能维持正常的心排血量,但心脏舒张功能障碍,引起左心室充盈压异常升高,肺静脉回流受阻,肺循环瘀血。

按发生急缓可分为急性心衰和慢性心衰;按发生部位可分为左心、右心或全心衰;按心排血量的绝对下降或相对下降,可分为低排血量型心衰和高排血量型心衰。

一、慢性心力衰竭

【病因和发病机制】

(一)基本病因

1.原发性心肌损害

(1)心肌病变:缺血性心肌损害如冠心病心肌缺血和(或)心肌梗死是引起心衰最常见的原因。其他如各种类型的心肌炎和心肌病等均可导致心力衰竭。

(2)心肌代谢障碍:以糖尿病心肌病最为常见。其他还有严重的维生素 B_1 缺乏、心肌淀粉样变性、继发于甲状腺功能异常的心肌损害等。

2.心脏负荷过重

(1)压力负荷(后负荷)过重:左心室压力负荷过重的常见原因有高血压、主动脉瓣狭窄等;右心室压力负荷过重的常见原因有肺动脉高压、肺动脉瓣狭窄、肺栓塞等。

(2)容量负荷(前负荷)过重:常见于心脏瓣膜的关闭不全如主(肺)动脉瓣关闭不全,二(三)尖瓣关闭不全等;由于先天性心脏或血管异常导致的左、右心或动静脉分流性疾病如房间隔缺损、室间隔缺损和动脉导管未闭等。

(二)诱因

大多数心衰的发生都有明确的诱因。这些诱因使心脏负荷加重,导致心衰的发生或加重已有的症状。常见的诱因如下。

1.感染

呼吸道感染是最常见、最重要的诱因。心衰时由于肺部瘀血更易发生呼吸道感染。

2.心律失常

特别是快速心律失常，如伴有快速心室率的心房颤动、心房扑动等。严重的缓慢性心律失常亦可诱发心衰。

3.过度劳累

或情绪激动等。

4.血容量增加

如摄入钠盐过多、静脉输血、输液速度过快、过量等。

5.妊娠和分娩

妊娠晚期机体代谢率和血容量显著增加，分娩过程子宫收缩、精神紧张、腹内压增高等，均可加重心脏负荷。

6.治疗不当

如不恰当停用利尿剂、洋地黄制剂或降压药等。

(三)代偿机制

当各种心脏病变损及心脏舒缩功能时，机体通过多种代偿机制，可使心功能在一定时间内维持在相对正常水平，此时心功能属于代偿期；随着病情的进展，代偿失效，则心功能处于失代偿期。在某些急性情况下，代偿机制不能及时有效地发挥，即引起急性心衰。代偿机制包括以下三个方面。

1.Frank-Starling 机制

通过增加心脏前负荷，使心室舒张末期容量增加，从而使心室肌纤维适当延长。心室肌纤维在 $2.2\mu m$ 内，伸展越长，心肌收缩时肌纤维缩短也越明显，从而提高心排血量。

2.心肌肥厚

是心脏后负荷增高时的主要代偿机制。此时心肌细胞表型发生变化，以心肌纤维增粗和体积增大为主，因此心排血量增加。

3.神经体液机制

交感-肾上腺素能系统(SAS)活性增高，增强心肌收缩力并提高心率，提高心排血量。同时，由于心衰时心排血量降低，肾血流量随之减少，肾素-血管紧张素-醛固酮系统(RAAS)被激活；该系统激活一方面增强心肌收缩力，收缩周围血管维持血压，并调节血液的再分配，保证心、脑等重要脏器的血液供应；另一方面促进醛固酮分泌，使水、钠潴留，增加总体液量及心脏前负荷，对心衰起到代偿作用。

(四)心脏重构

各种原因的心肌损害和心脏负荷过重导致上述心室扩大或心室肥厚等代偿性过程，使心功能在一定时间内维持在相对正常水平，但这些代偿机制均有其负面的效应，即心衰发生、发展的基本机制是心脏重塑(remodeling)。心脏重塑是由于复杂的分子和细胞机制导致心肌结构、功能和表型的变化，这些变化包括：心肌细胞凋亡或肥大，胚胎基因和蛋白质的再表达，心肌细胞外基质的表达发生变化，从而导致心肌质量增加、心室容积增加及心室形状改变(横径增加呈球状)。

近年的研究表明，在初始的心肌损伤后，多种内源性神经内分泌和细胞因子的长期激活，包括去甲肾上腺素(NE)、血管紧张素Ⅱ(AngⅡ)、醛固酮(ALD)、内皮素(ET)、精氨酸加压素(AVP)和肿瘤坏死因子(TNF)等。这些因子不仅通过水钠潴留和周围血管收缩改善血流动力学状态,而且对心肌细胞有直接毒性作用并刺激心肌纤维化,促进心肌重塑,加重心肌损伤和心功能恶化。而后者又进一步激活上述神经内分泌及细胞因子,形成恶性循环。因此,目前认为,心衰的治疗除了要改善其血流动力学表现外(强心、利尿及扩张血管等方法),更重要的是要阻断神经内分泌系统的激活,从而阻断心脏重塑过程,改善心衰患者的预后。

【临床表现】

(一)左心衰竭

主要为肺循环瘀血和心排血量降低表现。

1.症状

(1)呼吸困难:其发生的主要机制是肺循环瘀血,是左心衰最基本的临床表现。可表现为下述程度不同的呼吸困难。

1)劳力性呼吸困难:是左心衰最早出现的症状,系体力活动时静脉回流增加,肺瘀血加重之故。最初呼吸困难仅发生在重体力劳动时,休息后可缓解。随着病情的发展,较轻的体力负荷亦可引起呼吸困难,劳动能力逐渐下降乃至丧失。

2)夜间阵发性呼吸困难:典型发病多为睡眠时突因憋气而惊醒,可伴咳嗽,被迫坐起,呼吸深快。重者,肺部有哮鸣音,类似哮喘发作,故又称为"心源性哮喘"。可视为端坐呼吸的急性发作。

夜间阵发性呼吸困难的发生机制主要是由于卧位入睡后血液重新分配,下肢、腹腔等部位的血液逐渐回流到胸腔,使肺血量增加,肺静脉压和肺毛细血管压力增加。当肺毛细血管压达到临界点时,液体开始向肺间质渗透,影响肺换气从而出现呼吸困难。此外,夜间迷走神经张力增高使支气管收缩、膈肌高位肺活量减少等亦是夜间阵发性呼吸困难的促发因素。

3)端坐呼吸:呼吸困难在卧位时发生,患者被迫采取端坐位,两腿下垂,以减轻症状,称为端坐呼吸,是肺瘀血达到一定程度的表现。坐位时由于重力作用可使15%的血容量转移到身体下垂部位,减轻了肺瘀血;加之膈肌下降使肺活量增加,故端坐位可使呼吸困难减轻。

(2)咳嗽、咳痰、咯血:多系支气管和肺泡黏膜瘀血所致。开始时常于夜间或体力活动时发生,痰呈浆液性,白色泡沫状,有时痰中带血,合并肺部感染时表现更明显。长期慢性肺瘀血,导致肺静脉压力增高,从而可使肺循环和支气管血液循环间形成侧支循环,侧支循环一旦破裂可引起大咯血。

(3)其他症状:如乏力、疲倦、头昏、嗜睡、夜尿增多及少尿等,为心排血量降低导致器官、组织灌注不足所致。

2.体征

(1)肺部体征:由于肺毛细血管压增高,液体可渗出到肺泡,出现肺部湿啰音,是左心衰重要体征之一。肺部湿啰音一般呈双侧对称性,但患者如长时间采用侧卧位,则下垂的一侧湿啰音较多。随着左心衰竭的加重,肺部湿啰音可逐渐增加。发生肺水肿时,则满肺遍布湿啰音与哮鸣音。

(2)心脏体征:除原有心脏疾病的体征外,常有心率增快、肺动脉瓣区第二心音亢进。心尖区舒张期奔马律反映左室顺应性下降,是心力衰竭的重要体征。左室扩大可形成相对性二尖瓣关闭不全,从而产生心尖区收缩期杂音。

(二)右心衰竭

主要为体循环瘀血表现。

1.症状

长期胃肠道瘀血导致食欲减退、恶心、呕吐。肾脏瘀血可引起尿少、夜尿增多、蛋白尿和肾功能减退。肝瘀血引起上腹饱胀甚至剧烈疼痛,长期肝瘀血可引起黄疸或心源性肝硬化。

2.体征

(1)心脏体征:除原有心脏病的体征外,三尖瓣听诊区可闻及收缩期吹风样杂音,系右心室扩大导致三尖瓣相对性关闭不全所致。右室奔马律可在剑突下或三尖瓣听诊区闻及。

(2)颈静脉充盈:是右心衰最早出现的体征。取半卧位或坐位时,在锁骨上方可见颈外静脉充盈,或颈外静脉充盈最高点距胸骨角水平 10cm 以上,表示静脉压增高。压迫肝脏,可见颈静脉充盈加重,即肝颈静脉反流征阳性。

(3)肝大:出现也较早,多发生在皮下水肿之前。早期肝大且质地较软,有压痛。此期可伴上腹疼痛及转氨酶增高等肝功能损伤表现,肝大程度可随着心脏功能的变化而在短时间内加重或减轻。长期慢性右心衰可引起心源性肝硬化,此期疼痛常不明显,可伴明显腹水和黄疸等肝功能损伤表现。

(4)水肿:为右心衰的重要体征,早期常不明显,多在颈静脉充盈和肝大后出现。先有体重增加,到一定程度才出现凹陷性水肿。其特征为最早出现在低垂部位,多为对称性及凹陷性。起床活动者以脚、踝内侧和胫前较为明显;仰卧者骶部比较明显;侧卧位者卧侧肢体水肿明显。病情严重者可发展到全身水肿乃至胸、腹水。胸腔积液更多见于全心衰时,以双侧多见,如出现于单侧,则以右侧多见。

(5)其他:长期右心衰患者可出现发绀、营养不良、消瘦甚至恶病质。

(三)全心衰竭

左、右心衰的临床表现并存。由于右心排血量减少,可使左心衰导致的肺瘀血症状反而减轻。

【实验室和其他检查】

1.血液检查

可帮助发现引起或加重心力衰竭的疾病或诱因,如血常规、血清电解质(包括钾、钠、氯、钙和镁)、血糖、糖化血红蛋白、血脂、肝肾功能。甲状腺功能异常可引起或参与心力衰竭的发生,因此需做甲状腺功能检查(尤其是促甲状腺素)。

2.血浆 B 型尿钠肽(B-type natriuretic peptide,BNP)

与左室心功能不全的程度呈正相关,可用于判断心衰严重程度,是近年来心衰诊断中的新进展。BNP>100pg/ml 即可诊断心功能不全。如 BNP 正常(小于 100pg/ml),则可排除心衰,因而可用于心源性呼吸困难和肺源性呼吸困难的鉴别诊断,其敏感性和特异性均较高。不足之处在于该指标不能鉴别收缩性或舒张性心功能不全。

3.尿常规

右心衰时由于肾瘀血,尿中可有少量蛋白、红细胞或透明管型。随肾瘀血的好转上述改变可减轻。

4.静脉压升高

肘静脉压>14cmH$_2$O提示右心衰竭。

5.X 线检查

除可提供心界的形态大小外,尚可反映肺瘀血程度,从而了解心衰的严重程度。早期肺静脉压增高时,可见肺门血管影增强,上肺血管影增多与下肺纹理密度相仿;肺静脉压进行性增高,由于肺血管的重新分配,上肺血管影较下肺更浓,肺野模糊;当肺静脉压明显增加而导致间质性肺水肿时,可导致肺小叶间隔内积液,显示 Kerley B 线(在肺外野见水平线状影)。

6.超声心动图

是心衰诊断中最有价值的检查,能提供比 X 线更准确的心腔大小、心瓣膜和心包等结构的信息,还可对心功能进行评估,鉴别收缩性或舒张性心功能不全。判断收缩功能最有价值的指标是左室舒张末容积(LVEDV)和左室射血分数(LVEF),LVEF 正常大于 50%。舒张功能减退时,反映二尖瓣前叶舒张中期关闭速度的 EF 斜率降低,反映舒张早期心室充盈速度的 E峰降低,反映舒张晚期心室充盈速度的 A 峰增高。E/A 比值正常不应小于 1.2,当舒张功能不全时,该值降低。

【诊断和鉴别诊断】

(一)诊断

典型的心衰诊断并不困难。原有心脏病的体征,合并肺循环瘀血和(或)体循环瘀血的症状和体征,超声心动图发现心脏结构或功能的异常,BNP 升高,多可明确心衰的诊断。注意应同时对心衰的程度和类型进行判断。

(二)心功能的分级

目前通用的是美国纽约心脏协会(NYHA)分级方案,根据患者自觉的活动能力,划分为四级。

Ⅰ级:患有心脏病但活动量不受限制。

Ⅱ级:体力活动受到轻度限制,休息时无自觉症状,但平时一般活动下可出现疲乏、心悸、呼吸困难或心绞痛。

Ⅲ级:体力活动明显受限,小于平时一般活动即引起上述的症状。

Ⅳ级:休息状态下也出现心衰的症状,体力活动后加重。

(三)鉴别诊断

1.支气管哮喘

左心衰的夜间阵发性呼吸困难常称之为"心源性哮喘",应与支气管哮喘相鉴别。前者有心脏病基础,坐位时症状可减轻,BNP 升高,对强心、利尿及扩血管等治疗有效。后者多有慢性支气管炎或支气管哮喘病史,对支气管扩张剂有效。鉴别困难时,可先予以给氧及静脉使用氨茶碱等以缓解症状。如病因难以明确,病情稳定后行肺功能测定将对鉴别诊断有所帮助。

2.心包积液、缩窄性心包炎、肝硬化、肾源性水肿

亦可引起水肿、腹水和呼吸困难,右心衰应与之鉴别。应仔细询问病史,结合超声心动图、肝肾功能及腹部超声等检查,有助于鉴别。此外,肝硬化及肾源性水肿者无颈静脉充盈,且肝颈回流征阴性,是进行鉴别诊断的重要体征。

【治疗】

近年来对心衰的治疗方面有重大进展。在治疗上强调针对神经体液因素长期激活所致的心室重构,评价疗效的指标不仅包括血流动力学和临床症状的改善,还增加了对预后的影响,从而使心衰的治疗观念发生了根本性改变。

(一)病因治疗

1.去除基本病因

通过药物、介入或外科手术改善心肌缺血,控制高血压,矫正先天性心脏病,可使心衰缓解或根治。

2.去除诱因

最常见的诱因为呼吸道感染、心律失常、电解质紊乱、情绪激动或过度劳累等,消除上述诱因可减少心衰的发作,减缓心衰的发展和恶化。

(二)一般治疗

1.休息

适当控制体力活动,严重者绝对卧床休息,随着心功能改善,应逐步下床活动。避免精神刺激,必要时予以小剂量镇静剂。

2.控制钠盐

适当控制钠盐摄入量,食盐量每日 2～5g。应用利尿剂大量利尿时,钠盐限制不宜过严,以免发生低钠血症。

3.适当的水分摄入

在严格控制钠盐的情况下,一般不必严格控制水分,液体摄入量以每日 1.5～2.0L 为宜。在重症心衰、水钠潴留严重、人血清蛋白降低或伴有稀释性低钠血症时,应在控制钠盐摄入的同时,限制水分的摄入。

4.其他

应注意监测体重和电解质。

(三)药物治疗

1.常规药物

大多数心衰患者常规使用四类药物:利尿剂、血管紧张素转换酶抑制剂(ACEI)、β受体阻滞剂和洋地黄制剂。这些药物的作用已在许多大规模的临床试验中得到证实,目前临床使用中存在的问题往往是不能充分使用上述药物,特别是前三类药物。

(1)利尿剂:是治疗心衰的药物中唯一可以控制水钠潴留的药物。合理使用利尿剂是治疗心衰的基础,常可迅速有效地缓解症状。利尿剂对于心衰患者长期预后的影响,现在尚不清楚。有水钠潴留的患者应当使用利尿剂直到干体重,继续使用利尿剂可防止再次出现水钠潴留。

1）作用机制：通过抑制肾小管特定部位 Na^+ 和 Cl^- 的重吸收，减轻水钠潴留；静脉回流减少从而降低前负荷，减轻肺瘀血和改善心脏功能。

2）适应证：存在或曾出现过水钠潴留表现的心衰患者，均应给予利尿剂治疗。该类药物缓解症状较其他药物迅速，可在数小时或数天内缓解肺瘀血和周围水肿，但单独使用利尿剂不能保持心衰患者的长期稳定。

对 NYHA 心功能Ⅳ级的患者，可考虑加用小剂量螺内酯。本药在轻、中度心衰（NYHA 心功能Ⅱ～Ⅲ级）和舒张性心衰患者中的有效性和安全性尚有待确定。

3）常用制剂

①襻利尿剂：作用于髓襻升支粗段，抑制该处 Na^+ 和 Cl^- 的吸收，为强效利尿剂。可应用于大多数心衰患者，特别适用于急性心衰、重度心衰、心衰伴肾衰竭或中度钠潴留者。以呋塞米（速尿）最为常用，其利尿效应与单剂剂量密切相关，在未达到最大极限前，剂量越大，利尿作用越强，静脉注射效果优于口服。用法为 20～40mg 口服，1～3 次/天，2～4 小时作用达高峰；重症者可增至 100mg 口服，2 次/天。必要时可用 20～100mg 静脉注射，1～2 次/天。易导致低钾血症的发生，注意补钾。如与 ACEI 或保钾利尿剂（如螺内酯）合用，可不需长期口服补钾。

②噻嗪类利尿剂：作用于远曲小管近端，抑制该处 Na^+ 的吸收，为中效利尿剂。由于钠-钾的交换，使钾的吸收降低，也可引起低钾血症。以氢氯噻嗪（双氢克尿噻）为代表，服药后 2 小时达高峰，作用持续长达 12～18 小时。用法为：轻度心衰 25mg 口服，每周 2 次或隔日 1 次，此种用法不必补充钾盐。对于较重患者可增量至 50mg 口服，2 次/天，此时需补充钾盐。一般而言，氢氯噻嗪每天 100mg 已达最大效应。该类药物不适宜于严重心衰和同时伴肾衰竭的心衰患者。

③保钾利尿剂：作用于肾远曲小管远端，对抗醛固酮促进 Na^+-K^+ 交换的作用，或直接抑制 Na^+-K^+ 交换。利尿作用不强，多与噻嗪类或襻利尿剂合用，以加强利尿剂作用，并起到保钾作用。不宜与钾盐或 ACEI 类药物合用，肾功能不全时慎用，以防高钾血症的发生。另外，螺内酯在受体水平拮抗醛固酮，研究证实它能有效抑制醛固酮对心肾的不良效应，减轻心肌间质增生，改善心脏重构和长期预后，降低心脏负荷，减轻心衰症状。

常用制剂有：①螺内酯（安体舒通）20～40mg 口服，3 次/天，服药后 6 小时作用达高峰，持续 16 小时；②氨苯蝶啶 50～100mg 口服，3 次/天，服药后达高峰及持续时间与螺内酯相同；③阿米洛利：5～10mg 口服，2 次/天，利尿作用较强而保钾作用较弱。

4）注意事项：应合理使用利尿剂，利尿剂用量不足导致水钠潴留，并削弱 ACEI 的疗效和增加使用 β 受体阻滞剂的危险；利尿剂过量使用，将导致体液过少，增加使用 ACEI 等发生低血压和肾功能不全的危险。应从小剂量开始，建议长期但间断使用。顽固性水肿时可联合使用多种利尿剂。

对利尿剂的治疗反应取决于药物浓度及其到达肾小管的速度。轻度心衰由于利尿剂从肠道吸收快，到达肾小管速度也快，故即使小剂量利尿剂反应也良好。随着心衰的加重，药物运转受到障碍，即使是对大剂量利尿剂的反应也较差，即出现利尿剂抵抗。此时克服的办法有：①静脉应用利尿剂，如呋塞米 1～5mg/h 持续静脉滴注；②2 种或 2 种以上利尿剂合用；③应用增加肾血流的药物,如短期应用小剂量的多巴胺或多巴酚丁胺。

5)不良反应:①电解质紊乱:应监测血中钾、钠、氯水平。对血钠过低者应谨慎地区别是缺钠性低钠血症,还是稀释性低钠血症,因二者治疗原则不同。前者发生于大量利尿后,属容量减少性低钠血症,患者可有体位性低血压,尿少而比重高,治疗应予补充钠盐;后者又称难治性水肿,见于心衰进行性恶化者,此时钠、水有潴留而水潴留多于钠潴留,故属高容量性低钠血症,患者尿少且比重偏低,治疗应严格限制入液量,并按利尿剂抵抗处理。②神经内分泌激活:利尿剂的使用可激活内源性神经内分泌系统,尤其是 RAAS,短期激活会增加电解质丢失的发生率和严重程度;长期激活会促进疾病的发展。因此,利尿剂应与 ACEI 及 β 受体阻滞剂合用,而不能将利尿剂作为心衰的单一治疗。③低血压和氮质血症:如患者已无液体潴留,可考虑为利尿过量导致血容量减少,此时应减少利尿剂用量;如患者有持续液体潴留,则可能由于心衰恶化,终末器官灌注不足,应继续利尿并短期使用能增加肾灌注的药物如多巴胺或多巴酚丁胺。④其他:长期服用噻嗪类利尿剂可能并发高尿酸血症、高脂血症和糖耐量异常;大剂量襻利尿剂可能引起耳聋,大多数是可逆的,少数不能恢复;螺内酯长期服用可致男性乳房发育、阳痿、性欲减退和女性月经失调等。

(2)ACEI:在心衰治疗中的作用已经得到最为广泛的研究。临床试验显示,ACEI 可以缓解心衰患者的症状、抑制心脏重塑及改善患者的长期预后。

1)作用机制:除了发挥扩血管作用而改善心衰时的血流动力学、减轻瘀血症状外,更重要的是通过降低神经体液因素的不利影响,包括:①抑制 RAAS;②增加激肽水平以及增加激肽介导的前列腺素,具有扩血管和抗增生作用;③改善心脏及血管的重塑,维护心肌功能,改善远期预后,降低死亡率。

2)适应证:ACEI 适用于 NYHA 心功能 Ⅰ～Ⅳ 级所有的患者,并应无限期、终生应用。不论是对于轻度、中度或重度心衰患者,还是早期或无症状心衰患者,ACEI 均是心衰治疗的基石。除非有禁忌证患者不能耐受,它是标准治疗中必不可少的药物。部分血钾异常或血压偏低患者,待病情稳定后尚可重新评价 ACEI 的使用。

3)禁忌证:以下情况应慎用:①双侧肾动脉狭窄;②血肌酐水平升高(>265mmol/L);③高钾血症(>5.5mmol/L);④低血压(收缩压<90mmHg)。对本药曾有致命性不良反应的患者,如血管神经性水肿(发生率<1%)、无尿性肾衰竭或妊娠妇女,绝对禁用 ACEI。

4)常用制剂:临床可选用的 ACEI 种类很多,可根据半衰期的不同确定用药剂量及每天用药次数。应从小剂量开始,如能耐受则每隔 3～7 天剂量加倍,直至目标剂量(表 2-1),再长期维持。ACEI 的良好治疗反应通常要 1～2 个月或更长时间才能显示。即使症状改善并不明显,长期应用 ACEI 仍有利于改善疾病进程,降低死亡率或再住院率。

5)不良反应:①刺激性咳嗽:常为干咳,是患者不能耐受治疗的一个常见原因。停药后咳嗽即可消失,再服药后咳嗽又再出现。②低血压:常见于递增剂量的最初几天,尤其是伴低血容量、近期大量利尿或严重低钠血症的患者。③肾功能恶化:心衰时肾脏灌注减少,肾小球滤过率的维持主要依赖于血管紧张素介导的出球小动脉收缩,因而使用 ACEI 可能造成肾功能不全。④高钾血症:由于 ACEI 阻止醛固酮合成而减少钾的丢失,故可发生高钾血症,尤其见于肾功能恶化、补钾或口服保钾利尿剂时。口服本药 1 周后查血清钾,如血钾>5.5mmol/L

时应停用 ACEI。

表 2-1 常用 ACEI 及参考剂量

药物	起始剂量	目标剂量
卡托普利(captopril)	6.25mg,3 次/天	25~50mg,3 次/天
依那普利(enalapril)	2.5mg,1 次/天	10mg,2 次/天
培哚普利(perindopril)	2mg,1 次/天	4mg,1 次/天
雷米普利(ramipril)	1.25~2.5mg1 次/天	2.5~5mg,2 次/天
贝那普利(benazepril)	2.5mg,1 次/天	5~10mg,2 次/天
福辛普利(fosinopril)	10mg,1 次/天	20~40mg,1 次/天
西拉普利(cilazapril)	0.5mg,1 次/天	1~2.5mg,1 次/天
赖诺普利(lisinopril)	2.5mg,1 次/天	5~20mg,1 次/天

注:参考欧洲心脏病学会心力衰竭指南

(3)β受体阻滞剂

1)作用机制:心力衰竭开始时,肾上腺素能代偿作用有利于维持衰竭心脏的功能,交感神经系统长期激活,对心室重塑及心衰的发生发展均有不利作用。因此,使用β受体阻滞剂可改善慢性心衰患者的预后。

2)适应证:所有慢性收缩性心衰 NYHA 心功能Ⅱ、Ⅲ级,病情稳定,左室射血分数<40%者,均须应用β受体阻滞剂,除非有禁忌证或不能耐受。NYHA 心功能Ⅳ级的患者,如病情已稳定,无液体潴留,且不需要静脉用药者,在严密监护下由专科医师指导应用。应用β受体阻滞剂治疗心衰症状改善常在治疗后 2~3 个月才出现,即使症状未能改善,β受体阻滞剂仍能减少疾病进展的危险性。

3)禁忌证:①支气管痉挛性疾病;②心动过缓(<55 次/分);③二度及以上房室传导阻滞(除非已安装心脏起搏器);④有明显液体潴留,需大量利尿者,暂时不能应用;⑤急性心衰;⑥难治性心衰需静脉给药者。

4)常用制剂:目前有循证医学证据可有效降低慢性心衰患者死亡危险的β受体阻滞剂主要有三种:比索洛尔、美托洛尔(选择性抑制 β_1 受体)和卡维地洛(抑制 α_1、β_1 和 β_2 受体)。同时需要指出的是这三种药物治疗心衰的阳性结果并不能类推为所有β受体阻滞剂的有效性。

由于β受体阻滞剂具有负性肌力作用,故临床应用应十分慎重。待心衰稳定后在使用利尿剂、ACEI 的基础上应用。需从小剂量开始,如美托洛尔 12.5mg 口服,1 次/天;比索洛尔 1.25mg 口服,1 次/天。如患者能耐受上述剂量,可每隔 2~4 周将剂量加倍;如前一较低剂量出现不良反应,可延迟加量直至不良反应消失。

5)不良反应:①液体潴留及心衰恶化:开始使用β受体阻滞剂 1~2 个月时可导致液体潴留与心衰恶化,此时可首先调整利尿剂和 ACEI 的用量,以达到临床稳定。如病情恶化需静脉用药时,可将β受体阻滞剂减量或停用,病情稳定后再加量或继续应用。②心动过缓和传导阻滞:如清醒时静息心率低于 55 次/分或出现二、三度房室传导阻滞,可减少用量或停用β受体阻滞剂。如小剂量使用β受体阻滞剂亦能导致有症状的心动过缓和传导阻滞,可考虑安装心脏起搏器以后再应用 β 受体阻滞剂。③低血压：尤其是同时具有 α 受体阻滞作用的制剂，多出现于首剂或加量的最初 24～48 小时，可将利尿剂减量，或调整 ACEI 用量及与 B 受体阻滞剂在一天中的不同时段使用。

（4）血管紧张素Ⅱ受体阻滞剂（ARBs）：ARB 减少血管紧张素Ⅱ（AngⅡ）与 AngⅡ受体 1（ATl）结合，抑制 RAAS 而不抑制激肽酶，可以产生与 ACEI 相似的益处，且减少某些不良反应的发生。ACEI 治疗心衰的地位已被肯定，尽管 ARBs 类药物对心力衰竭的血流动力学、神经体液和临床均有效，但目前尚不能证实 ARBs 是否相当于或优于 ACEI，故对于未使用 ACEI 或能耐受 ACEI 治疗的心衰患者，目前不宜以 ARBs 取代治疗。其主要用于不能耐受 ACEI 者，如出现干咳等。本药不良反应亦能引起低血压、高钾血症及肾功能恶化等。

（5）洋地黄制剂：是传统的正性肌力药，通过抑制心肌细胞膜上的 Na^+-K^+-ATP 酶，使内流的钙离子增多，从而发挥正性肌力作用。此外，通过兴奋迷走神经间接降低窦房结自律性和传导性，具有负性频率和负性传导作用。循证医学研究证实，它是唯一不增加心衰死亡率的正性肌力药。该类药物的使用可以减少症状并提高运动耐量。

1）适应证：①NYHA 心功能Ⅱ～Ⅳ级的收缩性心衰患者，在利尿剂、ACEI（或 ARBs）和 B 受体阻滞剂治疗时仍有持续性心衰的症状，同时合并快速心室率的心房颤动则更是其最好的适应证；②室上性快速心律失常，如室上性心动过速、心房扑动和心房颤动。

2）禁忌证：①洋地黄过量或中毒；②肥厚型心肌病；③二度或高度、三度房室传导阻滞而无永久性心脏起搏器保护者；④预激综合征伴心房颤动或心房扑动；⑤重度二尖瓣狭窄伴窦性心律并发肺水肿者。

3）制剂的选择：最常用的洋地黄制剂为地高辛、毛花苷 C（西地兰），而洋地黄毒苷、毒毛花苷 K 等较少应用。

①地高辛：是一种有效、安全、使用方便、价格低廉的治疗心衰药物，是唯一被美国食品与药物监督管理局（FDA）确认的洋地黄制剂，目前临床应用最为广泛。多采用维持量疗法，0.125～0.25mg 口服，1 次/天。高龄或肾功能受损者，剂量酌减。

②毛花苷 C：为静脉注射制剂。注射后 10 分钟起效，1～2 小时达高峰，半衰期 3 小时，90% 经肾排出。每次用量为 0.2～0.4mg，稀释后静脉注射，24 小时总量 0.8～1.2mg。适用于急性心衰或慢性心衰加重时，特别适用于伴快速心室率房颤的心衰患者。

4）洋地黄中毒的表现和处理

①影响洋地黄中毒的因素：洋地黄中毒剂量约为有效剂量的 2 倍，提示洋地黄用药安全窗很小。下列情况易发生洋地黄毒性反应：A.电解质紊乱特别是低钾血症、低镁血症；B.心肌缺血、缺氧；C.肾功能不全；D.联合应用某些药物如奎尼丁、普罗帕酮（心律平）、维拉帕米（异搏定）、胺碘酮（乙胺碘呋酮）及阿司匹林等，因为这些药物同洋地黄均通过肝脏 P450 代谢而相互竞争，从而降低洋地黄经肾脏的排泄率，增加其血清浓度及中毒的可能性。

②洋地黄中毒的表现：A.心律失常：是洋地黄中毒最重要的表现。最常见者为室性期前收缩，多表现为二联律；非阵发性交界性心动过速及快速房性心律失常伴传导阻滞是洋地黄中毒的特征性表现。B.胃肠道症状：畏食、恶心、呕吐等。C.神经系统症状：视力模糊、黄视、绿视、倦怠、忧郁、眩晕、定向障碍和意识错乱等。洋地黄可引起心电图特征性鱼钩样 S T-T 变

化,称为洋地黄效应而非中毒表现。

③洋地黄中毒的处理:A.立即停用洋地黄制剂:单发性室性期前收缩、一度房室传导阻滞以及轻度的胃肠道神经系统表现等停药后常可自行消失。B.快速心律失常如血钾低可予静脉补钾,并停用排钾利尿药;如血钾不低可应用苯妥英钠 100mg 溶于注射用水 20ml 中静脉注射,每 5～10 分钟 1 次,直至室性心律失常控制,总量不超过 250～300mg,以后改为 0.1～0.2g 口服,3 次/天维持;亦可用利多卡因 50～100mg,溶于葡萄糖溶液 20ml 中静脉注射,每 5～10 分钟 1 次,总量不超过 300mg,然后以 1～4mg/min 的速度静脉滴注维持,适用于室性心律失常。C.对缓慢性心律失常,可应用阿托品 0.5～1mg,皮下或静脉注射;完全性房室传导阻滞,出现心源性晕厥、低血压时,可安置临时心脏起搏器。D.严重地高辛中毒时可应用地高辛抗体治疗,使心肌地高辛迅速转移到地高辛抗体上。解毒效果迅速可靠,但应密切观察以防止心衰恶化。

2.其他药物

(1)血管扩张剂:近年的研究表明,血管扩张剂虽然在短期内可产生即刻的血流动力学效应,降低心脏前、后负荷,减轻肺瘀血和增加心排血量,改善临床症状,发挥良好的短期效应,但长期治疗却增加死亡率。因此,血管扩张剂目前仅用于急性心衰或慢性心衰急性加重时的短期应用,不作为慢性心衰一线药物常规使用。

1)硝酸酯类:在尚未使用 ACEI 的患者中不应使用,在能够耐受 ACEI 的患者中也不应取代 ACEI。临床常用制剂:①硝酸甘油:0.3～0.6mg 舌下含化,2 分钟起效,8 分钟达高峰,持续 15～30 分钟。急性病例可静脉滴注硝酸甘油,起始量 5～10μg/min,根据血压调整剂量,维持量可达 50～100μg/min;②硝酸异山梨酯(消心痛):舌下含化 2.5～5mg,每 2 小时 1 次,或 10～20mg 口服,每 4 小时 1 次;③单硝酸异山梨酯:是硝酸异山梨酯的活性代谢产物,与母药相比,生物利用度达 100%,作用维持时间长,常用量是 10～20mg 口服,3 次/天。硝酸酯类药物不良反应有头胀、头痛、心跳加快、低血压等。

2)钙离子拮抗剂:钙离子拮抗剂的效果不佳,特别是短效制剂,甚至增加并发症和死亡率,可能与其负性肌力作用、RAAS 激活有关。故即便对于合并心绞痛或高血压的患者,大多数钙离子拮抗剂仍应避免使用。临床试验中,现有制剂仅氨氯地平和非洛地平未显示对生存产生不利影响。

3)硝普钠:具有小静脉、小动脉双重扩张作用,常用于急性心衰或慢性心衰加重时(见本章第二节"急性心力衰竭")。值得注意的是,对于那些依赖升高的左室充盈压来维持心排血量的阻塞性心瓣膜病,如二尖瓣狭窄、主动脉瓣狭窄患者,不宜应用强效血管扩张剂。

(2)环腺苷酸:依赖性正性肌力药通过提高细胞内环腺苷酸(cAMP)水平而增加心肌收缩力,同时兼有外周血管扩张作用。短期静脉滴注可获得良好的血流动力学效应。主要适用于:心脏移植前的终末期心衰、心脏手术后心肌抑制所致的急性心衰、难治性心衰,可短期支持应用 3～5 天。由于缺乏有效证据及考虑到药物的毒性,不主张对慢性心衰患者长期、间歇静脉应用。常用以下两类制剂。

1)β肾上腺素能激动剂:如多巴胺、多巴酚丁胺。多巴胺是去甲肾上腺素的前体,较小剂量,即 2～5μg/(kg·min)静脉滴注使心肌收缩力增强,血管扩张,特别是肾小动脉扩张,心率加快不明显,这些是治疗心衰所需的作用。如果用大剂量,即 5～10μg/(kg·min),或更大剂量,则可出现对心衰不利的作用。此外,患者对多巴胺的反应个体差异较大,应从小剂量开始,逐渐增量,以不引起心率加快及血压增高为度。

多巴酚丁胺是多巴胺的衍生物,具有较强的选择性兴奋 β_1 受体、增强心肌收缩的作用。扩血管作用不如多巴胺明显,加快心率的反应也小于多巴胺。起始用药剂量与多巴胺相同,$2 \sim 5\mu g/(kg \cdot min)$ 静脉滴注。

2)磷酸二酯酶抑制剂:如米力农(milrinone),有较强增加心肌收缩力的作用。使用方法为:$50\mu g/kg$ 稀释后静脉缓慢注射(10 分钟),继以 $0.375 \sim 0.50\mu g/(kg \cdot min)$ 静脉滴注。

(3)抗凝和抗血小板药物:目前对心力衰竭本身的适应证尚未确立。心衰时抗凝治疗可参照下述原则如下。

1)心衰伴房颤或心衰伴既往血栓栓塞史的患者必需长期抗凝治疗。常规口服华法林,调整剂量使国际标准化比值(INR)保持在 2.0～3.0。

2)有许多学者主张,对低 EF 值、左室室壁瘤、显著心腔扩大、心腔内有血栓存在的患者,应给予抗凝治疗以预防可能发生的血栓栓塞事件,但长期效果有待进一步明确。

3)伴有可能增加血栓栓塞危险的基础疾病(如淀粉样变性病、左室致密化不全、家族性扩张型心肌病)以及一级亲属有血栓栓塞史的患者也应考虑抗凝治疗。

4)抗血小板治疗常用于心衰以预防冠状动脉事件。

(四)器械治疗

30%进展性心衰患者存在左右心室或房室之间的收缩不协调,导致心室充盈欠佳、二尖瓣反流,左室射血分数下降。通过心脏再同步化治疗(cardiac resynchronization therapy,CRT)可改善房室、左右心室间以及心室内的收缩同步性,减少继发性二尖瓣反流,改善心脏功能。对于经过最佳药物治疗后 NYHA 心功能仍Ⅲ级或Ⅳ级的心力衰竭患者,左室 EF≤35%,QRS 时限≥120ms,为 CRT 植入的适应证;QRS 时限正常的上述患者,若长期依赖心室起搏,接受 CRT 治疗也是合理的;对于最佳药物治疗基础上左室 EF≤35%,但 NYHA 心功能Ⅰ级或Ⅱ级的心力衰竭患者,在植入永久起搏器时,如果预期需要长期心室起搏可考虑植入 CRT。

(五)心脏移植

对于不可逆性的心衰,病因无法纠正,如扩张型心肌病、晚期缺血性心肌病患者,药物治疗效果差,心肌状况已处终末期无法逆转,唯一的出路就是心脏移植。在等待手术期间,作为过渡,应用体外机械辅助泵可帮助维持心脏功能。从技术上看,心脏移植后 5 年存活率已可达75%以上,但限于我国实际条件,目前尚无法普遍开展。

(六)舒张性心力衰竭的治疗

1.治疗基本病因

如有效的降压;改善心肌缺血等;药物如硝酸酯药物、β受体阻滞剂、钙离子拮抗剂、ACEI等,有助于逆转左心室肥厚、改善舒张功能。

2.缓解肺瘀血

如限制钠盐摄入、使用利尿剂减少循环血量、使用硝酸酯类药物减少静脉回流,从而缓解肺瘀血,但上述用药均需从小剂量开始,注意不使前负荷过度降低,对于单纯舒张性心衰,心室充盈压需高于正常才能维持心搏量。

3.适宜的心室率和心律心率

增快可缩短心室充盈和冠状动脉灌注时间,对舒张性心衰不利,应尽可能使静息状态下心率维持在60次/分左右。β受体阻滞剂和钙离子拮抗剂最常用,以降低心室率,延长舒张期。窦性心律有利于维持房室同步,增加心室充盈。如舒张性心衰并发心房颤动,应尽可能转复并维持窦性心律;如果安装永久性心脏起搏器应考虑房室顺序起搏。

4.改善左室舒张早期充盈

钙离子拮抗剂明显增加左室松弛率和舒张早期心室充盈,可作为舒张性心衰治疗的主要药物,但维拉帕米不宜与β受体阻滞剂合用。

5.禁用正性肌力药物

单纯舒张性心衰不宜应用正性肌力药物,如同时合并收缩性心衰则以治疗后者为主。

二、急性心力衰竭

急性心力衰竭是指急性心脏病变导致短时间内心肌收缩力明显减低,致使心排血量显著、急骤降低引起组织、器官灌注不足和急性瘀血的综合征。可分为急性左心衰竭和急性右心衰竭,临床以急性左心衰竭较为常见,表现为急性肺水肿,严重者可发生心源性休克或心搏骤停。

急性右心衰竭较少见。主要见于急性右室心肌梗死、大块肺栓塞引起的急性肺源性心脏病。本节主要讨论急性左心衰竭。

【病因和发病机制】

(一)病因

常见的病因如下。

1.急性弥漫性心肌损害

包括急性广泛性心肌梗死、急性心肌炎、围生期心肌病等,引起急性心肌收缩力减退。

2.急性机械性阻塞或心脏压力负荷过重

包括高血压危象、严重的二尖瓣或主动脉瓣狭窄、左室流出道梗阻、二尖瓣口黏液瘤或血栓的嵌顿等,使心排血受阻。

3.急性容量负荷过重

如由急性心肌梗死或急性感染性心内膜炎所致乳头肌或腱索断裂、瓣膜穿孔,输血或输液过多、过快等。

4.急性心室舒张受限

如急性大量心包积液或积血所致的急性心脏压塞。

5.严重心律失常

尤其在原有心脏病的基础上出现快速异位心律失常,如室速、室颤、房颤或房速、室上性心动过速。

6.其他非心源性促发因素

如药物治疗依从性不佳、严重感染或大手术后、吸毒、酗酒等,以及存在高输出综合征如甲亢危象、重度贫血、分流综合征等。

(二)发病机制

心脏解剖或功能的突发异常,使心脏收缩力突然严重减弱,心排血量急剧降低,左室舒张末期压迅速升高,肺静脉压及肺毛细血管压升高,肺毛细血管内液体渗出到肺间质和肺泡内形成急性肺水肿。

【临床表现】

临床发病急骤,患者突然出现严重呼吸困难,呼吸频率可达 30~40 次/分,端坐呼吸、烦躁不安,伴有恐慌、窒息感。频繁咳嗽,常咯出粉红色泡沫样血痰。肺水肿早期因交感神经激活,血压可一度升高,但随病情持续,血管反应减弱而血压下降。肺水肿如不能及时纠正,则导致心源性休克。

听诊两肺布满湿啰音和哮鸣音,心尖部第一心音减弱,频率快,可闻及舒张期奔马律及肺动脉瓣区第二音亢进。

【诊断和鉴别诊断】

根据典型症状和体征,有引起急性左心衰竭的病因,诊断不难。有心脏病史、咳粉红色泡沫样血痰及心尖区舒张期奔马律,结合血 BNP 水平,不难与支气管哮喘相鉴别。为明确病情,必要时采用漂浮导管进行床边血流动力学监测,可帮助判断,指导用药。

【治疗】

急性左心衰竭为内科危重急症,其缺氧和高度呼吸困难是致命的威胁,必需尽快使之缓解,具体如下。

(一)体位

患者取坐位,两腿下垂,以减少静脉回流。

(二)高流量氧气吸入

立即鼻导管高流量(6~8L/min)吸氧,病情严重者给予持续气道正压通气(CPAP)或无创性正压机械通气(NIPPV)给氧,使肺泡内压力在吸气时增加,加强气体交换,且可对抗组织液向肺泡内渗透。

(三)药物治疗

1.吗啡

多用在急性心衰的早期,尤其是烦躁不安时,给予吗啡 3~5mg 稀释后静脉注射,必要时每隔 15 分钟重复 1 次,共 2~3 次。可减少患者躁动带给心脏的额外负担,并通过减弱中枢交感冲动而扩张外周静脉和小动脉,减轻心脏负荷。老年人可酌情减少剂量或改为肌内注射。

2.利尿剂

呋塞米 20~40mg 稀释后静脉注射,于 2 分钟内注完。10 分钟内起效,可持续 3~4 小时,必要时 4 小时后可重复 1 次。可快速大量利尿,减少血容量,降低左室充盈压。本药尚有扩张静脉作用,有利于肺水肿的缓解。大量利尿应注意低血容量和低钾血症的发生。

3.血管扩张剂

常用药物包括:①硝酸甘油:在不减少每搏量和增加心肌氧耗的情况下能减少肺瘀血,尤其适用于急性冠脉综合征的患者。可先从 10μg/min 开始静脉滴注,然后每 10 分钟调整 1 次,每次增加 5~10μg/min,维持量 50~100μg/min。如有低血压可与多巴胺合用。②硝普钠:本药系强力血管平滑肌松弛剂,可同时扩张小动脉和静脉,有效地降低心室前、后负荷,作用迅速、短暂。开始以 12.5~25μg/min 静脉滴注,根据血压调整剂量,一般维持在 50~100μg/min,

保持收缩压不低于100mmHg,静脉滴注时需避光并应临时配制液体,4～8小时滴完。

4.洋地黄制剂

适用于心房颤动伴快速心室率或原有心脏增大伴左心室收缩功能不全者,但重度二尖瓣狭窄伴窦性心律者忌用。如发病2周内未用过洋地黄制剂,可给予毛花苷C 0.4mg,加入25%葡萄糖20ml内缓慢静脉注射(5分钟),2小时后可再用0.2～0.4mg。

5.其他正性肌力药

①多巴胺2～5μg/(kg·min)静脉滴注使心肌收缩力增强,血管扩张,特别是肾小动脉扩张,心率加快不明显。如果用大剂量,即5～10μg/(kg·min),或更大剂量,则可出现对心衰不利的作用。②多巴酚丁胺起始用药剂量与多巴胺相同,2～5μg/(kg·min)静脉滴注。最高可用至20μg/(kg·min)。用时要注意心律失常增加的副作用。

(四)急性心力衰竭的基础疾病治疗

1.冠状动脉疾病

急性冠脉综合征并发急性心衰,如有适应证应尽早考虑急诊经皮冠状动脉介入(PCI)或必要时手术治疗进行血运重建。如无条件,则推荐有适应证的患者及早行溶栓治疗。

2.瓣膜疾病

急性严重的主动脉瓣或二尖瓣反流时,应尽早外科干预。心内膜炎伴严重急性主动脉瓣反流是急诊手术的适应证。人工瓣膜血栓形成引起的急性心力衰竭死亡率极高,溶栓通常针对右心人工瓣和手术风险高的患者,对左心人工瓣血栓形成则建议手术。

3.心肌梗死后室间隔穿孔

一旦明确应尽早外科手术,因为破裂可能突然扩大而导致心源性休克。

(五)机械辅助装置

对常规治疗无反应但有心肌功能恢复可能的急性心衰患者,或作为心脏移植前一种过渡措施,可考虑使用临时机械辅助装置。

1.主动脉内球囊反搏(IABP)

能显著改善血流动力学,目前已成为心源性休克或严重左心衰标准治疗的一部分。IABP适用于:①强心、扩血管等治疗短期反应不佳;②并发严重二尖瓣反流或室间隔破裂,为获得血流动力学稳定以利进一步诊治;③严重心肌缺血,准备行冠状动脉造影术和血运重建术。严重的周围血管疾病、难以纠正的心力衰竭和多脏器衰竭者不宜使用。

2.心室辅助装置

近年来多用作急性失代偿性心力衰竭的短期循环支持,以协助治疗急性心力衰竭或作为心脏移植前的一种过渡措施。

第二节　心律失常

一、概述

心脏自律细胞构成心脏的特殊传导系统,自律细胞发放冲动通过电.机械耦联兴奋心肌细胞,通过心肌细胞收缩和舒张使心脏泵血以达到维持血液循环的目的。

传导系统由窦房结、结间束、房室结、希氏束和左右束支及浦肯野纤维等组成。兴奋产生于窦房结,经心房内的优势传导路传至房室结,兴奋在房室结短暂延搁后继续下传心室,使心房比心室提前收缩和舒张,保证了房室的有序运动。兴奋经房室结到希氏束,再到达左右束支,最后经浦肯野纤维到达心室肌。

心脏冲动的起源、节律、频率、传导顺序与传导速度的异常会导致心律失常。

【病因和发病机制】

心律失常的常见原因如下:①解剖异常,如房室旁路传导引起的预激综合征;各种器质性心脏病,如冠心病、风心病、肺心病、心肌病等。②全身性疾病,如感染、贫血、缺氧、低温、中毒、电解质紊乱、酸碱失衡等病理因素;其他系统疾病,如蛛网膜下隙出血、脑外伤等中枢神经系统疾病,甲状腺功能亢进症或减退症、醛固酮增多症、嗜铬细胞瘤等内分泌疾病。③药物的毒性作用,如胺碘酮、洋地黄、奎尼丁等抗心律失常药、锑剂等。④先天因素,如先天性 Q-T 延长等。⑤心脏手术、心导管检查等。⑥其他:如饮酒、吸烟,大量饮用兴奋性饮料等。

心律失常的发病机制包括冲动形成异常和冲动传导异常。

(一)冲动形成异常

1.自律性异常

心肌细胞自动发生节律性兴奋的特性,即自律性。自律性异常是导致心律失常的原因之一。

窦房结及其以外的心脏传导系统及普通心肌细胞都具有自律性,窦房结下位的起搏点称为异位起搏点。神经体液系统、各种理化因素通过影响自律细胞的除极速度、最大舒张电位和阈电位影响自律性高低,交感神经兴奋性增高时使自律性增高;迷走神经兴奋性增高时使自律性降低。

(1)窦房结自律性异常:在各种生理、病理因素及药理作用下窦房结自律性异常增高、减低或不规则,导致窦性心律失常。

(2)异位自律性异常:当异位起搏点的频率绝对或相对高于正常窦房结的频率时,会发出异位冲动并产生异位心律失常。

1)主动性异位心律:指异位起搏点频率超过正常窦房结频率。如期前收缩、阵发性心动过速、心室扑动与颤动等。

2)被动性异位心律:指正常窦房结频率低于异位起搏点的频率时,异位起搏点控制心脏活动产生的心律失常,如各种逸搏、逸搏性心律等。

2.触发活动

目前认为触发活动是引起心律失常的重要机制。指在正常动作电位除极活动后发生的膜电位震荡,称后除极,可看作由该动作电位驱动的异常电活动,故称之为触发活动。

触发活动可分为早期后除极和延迟后除极。低氧血症、儿茶酚胺浓度增高、心肌缺血、低血钾、高血钙、洋地黄中毒等可诱发早期后除极,其发生于动作电位的 2 相平台或 3 相早期,当后除极电位震荡达到阈值,就会出现一个或一串快速的异常波动,可见于联律间期极短的期前收缩、尖端扭转型室速等。洋地黄中毒、儿茶酚胺浓度增高、低血钾、超速起搏等可以产生延迟后除极,它是复极终末或复极完成后触发的后除极,为 4 相膜震荡电位,可能与细胞内钙离子超载有关。

触发活动可诱发一次期前收缩或心动过速,发生于心室,即为室性期前收缩、室性心动过速,甚至心室颤动;发生于心房,即可产生房性期前收缩、房性心动过速和心房颤动等。

(二)冲动传导异常

1.传导功能障碍

指心肌细胞的传导功能部分或完全丧失,使心脏冲动传导中断或延迟的现象,称为传导阻滞,可分为生理性和病理性传导阻滞。

(1)生理性传导阻滞:当激动过提前到达心脏某处时,该处恰处于前一激动的正常不应期,激动在该处出现传导中断或延缓,称为干扰。干扰现象连续发生,就形成了干扰性脱节。

(2)病理性传导阻滞:心肌某处因不应期病理性延长,导致激动到达该处时发生传导中断或延缓,可发生在窦房结、窦房、房内、房室结、束支、室内各级水平。

2.折返激动

指激动在向下传导时,通过另一径路返回到原处,再次引起心脏激动的现象,可导致异位搏动发生。常见的折返激动有窦房结折返、心房内折返、房室交界区双径路折返、预激综合征旁路折返、心室内折返等。室上性心动过速、室性心动过速和期前收缩绝大多数是折返引起的。

【心律失常的分类】

根据心律失常的发生机制、频率及部位不同,有不同的分类方法。以下根据心律失常的发生机制分类。

(一)冲动形成异常

1.窦性心律失常

①窦性心动过速;②窦性心动过缓;③窦性心律不齐;④窦性停搏;⑤病态窦房结综合征。

2.异位心律

(1)主动性异位心律:①期前收缩(房性、房室交界性、室性);②阵发性心动过速(房性、房室交界性、室性);③心房扑动、心房颤动;④心室扑动、心室颤动。

(2)被动性异位心律:①逸搏(房性、房室交界性、室性);②逸搏心律(房性、房室交界性、室性)。

(二)冲动传导异常

1.生理性

干扰与脱节。心脏两个不同起搏点并行产生激动,引起一系列干扰,称为干扰性脱节。可以发生在心脏的各个部位。

2.病理性

①窦房传导阻滞;②房内传导阻滞;③房室传导阻滞;④室内传导阻滞(左、右束支及左束支分支传导阻滞)。

3.房室间传导途径异常

预激综合征。

(三)冲动形成异常伴传导异常

(1)并行心律。

(2)异位心律伴传导阻滞。

【心律失常的诊断】

(一)病史

患者需要客观描述心律失常发作的起因、症状、终止、发作频度、既往治疗经过,以对心律失常的初步诊断提供重要资料。亦有患者无明显自觉症状,而在体格检查中意外发现。

(二)体格检查

体格检查可以判断心率、心律、心音强度、脉搏的变化而有助于心律失常的诊断,如心房颤动以心律绝对不规则、第一心音强弱不等、脉搏短绌为特点。另外,还可以通过颈动脉窦按摩提高迷走神经张力,减慢窦房结发放冲动频率和延长房室结传导时间与不应期,心率突然终止或不发生变化提示室上性心动过速;心率逐渐减慢提示窦性心动过速;房扑、房颤表现为心室率逐渐减慢,房扑、房颤依然存在。

(三)心电图

临床上多采用 12 或 18 导联心电图,对诊断各种心律失常包括传导障碍具有决定性意义。大多数心律失常通过心电图可确诊。当标准心电图不能提供足够信息时,可采用双极食管导联记录左心房电活动或心房内导联电极记录右心房电活动,并同时记录标准心电图有助于鉴别 P 波、提供进一步信息。

(四)动态心电图

动态心电图是患者佩戴小型心电图记录仪,连续记录 24 小时心电图,将所记录的心电图通过计算机分析处理,可提高心律失常检出率,并可对心律失常做出准确的定性和定量分析。

(五)负荷心电图

通过运动或药物增加心肌耗氧量增加,诱发患者的心肌缺血,一般用于诊断冠心病,亦可用于评估运动诱发的心律失常,如室性期前收缩和室性心动过速、缺血性心肌病、窦房结和房室结功能异常及评估预激综合征患者的旁路不应期。二阶梯试验、踏车试验及活动平板运动试验为常用的方法。

(六)食管导联心电图及经食管心房调搏

当体表心电图上心房波不易辨认时,可记录食管导联心电图对心律失常进行鉴别,因食管导联电极距左心房近,记录到的心电图心房波(P 波)较大。食管心房调搏术是指将导管电极置于食管,对心脏进行体外起搏的技术,主要用于窦房结功能测定和阵发性室上性心动过速的诊断及鉴别诊断。

(七)心内电生理检查

是利用心脏导管技术,在心脏不同部位放置多根电极导管记录心脏电活动,测量分析电冲动起源的部位、传导途径、顺序、速度以及异常心电现象,确定异常通道的部位、房室传导阻滞的程度、室上性和室性快速心律失常的机制。

【心律失常的治疗】

目的是缓解或消除心律失常所引起的症状,纠正血流动力学障碍,降低猝死率和病死率,延长患者寿命。

(一)病因及诱因治疗

治疗基础心脏病、电解质紊乱、风湿热、甲状腺功能异常、药物中毒,以达到消除、控制或缓解心律失常的作用。

(二)药物治疗

根据临床应用,分为抗快速性心律失常和抗缓慢性心律失常两大类药物。

1.快速心律失常的药物治疗

(1)抗心律失常药物分类:Ⅰ类、Ⅱ类、Ⅲ类、Ⅳ类和其他类。

Ⅰ类抗心律失常药物钠通道阻滞剂,抑制细胞膜快通道钠内流,降低0相除极速度及动作电位上升幅度。可分为3个亚类。①ⅠA类:如奎尼丁、普鲁卡因胺、丙吡胺,降低0相上升速度,延长动作电位时程;②ⅠB类:如利多卡因、苯妥英钠、美西律、阿普林定(安搏律定)、莫雷西嗪,不影响0相上升速度,缩短动作电位时程;③ⅠC类:如普罗帕酮、氟卡尼,降低0相除极速度,减慢传导与轻微延长动作电位时程。

Ⅱ类抗心律失常药物β受体阻滞剂,经抗交感神经和影响动作电位时间起作用。常用药物有普萘洛尔、阿替洛尔、美托洛尔、比索洛尔等。

Ⅲ类抗心律失常药物钾通道阻滞剂,阻断钾通道和延长复极,如胺碘酮、索他洛尔、多非利特、伊布利特等。

Ⅳ类抗心律失常药慢钙通道阻滞剂,抑制窦房结和房室交界区的自律性,延长房室结的不应期。如维拉帕米、地尔硫䓬等。

其他类药物如洋地黄类,腺苷、硫酸镁等。

(2)常用抗心律失常药物的临床应用

Ⅰ类:钠通道阻滞剂。

奎尼丁:口服30分钟出现作用,1~3小时达高峰,$t_{1/2}$5~7小时,70%经肝代谢,适用于心房扑动、心房颤动的复律及复律后药物维持、转复和预防室上性心动过速、顽固的室性和室上性期前收缩的治疗。禁用于对本药过敏、心动过缓、严重心力衰竭、孕妇等。因其严重的不良反应奎尼丁晕厥(尖端扭转型室速所致),目前临床少用。

普鲁卡因胺:适应证同奎尼丁,以室性心律失常效果好。口服量为0.6~1.0g,每4~6小时1次;静脉注射100mg,每5分钟1次,直到有效或总量达1000mg,需要时以1~4mg/min速度维持。不良反应较奎尼丁略小,长期服用可诱发红斑狼疮和白细胞减少。

丙吡胺:可用于奎尼丁不耐受者。小剂量时不抑制窦房结,治疗室性心律失常优于室上性心律失常,禁忌证同奎尼丁。复律时,静脉注射1~2mg/kg,10~20分钟内最大量150mg,后以20~30mg/h的速度维持,每日总量不超过800mg;期前收缩,口服负荷量200~300mg,以后150mg,每日四次维持。常见不良反应为恶心、口干、排尿困难。

利多卡因:静注15~30秒见效,持续15~20分钟,70%经肝脏代谢,静脉注射50~100mg,如无效5分钟后重复,总量不超过300mg,后以1~4mg/min静脉滴注维持,适用于各种快速室性心律失常的治疗。禁用于高度或完全性房室传导阻滞、严重病态窦房结综合征及对本药过敏者。不良反应较小,可产生精神症状、低血压、肌肉抽搐、传导阻滞及窦性停搏、呼吸抑制等。

美西律:化学结构和药理作用同利多卡因,口服每次 150~200mg,6~8 小时 1 次,2~4 小时达高峰,$t_{1/2}$ 10~25 小时,吸收完全,主要经肝代谢;静脉注射,100mg,10 分钟注完,继以 1~2mg/min 静脉滴注维持,适用于各种室性心律失常。口服时不良反应可出现头晕、恶心,静脉注射时更易发生。

阿普林定:口服 100~150mg/d,分 3~4 次口服,维持量 25mg,2~3 次/日,口服 2 小时见效,半衰期 20~30 小时,95% 在肝脏代谢;静注每次 20~25mg,5~10 分钟见效,静脉滴注首剂 100~200mg,加入 100~200ml 液体中点滴 30 分钟,6 小时后可再滴注 100mg,24 小时总量不超过 300mg;适用于各种快速心律失常,尤其是室性心律失常的治疗。不良反应为头晕、失眠、共济失调、复视、癫痫发作、粒细胞减少。

苯妥英钠:口服 8~12 小时达高峰,$t_{1/2}$ 18~36 小时,主要在肝脏代谢,首次 200mg,以后 100mg,每 6~8 小时 1 次,4~5 天后达治疗浓度;静脉注射,用注射用水 40ml 稀释 50~100mg,5~10 分钟 1 次,直至有效或出现不良反应或总量达 100mg 为止,有效后 300~500mg/d,分次静脉注射维持。适用于洋地黄中毒所致室性、室上性心律失常及各种原因引起的室性期前收缩。禁用于:妊娠期(可致胎儿畸形)、心动过缓、心力衰竭、低血压。不良反应为心动过缓、窦性停搏、低血压、头晕、恶心、共济失调、牙龈增生、白细胞减少、皮疹等。

莫雷西嗪:口服 150~300mg,3 次/日,以后 100mg,3 次/日;静脉注射用 25% 溶液 2ml (即 50mg)于 5 分钟内静脉注射,2 次/日。适用于室上性及室性心律失常。不良反应为口干、恶心、眩晕、共济失调、低血压。

普罗帕酮:口服 30 分钟起作用,1~3 小时达高峰,100~150mg,3~4 次/日;静脉注射 3~5 分钟起作用,1~1.5mg/kg,5 分钟内注入,10 分钟后可重复,维持量 0.5~1mg/min 静脉滴注,24 小时总量不超过 350mg。作用持续 8 小时,主要在肝脏代谢。广谱抗心律失常药,适用于室性、室上性期前收缩、心动过速的治疗,亦用于心房扑动和颤动的复律、预激综合征所致的逆向型折返性心动过速。禁用于病窦综合征、心力衰竭、低血压、休克等。不良反应为头晕、头痛、口干、心动过缓、心脏传导阻滞。

Ⅱ类:β 受体阻滞剂。

普萘洛尔:为非选择性 β 受体阻滞剂。适用于各种类型的室上性快速心律失常、室性心律失常;禁用于缓慢性心律失常、严重心力衰竭、低血压、支气管哮喘、重度糖尿病。用法:口服 10~30mg,3~4 次/日。

阿替洛尔:为选择性 β_1 受体阻滞剂,主要用于室上性快速心律失常。口服 25~50mg,1~2 次/日。

美托洛尔:作用及禁忌证与阿替洛尔相似。口服 25~50mg,1~3 次/日;静脉注射 5mg,5 分钟内注入,间隔 5 分钟可重复,总量不超过 15mg。

Ⅲ类:动作电位延长剂。

胺碘酮:广谱抗心律失常药,因其致心律失常发生率低、抗心律失常率高,不增加患者死亡率,适用于器质性心脏病患者抗快速性心律失常。胺碘酮口服吸收慢,4~6 天起作用,静脉注射 5~10 分钟后起作用,$t_{1/2}$ 30~55 天,停药后作用可持续 20~45 天,适用于各种室性、室上性心律失常,尤其是预激综合征伴室上性快速心律失常者。禁用于严重房室传导阻滞、心动过缓及甲状腺功能异常者。口服 0.2g,3 次/日,1 周后改为 0.2g,2 次/日,再用 1 周后,改为 0.2g/d 维持或每周服药 5～6 天,0.2g/d;静脉用药,先予负荷量 3～5mg/kg,稀释后 5～10 分钟缓慢注入,0.5～1 小时后可重复,达疗效后 0.5～2mg/min 维持,可连用 3～5 天。不良反应有消化道症状、头昏、头痛、静脉炎、碘过敏、心动过缓、传导阻滞。少数患者长期服用可致甲状腺功能紊乱、肺间质纤维化。

索他洛尔:兼有 Ⅱ 类、Ⅲ 类抗心律失常药物的药理特性。适用于室性快速心律失常及预激综合征伴室上性快速心律失常。160～240mg/d,分 2 次口服。不良反应为心动过缓、低血压、偶有尖端扭转型室速。

伊布利特:主要抑制 K^+ 通道,也促进平台期 Na^+ 内流和 Ca^{2+} 内流,使心肌动作电位和 QTc 延长。临床主要用于转复新近发生的心房扑动和心房颤动。本药肝脏首过效应大,仅限静脉使用,1mg 输注时间需在 10 分钟以上,用药 10 分钟后未恢复者可重复使用。低血钾、低血镁、QT 间期延长的患者慎用,用药前需要查电解质。

多非利特:新型 Ⅲ 类抗心律失常药物,可延长动作电位和有效不应期,终止折返冲动,主要用于心房颤动、心房扑动的复律治疗及维持窦性心律,口服剂量 500mg,2 次/日,静脉使用剂量为 4～8μg/kg,因本药可引起 QT 间期延长、低血钾、低血镁、心动过缓,可导致尖端扭转型室速。

Ⅳ 类:钙通道阻滞剂。

维拉帕米:口服 40～80mg,3 次/日,口服 0.5 小时出现作用,2 小时达高峰,半衰期 7～10 小时;静脉注射 1～12 分钟达高峰,20～30 分钟内迅速下降,5mg 加于葡萄糖注射液 20ml,5～10 分钟内注射,无效时,30 分钟后可重复注射,总量不超过 20mg。适用于室上性期前收缩、室上性心动过速。不良反应有头晕、头痛、消化道症状,静脉注射可引起血压下降、加重心力衰竭、心动过缓等。禁用于预激综合征伴室上性心动过速、心房颤动、心房扑动的患者,因本药使房室不应期延长,使更多心房冲动经旁道传入心室,加快心室率或诱发心室颤动。

地尔硫䓬:作用机制、禁忌证与维拉帕米相似。口服 30～60mg,3 次/日;静脉注射每次 75～150mg/kg。

其他抗快速心律失常药物:

洋地黄类:提高迷走神经张力,延长心房和房室结细胞的有效不应期,从而减慢心率及房室传导,适用于阵发性室上性心动过速、心房颤动、心房扑动伴快心室率,尤其伴心力衰竭者。常用药物:地高辛口服 0.25mg,1～2 次/日,维持量 0.125～0.25mg/d;毛花苷 C 0.2～0.8mg,用葡萄糖 20ml 稀释后缓慢静脉注射,不宜与钙剂同时使用,血钾异常时不宜使用。

腺苷:腺苷是三磷腺苷(ATP)的前体和降解产物,抑制窦房结和房室结,适用于房室结折返性心动过速。常用剂量 6mg,静脉注射,无效可增加至 12mg。

硫酸镁:适用于尖端扭转型室性心动过速,以 10%～25% 硫酸镁液 20ml,稀释一倍后缓慢静脉注射。

2.缓慢心律失常的药物治疗

常选用增强心肌自律性和(或)加速传导的药物。

(1)β肾上腺素能受体激动剂:包括异丙肾上腺素、肾上腺素、麻黄碱等。异丙肾上腺素一般以 1～2mg 置于 5％葡萄糖溶液 500ml 中静脉滴注。

(2)M胆碱能受体阻滞剂:包括阿托品、山莨菪碱、溴丙胺太林、颠茄等。

(3)非特异兴奋、传导促进剂:包括糖皮质激素、氨茶碱、心宝丸等。氨茶碱:常用剂量为 0.1～0.2g,3 次/日,或缓释片 0.1g,12 小时服用 1 次。

3.抗心律失常药物的促心律失常作用

指在使用治疗量或亚治疗量抗心律失常药物治疗心律失常过程中,会加重原有心律失常或诱发新的心律失常。

不同的抗心律失常药物诱发的心律失常不同,几乎所有的抗心律失常药物都有促心律失常作用,尤其常见于心力衰竭、低钾血症、使用洋地黄及利尿剂、QT 间期延长患者。Ⅰa 类奎尼丁可诱发尖端扭转型室速,Ⅰc 类药物可以诱发室性心动过速或心室颤动。Ⅲ类药物易诱发尖端扭转型室速。洋地黄中毒表现为房颤合并三度房室传导阻滞、期前收缩二联律等。

(三)机械及电治疗

1.机械刺激

通过刺激咽部、Valsalva 动作、按摩一侧颈动脉窦等方法提高迷走神经张力,终止阵发性室上性心动过速。

2.心脏电复律

利用高能电脉冲直接或间接作用于心脏,心脏会在瞬间同时除极,多种快速心律失常消失,恢复窦性心律。心脏电复律适用于各种快速性心律失常,尤其是伴有血流动力学异常者。电复律时一个电极置于右室面,另一个电极置于心尖部,手术情况下可以电极板可以直接紧贴心室壁,非手术情况下大多采用经胸壁使用电极。直流电同步电复律适用于有 QRS 波形成的心律失常,直流电非同步电复律适用于无 QRS 波形成的心律失常,如室颤。

3.人工心脏起搏

用人工起搏器发放一定形式的电脉冲,刺激心脏,使心肌激动和收缩,即模拟正常心脏的冲动形成和传导,以治疗某些缓慢性心律失常和快速性心律失常。①抗心动过缓起搏:是目前起搏器用于治疗的主要方式,适用于高度或三度房室传导阻滞、病态窦房结综合征等严重缓慢性心律失常,分为临时心脏起搏及永久心脏起搏,前者用于短暂性、一过性缓慢性心律失常,后者用于不能恢复正常的缓慢性心律失常;②抗心动过速起搏:适应于药物不能控制、发作时频率快、持续时间长、症状较重的心动过速,同时需要抗心动过缓治疗者;③埋藏式自动心脏复律除颤器(ICD):同时具备起搏和电复律功能,出现快速心律失常时,可自动发放电脉冲终止发作,出现缓慢性心律失常时或除颤复律后出现心脏暂停时又可起搏心脏。

4.经导管射频消融术

通过心导管技术,射频消融仪通过导管头端的电极释放射频(低电压高频)电能,使局部心肌发生凝固性坏死,从而打断折返途径或消除自律性病灶,达到根治快速心律失常的治疗技术。适用于治疗房室结双径或多径路所致的房室结折返性心动过速、房室折返性心动过速、室性心动过速、房性心动过速、心房扑动、心房颤动、频发室性期前收缩、预激综合征合并室上性心动过速等。

(四)外科手术治疗

外科手术可通过切除、离断参与心动过速发生的组织达到治疗快速性心律失常的目的,适用于需要手术矫正的瓣膜性心脏病、先天性心脏病、冠心病等伴房室结折返性心动过速、房室折返性心动过速、房性心动过速、预激综合征、心房颤动等心律失常的患者。

二、常见心律失常

窦性心律失常

正常窦性心律的冲动起源于窦房结,频率为60～100次/分。窦性心律失常指窦性心律的频率、节律的异常。

窦性心动过速:成人窦性心律频率超过100次/分,称为窦性心动过速。

【病因和发病机制】

窦性心动过速可见于正常人运动、情绪激动、焦虑、恐惧、吸烟、饮茶、饮酒等生理状态,也可见于某些病理状态,如发热、贫血、休克、心力衰竭、甲状腺功能亢进症、嗜铬细胞瘤、低氧血症等,或由于使用阿托品、肾上腺素、甲状腺素等药物引起。

【临床表现】

多无临床症状,心率过快可有心悸、乏力,重者可诱发心绞痛、心功能不全。频率超过150次/分时,心率的增快与减慢均呈逐渐变化。

【心电图表现】

窦性 P 波(P_{II}、P_{III}、P_{aVF}、$P_{V4\sim V6}$、直立,P_{aVR} 倒置),频率＞100 次/分;P-R 间期≥0.12 秒(图 2-1)。

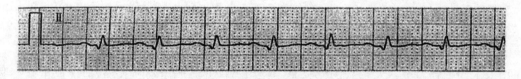

图 2-1 窦性心动过速

【治疗】

窦性心动过速一般不需治疗,有症状者要针对原发病及诱因进行治疗,如治疗心力衰竭、发热性疾病、甲亢等,必要时可选用β受体阻滞剂、维拉帕米、地尔硫䓬、镇静剂治疗,如美托洛尔 12.5～50mg,2 次/日,口服;地西泮 2.5mg,3 次/日,口服。

窦性心动过缓窦性心律的频率低于 60 次/分,称窦性心动过缓。

【病因和发病机制】

生理状态下见于睡眠状态、运动员、老年人。病理情况下可见于低体温、高钾血症、病态窦房结综合征、阻塞性黄疸、甲状腺功能减退症、缺氧、颅内高压、急性下壁心肌梗死等。另外使用β受体阻滞剂、拟胆碱药、洋地黄、非二氢吡啶类的钙通道阻滞剂、胺碘酮等也可引起窦性心动过缓。

【临床表现】

心率在 50 次/分以上时一般无症状。心率低于 50 次/分时,因心排血量降低引起心悸、头晕、乏力、胸闷,重者可诱发晕厥、低血压甚至休克。

【心电图表现】

窦性 P 波,频率<60 次/分;P-R 间期≥0.12 秒;常伴有窦性心律不齐(图 2-2)。

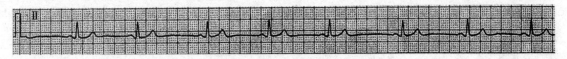

图 2-2　窦性心动过缓伴窦性心律不齐

【治疗】

无症状的窦性心动过缓无须治疗;有症状者针对病因及诱因治疗,必要时可用阿托品、麻黄碱或异丙肾上腺素等治疗。药物无效者,应安装人工心脏起搏器治疗。

窦性停搏:指窦房结在某个时期内或永久不产生冲动,无 P 波和(或)QRS 波产生。

【病因和发病机制】

迷走神经张力突然增高后窦房结暂时受到抑制或由于窦房结器质性病变所致。见于颈动脉窦过敏、气管插管,或窦房结病变、冠心病、颅内高压等病理情况。洋地黄、奎尼丁中毒等药物使用可能致使窦性停搏。

【临床表现】

轻者无症状或仅感心悸、乏力,重者可出现眩晕、黑矇、晕厥、昏迷、阿-斯综合征。

【心电图表现】

在一段长间歇内无窦性 P 波;长 P-P 间歇与正常的 P-P 间期不成倍数关系;长间歇内可出现逸搏或逸搏心律(图 2-3)。

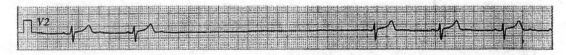

图 2-3　窦性停搏

【治疗】

偶发、无症状者无须治疗,重者应针对病因及诱因、应用阿托品、异丙肾上腺素等药物治疗,必要时行人工心脏起搏治疗。

窦房传导阻滞指窦房结激动传入心房时延缓或完全阻滞,不能激动心房,按其阻滞程度分为一、二、三度窦房传导阻滞。

【病因和发病机制】

迷走神经张力增高或窦房结周围组织病变,导致窦性冲动不能传入心房。

【临床表现】

同窦性停搏。

【心电图表现】

(一)一度窦房传导阻滞

窦房传导时间延长,所有的窦性激动都能传入心房,产生窦性 P 波,P-P 间期无改变,体表心电图无法诊断。

（二）二度窦房传导阻滞

冲动的传导延迟并冲动传导脱落,可分为莫氏Ⅰ型和莫氏Ⅱ型。

1.二度Ⅰ型窦房传导阻滞(莫氏Ⅰ型、图2-4)

窦性P波;P-P间距进行性缩短,直至一次P波"脱落",出现一较长P-P间期,然后P-P间期再次逐渐缩短,再至下次P波"脱落",周而复始;最长P-P间期<最短P-P间期的2倍。常见窦房传导比例为3:2、4:3、5:4。

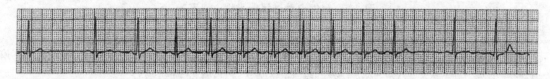

图2-4 二度Ⅰ型窦房传导阻滞

2.二度Ⅱ型窦房传导阻滞(莫氏Ⅱ型、图2-5)

窦性心律;规律P-P间期中突然出现长P-P间期;长P-P间期为原窦性P-P间期的整倍数。常见窦房传导比例为3:2、4:3、5:4。

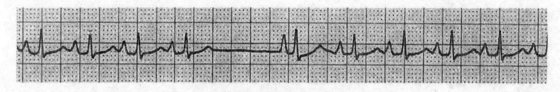

图2-5 二度Ⅱ型窦房传导阻滞

（三）三度窦房传导阻滞

所有的窦性冲动不能传入心房,窦性P波消失,心室由房室交界区异位起搏点激动。三度窦房传导阻滞与窦性停搏在体表心电图表现相同。

【治疗】

偶见的、无症状的窦房传导阻滞可观察。症状重的,可给予β肾上腺素能受体激动剂、M胆碱能受体阻滞剂及人工心脏起搏治疗。

病态窦房结综合征:指窦房结及其邻近组织的病变,使窦房结的冲动形成和(或)传导障碍而导致的一系列心律失常和临床表现的综合征,简称病窦综合征(sick sinus syndrome, sss)。

【病因和发病机制】

见于心肌病、老年退行性变、冠心病、心肌炎、风心病、结缔组织病、颈动脉窦过敏、某些药物作用等导致窦房结结内和窦房结外病变,使窦房结冲动形成和(或)传导障碍。病变局限在窦房结者,称为单纯病态窦房结综合征;合并房室交界区自律性或传导功能障碍时,称"双结病变";同时累及左右束支时,称全传导系统病变。

【临床表现】

除了原发疾病表现,则以器官供血不足,尤其是脑供血不足为主要表现。轻者头昏、乏力、心悸等,重者出现黑矇、晕厥、抽搐甚至猝死。

【心电图表现】

表现为以下几种情况:持续性窦性心动过缓,频率<60 次/分,常伴交界性及室性逸搏;窦性停搏或窦房传导阻滞;窦房传导阻滞与房室传导阻滞并存;心动过缓为基础常合并室上性快速心律失常,即慢-快综合征。

【诊断】

结合症状和心电图表现,可诊断病态窦房结综合征。对可疑患者可测定窦房结功能。

1.阿托品试验

静脉注射阿托品 2mg,从注射前,注射后 0、1、3、5、7、10、15、20 分钟各记录一次心电图,窦性心率均<90 次/分为阳性。

2.经食管心房调搏或心内电生理检查

固有心率低于 118.1-(0.57×年龄),心脏固有频率<80 次/分,窦房结恢复时间>1600 毫秒,校正的窦房结恢复时间>550 毫秒,窦房传导时间>150 毫秒等可协助诊断病态窦房结综合征。

【治疗】

(1)积极治疗原发病。

(2)药物治疗:避免使用减慢心率的药物,对不伴快速心律失常者可以短期内对症使用:氨茶碱口服 100mg,3 次/日;阿托品口服 0.3~0.6mg,3~4 次/日;静脉注射或皮下注射每次 1~2mg;异丙肾上腺素 1~3μg/min 静脉滴注。

(3)人工心脏起搏器:①临时起搏:适用于急性心肌梗死、心肌炎或药物等原因使窦房结短时间内功能障碍且药物疗效不满意者,应临时人工心脏起搏;②永久性心脏起搏器:用于慢性病态窦房结综合征,窦房结功能永远无法恢复者。

房性心律失常

房性期前收缩:起源于心房异位节律点的提前冲动,称为房性期前收缩,亦称房性早搏或房早。

【病因和发病机制】

房性期前收缩在所有期前收缩中发生率最高。主要见于健康人情绪激动、焦虑、疲劳、失眠等情况。病理性情况见于器质性心脏病、甲状腺功能亢进症、心脏手术、洋地黄中毒、使用肾上腺素等药物。发病机制主要为自律性增高、触发活动、房性并行心律及折返机制。

【临床表现】

轻者无症状,或心悸。重者出现胸闷、恶心、头晕。心脏听诊 S1 增强,S2 减弱或消失,伴一长代偿间歇。

【心电图表现】

房性异位 P'波与窦性 P 波形态不同;P'-R 间期≥0.12 秒;P'波后 QRS 波群形态正常或伴室内差异传导;代偿间歇多不完全(图 2-6)。

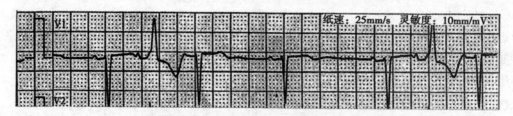

图 2-6　房性期前收缩伴室内差异性传导

【治疗】

无症状者一般不需特殊治疗;有器质性心脏病者需积极病因治疗,保持生活规律及情绪稳定。症状显著可用 β 受体阻滞剂,常用药物:普萘洛尔 10mg,3 次/日,口服;普罗帕酮 100~150mg,3~4 次/日,口服;维拉帕米 40~80mg,3~4 次/日,口服。

房性心动过速房性期前收缩连续出现≥3 次,即为房性心动过速。按发生机制不同,分为自律性房性心动过速、折返性房性心动过速及紊乱性房性心动过速。

【病因和发病机制】

生理性见于大量饮酒、情绪激动、喝浓茶等有关。病理性见于肺心病、风心病、急性心肌梗死、心肌病等器质性心脏病、甲状腺功能亢进症、电解质紊乱等全身性疾病、洋地黄中毒、使用氨茶碱、异丙肾上腺素、麻黄碱等药物。

自律性房性心动过速是因心房内异位起搏点舒张期自动除极加快或后电位触发活动所致;折返性房性心动过速由于心房内形成折返环所致;紊乱性房性心动过速可能与心房内多个异常起搏点放电相关。

【临床表现】

患者表现为心悸、乏力、胸闷、气促等。除原有心脏病体征外,可闻及短暂性或持续性心率增快,多为 160~200 次/分,当伴房室传导阻滞时,心律可不规则。

【心电图表现】

自律性房性心动过速:房性 P 波,频率 100~180 次/分,P 波形态不变;P-P 间期常不规则,发作开始时可见速率逐渐加快至稳定,称为温醒现象;QRS 波群与窦性冲动下传者相似或变形(伴有室内差异传导);继发性 ST-T 改变;房性期前收缩不能诱发或终止心动过速。

折返性房性心动过速:房性 P 波,频率 130~150 次/分,P 波整齐规律,P 波可重叠于前一心动周期的 T 波内,不易辨认;P-P 间期规则;QRS 波群与窦性冲动下传者相似或变形(伴有室内差异传导);继发性 ST-T 改变;常由房性期前收缩诱发,心脏程序刺激可诱发和终止。

紊乱性房性心动过速:又称多源性房性心动过速,房性 P 波,频率 100~130 次/分,同一导联可见≥3 种形态不一 P 波;P-P 间期不规则,存在等电位线;P-P 间期、P-R 间期、R-R 间期不固定,部分 P 波不能下传心室;房性期前收缩不能诱发和终止。

【治疗】

针对原发基础心肺疾病,纠正药物及异常代谢的影响,射频消融术具有较高成功率。折返性房性心动过速可经食管快速起搏心房终止心动过速发作。药物不能终止时,除洋地黄中毒所致者外,可行同步直流电复律。

心房扑动简称房扑,为一种快速规则的房性异位节律,多为阵发性,房扑和房颤交替出现,称为不纯性房扑。

【病因和发病机制】

典型心房扑动为右房内围绕三尖瓣环经过峡部的大折返,折返不经过峡部称为非经典心房扑动。心房扑动多见于风心病、肺心病、冠心病、心肌病、心包炎等器质性心脏病。部分患者无明确病因,称为特发性心房扑动。

【临床表现】

患者常有原发性心脏病的症状,心室率增快时,可出现心排血量不足的症状,如胸闷、心悸、气短、心绞痛、心力衰竭、头晕、晕厥等。

【心电图表现】

P波消失,代之以快速匀齐的形态、方向、大小一致的 F 波,呈锯齿状或波浪状,无等电位线,频率多为 250～350 次/分;F 波不能完全下传,QRS 波群之间多呈 2∶1 或 4∶1 传导,传导以固定或不固定比例下传;QRS 波群多呈室上型(图 2-7)。

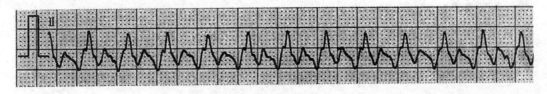

图 2-7　心房扑动

【治疗】

(1)病因治疗。

(2)转复窦律:心房扑动常为阵发性、短暂性发作,无症状者不需要处理。若发作时心室率过快,出现血流动力学紊乱,则应立即终止发作。①同步直流电复律:最有效、安全,为首选复律方法;②食管心房调搏术:以略快于房扑的频率超速起搏心房,可转复为窦性心律或房颤,然后再用药物控制心室率或转复;③射频消融术可消融折返环;④奎尼丁、普罗帕酮、胺碘酮、伊布利特、多菲利特等抗心律失常药物都具有不同程度复律的作用。

(3)室率控制:钙离子通道阻滞剂、β受体阻滞剂可控制快速心室率,合并心功能不全患者可用洋地黄。

(4)抗凝治疗:反复发作,血栓形成风险高者,可选择华法林、肝素或低分子肝素。

心房颤动:简称房颤,是心房不规则、紊乱的电活动,心房肌纤维以 350～600 次/分的频率不协调、不规则的颤动。按房颤时心室率分快速房颤(心室率 100～160 次/分)、缓慢房颤(心室率低于 100 次/分);按房颤发作时间和特点分为初发房颤、阵发性房颤、持续性房颤、永久性房颤、长期持续性房颤;根据房颤 f 波大小可分为粗颤和细颤。

【病因和发病机制】

心房颤动常见于器质性心脏病患者,多与心房扩大和心房肌受损有关。常见于风湿性心脏瓣膜病、二尖瓣狭窄、高血压性心脏病、房间隔缺损、心肌病、心包炎、冠心病等;另外还可见于预激综合征、甲状腺功能异常、肺动脉栓塞、局部和全身感染等。少数房颤无明确病因,称为特发性房颤。

心房颤动的发生机制较为复杂，一直存在异位兴奋灶和折返冲动两种假说，异位兴奋灶与房颤的触发相关，而心房内多发微折返环与房颤的持续相关。消融肺静脉口附近的兴奋灶可转为窦性心律，称为肌袖性心房颤动。心房组织病变及心房内压力增高导致心房结构重构和电重构，心房肌纤维发生多处微折返可出现心房纤颤。

【临床表现】

心房颤动的症状受心室率的快慢及基础心脏病的影响。患者心悸、乏力、胸闷、气促、头晕、心绞痛、心力衰竭、休克、晕厥，合并附壁血栓并血栓脱落时，可引起体循环、肺循环栓塞，以脑栓塞、肾动脉栓塞及肠系膜动脉栓塞多见。可闻及心律绝对不齐，S1 强弱不等；脉搏不规则，强弱不一，脉搏短绌。

一旦房颤患者的心室律变的规则，可能出现：转复为窦性心律；转变为按固定比例下传的房扑；转变为房性心动过速；发生房室交界区性心动过速；发生室性心动过速。若心室率变的慢而规则，考虑完全性房室传导阻滞。

【心电图表现】

P 波消失，等电位线消失，代之以大小不等、形态各异、间隔不匀的 f 波，频率为 350～600 次/分；R-R 间期绝对不规则，合并三度房室传导阻滞时 R-R 间期相等；QRS 波群多呈室上性，伴室内差异传导时 QRS 波群可变形(图 2-8)。

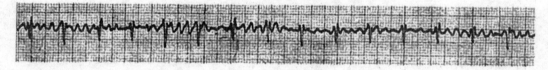

图 2-8　心房颤动

【诊断】根据病因、心律绝对不齐、S1 强弱不等、脉搏短绌、心电图等可做出诊断。

【治疗】

(一)治疗基础病

纠正病因或诱因，将心房纤颤转为窦性心律。二尖瓣狭窄为房颤常见病因，应通过手术或介入积极治疗二尖瓣狭窄；如为甲状腺功能亢进引起的房颤，可以通过手术、同位素、药物控制甲亢，预防房颤复发等。ACEI/ARB、他汀类药物、醛固酮拮抗剂等可以改善心肌重构，延缓新发房颤的发生，减少房颤复发或进展。

(二)复律治疗

将心房颤动转复为窦性心律，可改善心脏功能和血流动力学，预防血栓形成和栓塞。适应证：预激综合征并发房颤；房颤持续时间小于一年，心脏扩大不显著，左房内径＜45mm，无严重心脏病损者；二尖瓣病变术后，甲状腺功能亢进症控制后房颤持续存在；预期转复为窦律后心力衰竭或心绞痛可得以改善。

1.药物复律

目的是缓解患者症状、提高生活质量，要体现药物治疗个体化原则，注意药物使用安全。①胺碘酮：起效慢。用法：口服，每次 0.2g，3 次/日，连用 1 周后改为每次 0.2g，2 次/日，再连用 1 周后给维持量 0.2g，1 次/日或每周 5 次；②普罗帕酮：口服 150～300mg，3 次/日，或静脉注射 70mg/次;③伊布利特:静脉输注时 1mg,需在 10 分钟以上,用药 10 分钟后心律仍未转复者,可重复使用,用药前需查电解质,禁用有低血钾、低血镁、QT 间期延长患者;④决奈达隆:口服,400mg,2 次/日,适用于无器质性心脏病的房颤及房颤伴左室肥厚的高血压、冠心病、稳定性心功能不全患者。

2.同步直流电复律

持续性房颤自动转复为窦性心律的概率很小,复律治疗成功与否与房颤持续时间、心房大小等因素有关。适用于血流动力学不稳定及药物复律失败者。药物或电复律后常需抗心律失常药物维持窦性心律治疗。

3.射频消融及外科手术治疗

可以根治房颤。随着治疗技术的成熟,射频消融术治疗房颤成功率逐年增高,复发率下降。适用于抗心律失常药物失败,且不合并严重器质性心脏病的阵发性房颤患者。快室率房颤,药物治疗效果不佳,可予房室结阻断消融术,同时安置心室起搏器。部分合并心脏结构异常者,可行外科迷宫手术,合并血栓形成者可行左心耳封闭术。

(三)控制心室率

目前研究认为严格的心率控制标准(静息状态下心率小于 80 次/分,中等运动强度下心率小于 110 次/分)与宽松的心率控制标准(静息状态下心率小于 110 次/分)相比较,在症状不严重的患者中降低死亡率、预防血栓形成、缓解症状等方面并没有表现出明显的优势。因此症状不严重的房颤患者采用宽松的心室率控制目标,将静息心率控制<110 次/分,症状重者或发生心动过速性心肌病则应采取严格的心室率控制,控制静息心率<80 次/分,中等程度的运动<110 次/分。所有患者应定期行 24 小时动态心电图检查。常用药物:①洋地黄:适用于器质性心脏病伴心功能不全者,静脉常用毛花苷丙、口服可选用地高辛;②钙通道阻滞剂:用于控制运动时的心室率,可提高患者的运动耐量,适用于高血压、冠心病患者,心衰者慎用或禁用,常用药物维拉帕米、地尔硫䓬;③β受体阻滞剂:可降低静息和运动时的心室率,但不能提高患者的运动耐量,常用药物阿替洛尔、美托洛尔、比索洛尔等。

(四)预防栓塞并发症

慢性房颤栓塞发生率较高,尤其是心房内发现附壁血栓、过去有栓塞病史、瓣膜病、高血压、糖尿病、老年患者、心房扩大、冠心病等发生栓塞的危险性更大。房颤的抗凝治疗应个体化。存在以上情况者,应口服华法林使凝血酶原时间国际标准化比值 INR 维持在 2.0~3.0,能安全有效预防脑卒中发生。口服华法林期间,因多种药物(如胺碘酮)、食物(如西柚)等可能影响华法林代谢,需严密监测 INR,以防药物无效或出现出血等不良反应;不能耐受华法林或无以上危险因素者,可口服阿司匹林 100~300mg/d;新型药物,如达比加群(新型口服直接凝血酶抑制剂)、利伐沙班(新型口服 X 因子抑制剂),与其他药物相互作用少,不需要监测国际标准化比值,是不适合或不能接受华法林治疗高危患者的替代治疗。房颤持续不超过 2 天,复律前无须抗凝;房颤超过 2 天,应在复律前接受 3 周华法林治疗,心律转复为窦性心律后继续治疗 3~4 周;紧急复律可应用肝素及低分子肝素抗凝;如心房内有附壁血栓,禁止复律,以防血栓栓塞。

房室交界区性心律失常

房室交界性期前收缩简称交界区期前收缩,指房室交界区过早发放冲动产生的搏动,称为房室交界性期前收缩。

【病因和发病机制】

正常人较少见。常见于器质性心脏病和洋地黄中毒患者。房室交界区的房结区、结区、结希区、希氏束的心肌细胞自律性增高或折返产生提前的异位冲动,形成房室交界性期前收缩。交界区的冲动前传速度快于逆传速度,起搏点靠上者,交界性冲动先传入心房,交界性 P 波位于交界性 R 波之前;起搏点靠下者,交界性 R 波位于交界性 P 波之前;若交界性冲动同时到达心房和心室,可出现交界性 P 波和交界性 QRS 波群融合。

【临床表现】

患者一般无症状或可有心悸、胸闷、头晕等不适。在心脏听诊的正常节律中提前出现一次搏动,随后有一较长间歇,期前收缩的 S1 增强,可有脉搏脱漏。

【心电图表现】

可见提前出现的 QRS 波群和(或)逆行 P'波,P'波可在 QRS 波群之前(P'-R 间期<0.12秒)之中或之后(R-P'间期<0.20 秒);QRS 波群形态多与窦性激动者相同,也可因室内差异性传导而变形;完全代偿间歇(图 2-9)。

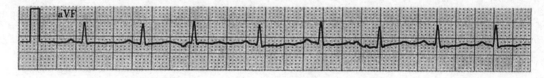

图 2-9　交界性期前收缩

【治疗】

同房性期前收缩的治疗。

交界性逸搏与交界性逸搏心律窦房结病变或受到抑制或其他病因造成长间歇的情况下,交界区异位起搏点以其固有的频率发出 1～2 个冲动,激动心房或心室称为交界性逸搏,连续≥3 次,称为交界性逸搏心律。

【病因和发病机制】

常见于洋地黄中毒及器质性心脏病。窦房结自律性下降、窦房阻滞、房室阻滞、期前收缩的长间歇等可以导致心率减慢,可诱发交界性逸搏或逸搏心律。逸搏或逸搏心律是心脏避免过长停搏的一种自我保护机制。

【心电图表现】

心动周期长间歇后延迟出现的 QRS 波群,其形态与窦性基本相同;出现逆行 P'波,可位于 QRS 波群之前、之中或之后,P'-R 间期<0.12 秒或 R-P'间期<0.16 秒;交界性逸搏的 QRS 波群节律慢而规则,频率 40～60 次/分。

【治疗】

交界性逸搏与逸搏心律是一种继发性的心律失常,常发生于窦性停搏、窦房传导阻滞、严重的窦性心动过缓、高度或完全性房室传导阻滞等基础上。治疗主要是提高窦性心律的频率和改善传导,必要时行永久或临时人工心脏起搏器植入术。

非阵发性房室交界性心动过速非阵发性房室交界性心动过速即加速的房室交界性心律,发作开始与终止时心率呈逐渐变化,而非突发突止,故称为非阵发性房室交界性心动过速。

【病因与发病机制】

常见于洋地黄中毒,其次见于急性下壁心肌梗死、急性风湿热、心肌炎、心脏瓣膜手术术后等,偶见于正常人。非阵发性房室交界性心动过速是由于房室交界区的异位节律点自律性增高或触发活动所致,多为病理性。

【临床表现】

患者有原发病症状。因心动过速逐渐起始,并逐渐终止,可有心悸、乏力的症状。运动可加快心率,按压颈动脉窦可减慢心率。

【心电图表现】

QRS 波群频率常为 70～150 次/分;QRS 波群时间、形态正常;逆行 P'波可出现于 QRS 波群之前、之中或之后;发作与终止时心率呈逐渐变化;可见房室分离、窦性心律心室夺获或融合波。

【治疗】

积极治疗原发病,非阵发性房室交界性心动过速常无须特殊治疗,但需密切观察。

阵发性室上性心动过速简称阵发性室上速,泛指起源在心室以上或途径不局限于心室的一切快速心律,包括窦房结折返性心动过速、房室结折返性心动过速(AVNRT)、房室折返性心动过速(AVRT)、房速、房扑、房颤、加速性交界性心动过速等,临床上室上速多指前三类,心电图大多表现为 QRS 波群形态正常,R-R 间期规则,心率快。

【病因和发病机制】

多见于无器质性心脏病患者。阵发性室上性心动过速的发生主要是折返机制,折返可以发生在窦房结、心房、房室交界区,分为窦房结折返性心动过速、心房折返性心动过速、房室结折返性心动过速和房室折返性心动过速,其中,后二者占阵发性室上性心动过速的 90% 左右。自律性增高是阵发性室上速的另一机制。

【临床表现】

特点为阵发性发作,突发突止,发作持续时间不等,可发生于任何年龄段。患者可有心悸、焦虑、紧张、胸闷、头晕、晕厥等,长时间发作可诱发低血压状态、心绞痛、心力衰竭,伴心肌酶肌钙蛋白升高,心脏听诊可闻及心率多在 160～250 次/分,律齐,S₁强度不变。

【心电图表现】

房室结折返性心动过速:心律绝对规则,频率 150～250 次/分;QRS 波群形态呈室上性或因室内差异传导而变形;P'波位于 QRS 波群之前、之中或之后,出现假 Q 波、R 波或 S 波;可有继发性 ST-T 改变(图 2-10)。

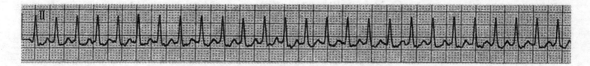

图 2-10　阵发性室上性心动过速

房室折返性心动过速:心律绝对规则,频率 150～250 次/分;QRS 波群形态与时限正常者,为房室正路顺传型 AVRT,QRS 畸形伴 delta 波者,为房室正路逆传型 AVRT;P'波在 QRS 波群之后,R-P'＞70 毫秒,R-P'明显小于 P'-R;可伴继发性 ST-T 改变。

【治疗】

(一)急性发作期治疗

首先选择刺激迷走神经终止发作;若无效可在血流动力学稳定前提下选择静脉用药治疗;药物治疗无效或血流动力学不稳定者可以电复律或超速起搏治疗。

1.刺激迷走神经

适用于无明显血流动力学障碍者。常用方法:①Valsalva 动作:深吸气后屏住气,用力做呼气动作,使胸膜腔内压增高,维持 10～20 秒;②刺激咽部:引起恶心反射;③按压眼球:拇指指腹加压一侧眼球上部,每次 10 秒,禁用于青光眼、高度近视、老年人;④将面部浸入冰水内;⑤颈动脉窦按摩:患者平卧位后先按摩右侧 10～30 秒,无效时按摩左侧,心动过速终止后立即停止按压,避免同时按摩双侧颈动脉窦。禁用于高龄患者、颈动脉窦过敏及脑血管病者。

2.药物治疗

①维拉帕米:首选药物,5mg 加入葡萄糖液 20ml 中静脉注射,3～5 分钟注完,无效时,15 分钟后可重复注射,总量不超过 15mg;②普罗帕酮:1.0～2.0mg/kg 溶于葡萄糖液 20ml 中,缓慢静脉推注 5～7 分钟,无效时,20～30 分钟后重复注射,总量不超过 350mg;③腺苷:5～20mg 快速静脉注射,无效可重复;④毛花苷 C 0.4～0.8mg,稀释后缓慢静脉注射,无效时,2～4 小时后重复 0.2～0.4mg,总量不超过 1.2mg,多用于合并心力衰竭者;⑤其他可选用 β 受体阻滞剂、胺碘酮、索他洛尔等。

3.食管心房起搏法

药物无效时或使用药物有禁忌时,可经食管心房超速或亚速起搏终止发作。

4.同步直流电复律

当患者出现严重心绞痛、低血压与心力衰竭表现时,应立即行同步直流电复律,常用电量为 100～150J。需注意已接受洋地黄者不应接受电复律治疗,否则易引起室颤。

(二)缓解期的治疗

1.射频消融治疗

经皮射频消融术为预防阵发性室上速复发的首选治疗,目前技术非常成熟,且安全性高,可根治阵发性室上速。

2.药物预防

部分患者由于某些原因不能进行射频消融治疗,且心动过速发作频繁时,常选用普罗帕酮、美托洛尔、胺碘酮、维拉帕米、地尔硫䓬、地高辛等口服抗心律失常药预防发作。

预激综合征指心房冲动经旁路预先激动心室肌的一部分或全部,其时相比该冲动从正常的房室结.希氏束.浦肯野纤维下传心室更早。

【病因和发生机制】

预激综合征是指房室间除正常房室传导系统外,还存在传导旁路,其传导速度较快。常见的旁路有:①Kent束:心房至心室之间的肌束;②James束:心房至希氏束之间的肌束;③Mahaim束:房室结下部或希氏束至室间隔肌部的肌束。

预激综合征诱发的室上性心动过速,分2大类,通过房室结前向传导,经旁路做逆向传导,称为正向房室折返性心动过速;经旁路前向传导、房室结逆向传导的,称为逆向房室折返性心动过速。预激综合征合并房颤或房扑时,会产生极快的心室率,甚至可能诱发室颤。

预激综合征患者一般可分为典型预激综合征(WPW综合征)、短PR间期综合征(LGL综合征)和变异型预激综合征。

【临床表现】

预激综合征本身不引起临床症状、体征,心动过速发作时可引起相应的临床表现,心房颤动或扑动时,心室率或可达到220~360次/分,导致休克、心力衰竭甚至猝死。

【心电图表现】

(一)典型的预激综合征(W-P-W综合征)

P-R间期<0.12秒;QRS时限>0.12秒;QRS波群起始部可见粗钝的预激波(delta波),其后部分为正常传导的QRS波群,二者融合使QRS波群加宽变形;P-J间期正常;继发性ST-T改变。

按胸区导联QRS波群主波方向,可分为A、B两型。A型:QRS波群主波在V_1~V_6导联均向上,提示预激发生在左室或右室后底部;B型:QRS波群主波方向在V_1~V_2导联向下,V_4~V_6导联向上,提示心室右侧壁预激(图2-11)。

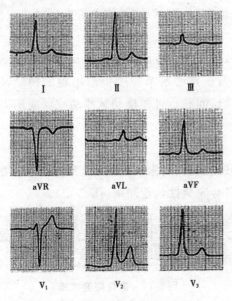

图2-11　典型的预激综合征(B型)

(二)短 PR 间期综合征(LGL 综合征)

P-R 间期<0.12 秒;QRS 波群形态正常,无预激波。

(三)变异的预激综合征

P-R 间期>0.12 秒;QRS 波群增宽,起始部有预激波。

【治疗】

(一)一般治疗

(1)无症状的预激综合征不需要治疗。

(2)预激综合征患者发作正向房室折返性心动过速者,治疗同室上性心动过速;逆向性房室折返性心动过速,应避免兴奋迷走神经药物维拉帕米、洋地黄等延长房室结不应期和缩短旁路不应期,而诱发致命性室性心律失常。

(3)预激综合征合并心房扑动、心房颤动时首选电复律治疗,亦可选用普罗帕酮、胺碘酮、普鲁卡因胺等药物延长旁道不应期,减慢心室率。

(二)介入性治疗

通过电极导管进行射频消融,阻断旁道,可根治预激综合征。外科开胸切割旁路手术目前较少采用。

室性心律失常

室性期前收缩:简称室性早搏或室早,指起源于心室异位节律点的提前发生的异位冲动,并使整个心室提前除极。

【病因和发病机制】

健康人在焦虑、失眠、激动、运动、嗜烟酒、饮浓茶等情况下出现室性期前收缩。各种器质性心脏病、缺氧、缺血、手术及洋地黄、奎尼丁等药物过量或中毒也是室性期前收缩的重要病因。心室异位节律点自律性增高、触发活动、心室内折返激动是室性期前收缩的发生机制。

【临床表现】

个体差异大,症状轻重取决于期前收缩发生频率及患者的敏感性,患者可出现心悸、胸闷、眩晕等症状。心脏听诊可闻及正常心脏节律中提前出现的搏动,S1 增强,S2 减弱或消失,可有心音分裂,之后有一较长代偿间歇。可伴桡动脉搏动减弱或消失。

【心电图表现】

(一)心电图特征

提前出现的宽大畸形 QRS 波群,时限≥0.12 秒,其前无相关的 P 波;继发性 ST-T 改变,T 波方向与主波方向相反;多有完全性代偿间歇(图 2-12)。

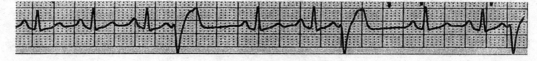

图 2-12 室性期前收缩

(二)室性期前收缩的分类

1 单源性室性期前收缩

指同一导联上与前一个窦性 QRS 的联律间期相同的室性期前收缩。室性期前收缩联律间期与形态都相同者,称为单形性室性期前收缩;室性期前收缩联律间期相等而波形不同者,称多形性室性期前收缩。

多源性室性期前收缩:指同一导联中多个室性期前收缩联律间期不等,且 QRS 波群形态不同。见于心肌梗死、洋地黄中毒、严重低血钾、严重心肌损伤等。

2.偶发期前收缩

指期前收缩<5 个/分或动态心电图<30 个/小时;频发期前收缩指期前收缩≥5 个/分或动态心电图检测>30 个/小时。

3.其他

一个正常搏动后发生一个期前收缩,形成二联律;两个正常搏动后发生一个期前收缩,形成三联律。

4.间位性室性期前收缩

在两个窦性激动之间插入一个室性期前收缩,且不产生代偿间歇。

5.室性并行心律

心室期前收缩规律出现,并能防止窦房结冲动入侵,室性期前收缩与窦性波动的配对间期不恒定,但异位 R-R 间期相等或呈整倍数关系,可产生室性融合波。

【治疗】

室性期前收缩的治疗目的是改善症状和预后、预防心源性猝死。

1.无器质心脏病的期前收缩

多属于功能性期前收缩,一般不需要使用抗心律失常药;如有症状,应当避免劳累,戒烟酒,忌浓茶、咖啡,并可选择 β 受体阻滞剂、美西律、普罗帕酮等药物以消除症状。

2.器质性心脏病伴发室性期前收缩

积极治疗原发疾病,如冠心病、心肌炎、心肌病、心力衰竭合并水电解质紊乱等。心肌梗死后室早,应选择口服美托洛尔、比索洛尔等 β_1 受体阻滞剂,作为心源性猝死的一级预防药物;如频发性、多源性、连发的室性期前收缩及 R on T(室性期前收缩的 R 波落在前一个 T 波上),可能导致室性心动过速和心室颤动,可选择静脉使用胺碘酮、利多卡因等,病情稳定后可改用口服药物治疗。

3.射频消融治疗

导管射频消融技术和心脏三维标测技术的发展使得射频治疗室性期前收缩的安全性和有效性大幅提高。适用于不能耐受药物治疗或药物治疗无效的频繁发作的室性期前收缩。

室性心动过速:简称室速,可分为加速性心室自主节律、反复单形性室性心动过速、复发性持续性单形性室性心动过速、束支折返性室性心动过速、特发性室性心动过速、尖端扭转型室性心动过速等。室速发作时间超过 30 秒,为持续性室速,需药物或电复律终止;发作时间小于30 秒,为非持续性室速,常自行终止。

(一)阵发性室性心动过速

指＞3个室性期前收缩连续出现时,称为阵发性室性心动过速。其QRS形态一致,称为单形性室性心动过速。

【病因和发病机制】

常见于器质性心脏病,如冠心病,尤其是急性心肌梗死,还可见于心肌炎、心肌病等;心肌细胞离子通道基因突变相关性疾病亦不少见,如先天性长QT综合征、短QT综合征、Brugada综合征、儿茶酚胺介导性室速等。在药物中毒、电解质紊乱、酸碱平衡失调、严重缺氧、心理应激等情况下,常可诱发多形性室性心动过速、心室扑动、心室颤动、甚至猝死。少见于无器质性心脏病者,称为特发性阵发性室性心动过速。

阵发性室性心动过速的主要发病机制是折返激动,包括束支折返和心肌内折返。心肌细胞自律性增高,触发活动也可产生阵发性室性心动过速。

【临床表现】

患者症状取决于基础心脏病情况、室速发作时心室率及持续时间。非持续性室速或无器质性心脏病者,可无症状或心悸;持续性室速、心室率过快或基础心脏病严重者,表现为头晕、乏力、呼吸困难、心绞痛、心力衰竭、休克、猝死等。体检可见颈静脉搏动强弱不等或较强的颈静脉波;心脏听诊心律略不规则,S1强度不等,偶可闻及大炮音。

【心电图表现】

连续＞3个室性异位激动;心室率100～250次/分,节律略不规则;实性P波匀齐,与QRS波群无固定关系,形成房室分离;QRS波群宽大畸形,时限＞0.12秒;ST-T与QRS波群主波方向相反;可有心室夺获或室性融合波;室性心动过速常由室性期前收缩诱发,自行终止(图2-13)。

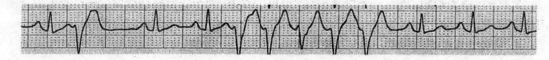

图2-13 阵发性室性心动过速

【治疗】

积极治疗病因,去除诱因,尽快终止持续性室性心动过速发作,预防复发,避免发展为室性扑动和颤动。

1.终止发作

(1)同步直流电复律:是治疗室性心动过速最有效的方法之一。对急性心肌梗死、心力衰竭伴严重血流动力学障碍者,首选同步电复律,常用能量为100～200J;对血流动力学稳定,但药物治疗无效者或不耐受者也可电复律治疗。

(2)药物治疗:对血流动力学稳定的室性心动过速,可以静脉给药,如利多卡因、胺碘酮、普罗帕酮等。

(3)人工心脏起搏:电复律和药物治疗无效者,可通过心导管技术,右心室超速起搏抑制终止室速发作。

2.预防复发

对发作频繁、持续时间长、血流动力学不稳定的室性心动过速者可口服药物维持治疗,必要时行介入或外科手术治疗以根治。

(1)药物预防:β受体阻滞剂抑制室速作用弱,但能降低心源性猝死发生率;胺碘酮既能有效预防室速发作,又能降低心源性猝死的发生率;钙通道阻滞剂对预防维拉帕米敏感性室速有效。

(2)射频消融术:适用于特发性室速、束支折返性室速等;对器质性心脏病引起的室速,射频消融成功率不高。

(3)埋藏式心脏复律除颤器(ICD):适用于遗传性心律失常、心肌梗死、心搏骤停等室速反复发作患者,可迅速高效终止室性心动过速,但价格昂贵。部分患者植入 ICD 后因清醒状态时遭受电击而产生恐惧感。

(4)外科手术治疗:手术切除致心律失常的心肌组织,如心肌梗死后导致的室壁瘤切除术。

(二)特殊类型的室性心动过速

1.加速性心室自主节律

亦称缓慢型室速,发生机制与心室肌细胞自律性增加有关。心电图特点:>3 个连续的宽大畸形的 QRS 波群;心室率通常 60～110 次/分;房室分离或有心室夺获、室性融合波;常与窦性心律交替出现;心动过速的开始及终止呈渐进性。常见于急性心肌梗死再灌注期间、心肌病、风湿热、心脏手术、洋地黄中毒等。一般无须治疗,必要时应用阿托品提高窦性心律或用心房超速起搏。

2.特发性室性心动过速

多见于中青年患者,通常患者无明显器质性心脏病。特发性右室室性心动过速,占 70%左右,常因活动诱发,对儿茶酚胺、腺苷敏感,多起源于右室流出道,主要机制为触发活动和自律性增高,心电图表现为左束支传导阻滞图形;特发性左室室性心动过速,相对少见,机制主要为折返和触发活动,起源于左后分支靠近左室中后间隔区域者对维拉帕米敏感。室速发作时可选用敏感药物或电复律治疗,反复发作者可行经皮射频消融术根治。

3.尖端扭转型室性心动过速(Tdp)

为多形性室性心动过速的一种,发作时 QRS 波群的振幅与波峰围绕等电位线呈周期性、连续性扭转。Tdp 由早期后除极触发活动诱发,心电图表现:频率 200～250 次/分,宽大畸形的 QRS 波群的主波方向围绕着等电位线连续变换正负方向,Q-T 间期通常>0.5 秒,U 波显著,室早可诱发发作。Tdp 发作多有自限性,十秒或数十秒可自行终止,但反复发作,如持续发作,可导致晕厥和抽搐,甚至发展为心室颤动。Tdp 可分为 2 类。①长间歇依赖型 Tdp:多由继发性 Q-T 间期延长引起,如心率过慢、低钾血症、严重的心肌损害等,心电图表现为室速在一长间歇后由一室性期前收缩诱发或长间歇后心搏显示 Q-T 间期进一步延长,T 波和 U 波增宽、增大,随后引起室速发作。②儿茶酚胺型 Tdp:多见于特发性 Q-T 间期延长综合征,常由情绪激动、运动或交感神经兴奋药物引起儿茶酚胺升高有关。

Tdp 治疗:避免使用引起 Q-T 间期延长的药物;纠正电解质紊乱,尤其是低血钾、低血镁;提升心率,避免严重心动过缓,使用异丙肾上腺素、阿托品或以较高频率(90～110 次/分)临时起搏心房或心室,提高基础心率;药物治疗,首选硫酸镁 2g,稀释至 40ml,8mg/min 缓慢静脉注射;先天性长 QT 综合征可选择 β 受体阻滞剂,如心率缓慢,可在起搏基础上使用 β 受体阻滞剂;药物治疗无效者,可行左侧颈胸交感神经切断术或埋藏式心脏复律除颤器治疗。

心室扑动和心室颤动简称为室扑和室颤,常见于缺血性心脏病、使用某些药物导致 QT 间期延长、严重缺氧、电击伤等情况,是最严重的、致命性的室性心律失常。室性心动过速如不及时纠正,可能会转位心室扑动。心室扑动为心室快速而规则的无效搏动,往往迅速转为心室颤动。心室颤动为心室肌快速而不规则的乱颤。室扑和室颤使得心脏无有效射血,相当于心脏停搏,患者会在短时间内出现意识丧失甚至死亡,必需立即施行心肺复苏。

【病因和发病机制】

主要病因是严重器质性心脏病,常见于冠心病尤其是急性心肌梗死、心肌炎、心肌病等,亦见于严重电解质紊乱、低温麻醉、电击、雷击、溺水、洋地黄及奎尼丁等药物中毒等。

心室自律性增高、心室肌细胞复极时间不同步是心室扑动和心室颤动的形成机制。

【临床表现】

患者突然出现意识丧失、抽搐、阿-斯综合征表现,继之脉搏和心音消失、血压测不到,呼吸停止,瞳孔散大,若不及时抢救患者迅速死亡,即为心脏性猝死。

【心电图表现】

1.心室扑动

快速而规则的大幅度的正弦曲线状波,频率为 150~250 次/分;QRS 波群与 T 波融合无法辨认,等电位线消失。

2.心室颤动

QRS 波群和 T 波消失,代之以频率、形态、振幅极不规则的颤动波;频率 250~500 次/分。

【治疗】

1.急救措施

初级生命支持,立即胸外按压,通畅呼吸,尽快以 200~300J 行非同步直流电复律,静脉注射肾上腺素、胺碘酮、利多卡因利于提高电复律成功率及转复后维持窦律,开放静脉通道;尽早建立心电监护。

2.后续处理

进一步辅助呼吸、辅助循环等高级生命支持,恢复原有心律、呼吸,防止室颤再发和并发症的发生。

心脏传导阻滞

房室传导阻滞:简称房室阻滞,指房室连接组织不应期延长时,冲动从心房到心室之间出现传导延缓或中断。按阻滞程度可分为第一、二、三度房室传导阻滞。第一、二度为不完全性房室传导阻滞,第三度为完全性房室传导阻滞。

【病因和发病机制】

正常人或运动员因迷走神经张力增高,可子夜间发生一度和二度 I 型房室传导阻滞,多数发生于房室结的上部;成人孤立性慢性房室阻滞见于 Lev 病(心脏纤维支架的钙化与硬化)与

Lenegre 病(传导系统的原发性硬化性疾病);余多见于急性心肌梗死、病毒性心肌炎、先天性心脏病等器质性心脏病、电解质紊乱、酸碱失衡、药物中毒等。

房室传导系统不应期延长导致房室传导阻滞:①第一度房室传导阻滞:房室传导系统相对不应期延长使激动传导时间延长;②第二度房室传导阻滞:房室传导系统相对和绝对不应期延长,使部分激动传导终止,出现 QRS 波脱漏;③第三度或称完全性房室传导阻滞:房室传导系统的有效不应期占据了整个心动周期,使激动完全不能下传心室。

【临床表现】

1.第一度房室传导阻滞

多无症状,心脏听诊可发现 S1 减弱。

2.第二度房室传导阻滞

无症状或感心脏有漏搏。当心脏漏搏较多时,患者产生胸闷、心悸、乏力、头晕,严重时出现阿.斯综合征。心脏听诊心律不规则,心搏脱漏,伴长间歇。

3.第三度房室传导阻滞

心率极为缓慢,导致心排血量降低、供血不足,患者发生乏力、头昏、黑矇、晕厥、胸闷、心悸、阿-斯综合征,甚至死亡。查体发现脉搏充实、缓慢,收缩压增高,脉压增大,心脏听诊发现缓慢而规则的心律,心率 30～40 次/分,S1 强弱不等,可产生响亮的大炮音。

【心电图表现】

1.第一度房室传导阻滞

成人 P-R 间期＞0.20 秒;每个 P 波后均有下传的 QRS 波群。

2.第二度房室传导阻滞

一部分 P 波后无 QRS 波群,出现心搏脱落。常用房室传导比例来表示阻滞程度,指一个阻滞周期内,P 波数与 QRS 波群数之比,如 3:2、4:3,当下传比例低于 P 波数的一半时,称为高度房室传导阻滞。第二度房室传导阻滞分为Ⅰ型和Ⅱ型,以 2:1 传导的不能分型。

(1)第二度Ⅰ型房室传导阻滞:又称文氏型或莫氏Ⅰ型房室传导阻滞,表现为 P-R 间期进行性延长,直至 P 波不能下传,出现 QRS 波脱落。在 QRS 波脱落后,P-R 间期缩短,之后再逐次延长,至下次 QRS 波脱落,周而复始,称之为文氏现象;QRS 波脱落之前的 P-R 间期增量逐渐缩短;QRS 波脱落之前的 R-R 间期进行性缩短,QRS 波脱落之前的 R-R 间期最短,最长 R-R 间期小于最短 R-R 间期的 2 倍;包含受阻 P 波在内的 R-R 间期小于正常窦性 P-P 间期的两倍。

(2)第二度Ⅱ型房室传导阻滞:P-R 间期固定,或在正常范围或延长;P 波后 QRS 波群出现周期性脱落,之后形成的长间歇多为正常 R-R 间期的 2 倍。

3.第三度房室传导阻滞

所有的 P 波与 QRS 波群无固定关系,房室分离;P-P 间期＜R-R 间期;QRS 波群可呈房室交界区性或室性,心室率慢而匀齐,常为 30～40 次/分。

【治疗】

1.病因治疗

积极纠正电解质紊乱等诱发因素,避免使用抑制房室传导的药物。

2.对症治疗

迷走神经张力高者应用阿托品,心肌炎者应用肾上腺皮质激素。第一度及第二度Ⅰ型房室传导阻滞,多属于功能性,无须抗心律失常药物治疗;第二度Ⅱ型、第三度房室传导阻滞心室率过缓者,可使用异丙肾上腺素、氨茶碱等提升心室率;阿托品可加速心房率使第二度Ⅱ型房室传导阻滞加重,不宜使用。

3.安装人工起搏器

第二度Ⅱ型、第三度房室传导阻滞者,如为不可逆性者,可行人工心脏起搏器治疗。对急性心肌梗死、心肌炎等疾病引起者,由于心律失常常为可逆性的,可安置临时起搏器过渡。

室内传导阻滞:指传导阻滞发生在希氏束分叉以下部位,分为右束支传导阻滞、左束支传导阻滞、左前分支传导阻滞、左后分支传导阻滞等。左、右束支传导阻滞按阻滞的程度分为完全性阻滞、不完全性阻滞。按阻滞的支数不同可分单支阻滞、双束支阻滞、三分支阻滞。

【病因和发病机制】

由于心脏血管或心肌器质性病变直接或间接累及室内传导系统,使其发生断裂、损伤或坏死,致心室内冲动传导障碍,引起室内传导阻滞。

右束支阻滞:右束支细长而易于受损。右束支阻滞少见于部分健康人。多见于右心室负荷过重的心脏器质性病变,如慢性肺源性心脏病、风湿性二尖瓣狭窄右心受累、房间隔缺损等疾病。

左束支阻滞:左束支粗大,一般不易受损,健康人很少发生。左束支阻滞出现常提示心肌弥漫性病变,多见于冠心病、急性广泛前壁心肌梗死、重症心肌炎、心肌病、高血压性心脏病、主动脉瓣狭窄。

左前分支、左后分支阻滞:左前分支阻滞较多见,常见于冠心病。

双束支、三分支阻滞:多见于原因不明的传导系统退行性变,也见于心肌炎、心肌病、急性心肌梗死。三分支阻滞常为右束支、左前分支和左后分支均发生不同程度阻滞。

【临床表现】

束支、分支阻滞早期常多无临床症状。随着病程的延长,患者可因心脏收缩和舒张不同步而出现心功能不全。严重的三分支阻滞和左、右双束支阻滞与完全性房室传导阻滞有相同的临床表现。左、右束支阻滞时心脏可闻及心音分裂。

【心电图表现】

1.右束支传导阻滞

QRS波群时间<0.12秒为不完全性右束支传导阻滞,≥0.12秒为完全性右束支传导阻滞;QRS波群在V_1、V_2导联呈rSR′或M型,V_5、V_6导联呈qRS或RS型,S波宽钝;继发性ST-T改变,与QRS终末向量相反,以R波为主的导联ST段压低,T波倒置。

2.左束支传导阻滞

QRS波群时间<0.12秒为不完全性左束支传导阻滞,≥0.12秒为完全性左束支传导阻滞;V_1、V_2呈rS或Qs波形,V_5、V_6导联QRS波群呈粗钝、切迹的R波,其前无Q波;继发性ST-T改变,与QRS主波方向相反,以R波为主的导联ST段压低,T波倒置。

3.左前分支传导阻滞

心电轴左偏，$-45°\sim-90°$之间；Ⅰ、aVL 导联呈 qR 波形，Ⅱ、Ⅲ、aVF 导联呈 rS 波形，SⅢ＞SⅡ；QRS 波群时间<0.12 秒。

4.左后分支传导阻滞

心电轴右偏，>＋110°；Ⅰ、aVL 导联呈 rS 波形，Ⅱ、Ⅲ、aVF 导联呈 qR 形；QRS 波群时间<0.12 秒。

【治疗】

单支心室内阻滞常无须特殊治疗，主要针对病因治疗，但新发的左束支传导阻滞尤其要排查有无新发的急性心肌梗死；双束支、三分支阻滞者易发展为完全性房室传导阻滞，需积极去除诱因、治疗病因，如为不可逆性病变，应行人工心脏起搏治疗。

三、抗心律失常药物的合理应用

心律失常可以是一种独立疾病，亦可与其他疾病伴随发生。给予抗心律失常药物之前，应先了解心律失常发生的原因、基础心脏病的程度及是否存在诱因，如心肌缺血、电解质紊乱、甲亢等的致心律失常作用。目前应用的抗心律失常药物中，有些通过减少心律失常而改善患者的预后，有些显著减少心动过速的复发，有些迅速终止心律失常发作，要熟悉各种药物的临床药理、严格掌握药物的适应证、禁忌证、不良反应和最佳剂量等。对于危及生命的心律失常需要紧急处理，常静脉用药或电复律治疗，药物一般选择胺碘酮，主要适用于器质性心脏病合并的快速性心律失常，QT 间期延长者禁用。

所有的抗心律失常药物都有两面性，既有治疗心律失常的作用，又有导致心律失常加重或新发心律失常的作用，发生率在 5％～10％。因此，对于良性或者安全范围之内的心律失常可以不治疗，解除顾虑、定期随访是较为安全的措施；或者选用相对安全的药物，如小剂量 β 受体阻滞剂；在积极纠正心律失常的病因及诱因的前提下，如临床确实需要药物治疗控制心律失常，应严格掌握抗心律失常药物的应用指征，若使用致心律失常作用危险性大的药物，必需住院使用，并严密监测心电图及血压、心功能，以确保用药安全。

四、心律失常非药物治疗

随着科学技术的发展，心律失常的非药物治疗亦进展迅速，主要包括心脏电复律、经导管射频消融术、人工心脏起搏和外科手术治疗等。

(一)心脏电复律

心脏电除颤和电复律是将一定强度的外源性高能脉冲电流经胸壁或直接作用于心脏，使心肌瞬间同时除极，使得心脏自律性最高的起搏点窦房结重新主导心脏节律的方法。

【作用机制】

在异位性快速心律失常中，异位起搏点的自律性增强、存在触发或折返机制，使某些部分心肌电活动的位相与其他心肌发生不一致。电复律或电除颤时，瞬间经胸壁或直接向心脏通过高压强电流，使所有心肌细胞瞬间同时除极，从而抑制异常兴奋灶、消除折返。此时，由心脏自律性最高的窦房结重新主导心脏节律，发放冲动，恢复心脏生理起搏点的作用，即转复为窦性心律。

【适应证】

适用于各类异位快速心律失常:心室扑动和颤动时,首选本法;室性和室上性心动过速,药物治疗无效(和)或伴有显著血流动力学障碍者;性质未明者或预激综合征合并异位快速心律失常者。

【禁忌证】

发生恶性心律失常,如室性扑动、颤动时,需紧急电复律或电除颤以挽救生命。择期电复律者有以下情况时应禁用或慎用:①病史多年,心房、心室明显增大,血栓形成风险大,或合并心腔附壁血栓;②近期血栓性事件者;③病态窦房结综合征伴异位快速性心律失常;④心房颤动、心房扑动伴高度或完全性房室传导阻滞;⑤洋地黄中毒伴低血钾时;⑥原发病未治疗,如甲亢性心脏病甲亢未控制,风湿性心脏病仍有风湿活动等。

【术前准备】

(1)向家属及患者交代电复律的注意事项,并签署知情同意书。

(2)对患者进行全面的体格检查及有关实验室的检查,注意纠正电解质紊乱,尤其是低血钾,抗凝者应检测凝血酶原时间和活动度。使用洋地黄者,在病情允许的情况下,复律前 1～2 天停用洋地黄。

(3)复律前应禁食 6 小时,避免复律过程中发生恶心和呕吐。

(4)检查设备,备好抢救物品。

【操作步骤】

患者平卧于木板床上,常规描记心电图,行心电监护。建立静脉输液通道,面罩或鼻导管吸氧,做好各种抢救准备。地西泮 10～20mg 或硫喷妥钠 40～50mg 缓慢静注,亦可选择丙泊酚或咪达唑仑直接静脉注射,当患者进入朦胧或麻醉状态,以保证电复律和电除颤时患者没有不适感和疼痛感,即可进行电击。电极板均匀涂一层导电糊或包 2～3 层盐水纱布,分别置于胸骨右缘第二肋间及心尖部,或左肩胛骨下和心尖部,工作人员勿接触患者、病床以及同患者相连接的仪器,避免触电。给电极板充电,通常 100～300J。电极板紧贴胸壁,按放电按钮放电,移开电极板。观察患者心电图变化,如未转复窦律,可增加电量,间隔数分钟后再次电复律;如复律成功,监测患者血压、心律、心率、呼吸等,至患者完全苏醒。

交流电放电时电流量大,放电时间长,不易避开心室易损期,易引起心肌损伤和严重心律失常。现普遍使用直流电复律,分同步与非同步电复律。同步电复律:利用心电图 QRS 波触发同步放电,使电刺激落入 R 波降支,相当于心室的绝对不应期,避免诱发心室颤动,常用于房扑和房颤、室上性心动过速和室性心动过速的复律;非同步电复律:不需与 R 波同步,可在任何时间放电,适用于室扑、室颤的复律。

【复律后并发症及处理】

1.皮肤灼伤

见于电极板与皮肤接触不良,可不予处理。

2.心律失常

复律后心律失常各有不同,通常短暂性发作。如频发期前收缩,可给予 β 受体阻滞剂等抗心律失常药物;如室速复律后频发多源性室性期前收缩,提示可能再发室速或室颤,应给予静脉抗心律失常药物;如严重窦性心动过缓、窦性停搏、三度房室传导阻滞可用阿托品、氨茶碱提升心率,必要时心脏起搏治疗。

3.肺水肿

器质性心脏病患者有时在复律后1~3小时内可发生心力衰竭、肺水肿,应及早给予强心、利尿等治疗。

4.栓塞

有血栓形成高危因素者,如二尖瓣狭窄时左房合并附壁血栓,复律可致体循环栓塞,应在复律前先作抗凝治疗。

5.心肌损害

高能量、多次反复电击者可导致心肌酶谱的升高,可逐渐恢复。

6.低血压

如患者情况好,可不予处理,一般4小时可恢复。

(二)植入式心脏复律除颤器

植入式心脏复律除颤器(ICD)是一种多功能、多参数程控的电子设备,电极置于心腔内,目前已成为致命性快速室性心律失常的治疗首选。基本功能包括:对快速性室性心律失常的感知、识别功能;对快速性室性心律失常的分层治疗功能(抗心动过速起搏、低能量电复律和高能量电除颤);抗心动过缓起搏功能。

ICD适用于心源性猝死的一级预防:①非急性心肌梗死患者发生过一次室性快速心律失常而致心搏骤停的存活者;②反复发生血流动力学不稳定的室性心动过速,药物治疗无效或不能耐受者。

ICD的植入技术及并发症等基本与心脏起搏器相同。2001年将心脏再同步化治疗(CRT)和ICD功能整合在一起,生产出埋藏式三腔起搏除颤器(CRT-D),即带有除颤功能的心脏再同步化治疗,大大降低了心力衰竭患者因心律失常导致的猝死。

(三)心导管射频消融术

心导管射频消融术是经皮穿刺将电极导管插入心腔,输入射频能量后转换为热能,通过干燥和热损伤使心肌局部发生凝固性坏死,从而根治心律失常。通过采用激动标测、起搏标测、拖带标测、电压标测、三维标测等技术发现心动过速的异常激动点和起源点,确定治疗靶点。适用于局灶性房性心动过速、心房扑动、心房颤动、房室折返性心动过速、房室结折返性心动过速、室性心动过速、顽固性室性期前收缩、窦性心动过速等快速性心律失常。

(四)心脏起搏治疗

人工心脏起搏是通过脉冲发生器发出脉冲电流,经电极刺激心脏,兴奋心肌组织。主要用于缓慢性心律失常的治疗,也可用于治疗快速性心律失常。

【人工心脏起搏系统的工作原理】

人工心脏起搏器由脉冲发生器(常称为起搏器)和电极导线两大部分组成,合称为起搏系统。有起搏或传导系统功能障碍的心脏,心率缓慢甚至停搏。此时,脉冲发生器发出脉冲电流,通过电极导管的传导至接触的心肌而使之兴奋。如心脏有收缩及心肌纤维间的传导功能正常,即可使心房或心室收缩;如心肌的兴奋和收缩功能丧失,如大面积心肌梗死后心肌坏死引起的心脏停搏,人工心脏起搏器则无效。

【起搏器的性能分类】

临床应用的起搏器结构精密,功能复杂,种类繁多,目前可将起搏器分为单腔起搏、双腔起搏和多部位起搏。单腔起搏:指只有一根起搏电极置于一个心腔;双腔起搏:指有两根起搏电极分别置于心房和心室,可以使得心房和心室按顺序起搏,更符合生理状态;多部位起搏:指心房和(或)心室多于一个部位起搏和(或)感知,可以维持双心房或双心室的电-机械同步,常用三腔起搏器,四腔起搏器目前较少用。多部位起搏可抗心律失常治疗及治疗因心脏收缩不同步引起的心力衰竭。

【起搏器代码】

由于起搏器的功能不断增多,目前国际上常用英国和北美心脏起搏和电生理学会制定的NEG代码来表明起搏器的功能。

【适应证】

(一)临时起搏器

临时起搏目的:心动过缓患者的临时紧急的心率支持;预防心动过速患者在抗心动过速治疗中发生心动过缓事件,或经起搏终止心动过速发作。适用于以下情况:紧急需要心脏起搏,但病情可能在短期内恢复的患者;病情严重,在紧急情况下作为过渡起搏;应用于术中或术后可能出现严重缓慢性心律失常患者的保护措施。

(二)永久起搏器

适用于缓慢性心律失常伴有由于心动过缓而造成的发作性头昏、眩晕、黑矇、晕厥、乏力、运动耐量下降、胸闷及心力衰竭,如永久性或间歇性第三度、高度房室传导阻滞、三分支阻滞、病态窦房结综合征、颈动脉窦过敏综合征等。随着起搏技术的发展,起搏器亦可用于肥厚梗阻型心肌病、长QT综合征及双心室同步起搏治疗因心脏收缩不同步引起的顽固性心力衰竭。

【抗心动过缓起搏方式选择】

(一)单腔起搏

起搏器发出一根电极导线,电极放置在心房或者心室,形成心房或心室起搏。

VVI模式是最基本的心脏起搏模式,工作方式:心室起搏、心室感知,起搏器感知心室自身活动后抑制心室脉冲的发放,属于心室按需起搏,用于永久性房颤及房扑合并心室率过缓或心房静止患者才使用VVI起搏器。

AAI模式,工作方式是心房起搏、心房感知,起搏器感知心房自身活动后抑制心房脉冲的发放,适用于病态窦房结综合征,心房应激功能正常且房室传导功能正常者。

AOO和VOO模式,为无感知功能,按固定频率起搏,已不作为单独的起搏器存在。

AAT和VVT模式,为心房、心室触发型起搏模式,也已不作为单独的起搏器存在,但可用于评估感知不良或感知过度。

(二)双腔起搏

脉冲发射器发出2根电极导线,电极分别放置于右心房及右心室,起搏右心房及右心室。

DDD模式,指心房心室双重感知、触发和抑制双重反应的起搏模式,具有房室双腔顺序起搏特点,更符合正常生理模式。根据自身心律的不同,可以调节为AAI、VAT、VDD、DVI等多种不同模式,适用于病态窦房结综合征和房室传导阻滞等多种不同心律失常患者。

(三)频率适应性起搏

此类起搏模式使起搏频率可以随人体的代谢活动而自动改变,纠正了心脏变时功能不全带来的弊端。如 DDD 模式加频率适应性起搏,即为 DDD-R 模式。对于符合起搏器治疗适应证的患者,应尽量安装频率适应性起搏器。

【经静脉永久性起搏器埋植术】

首先穿刺头静脉或锁骨下静脉,将电极导线顺着静脉送至右心耳(司右心房起搏),送至右室间隔或心尖部(司右心室起搏),在 X 线下适当调整电极位置至可获得满意的起搏阈值和感知灵敏度;其次固定电极导线后;最后将脉冲发生器与电极导线相连,埋藏在胸大肌前皮下组织中囊袋中。术中操作要注意无菌操作。

【并发症】

起搏器手术并发症:气胸、静脉血栓形成、电极断裂、心肌穿孔、臂丛神经损伤、起搏器囊袋感染、血肿、电极移位脱位、起搏器综合征、起搏器相关心动过速等。

起搏器综合征:指起搏器植入后起搏系统功能正常,但因房室收缩不同步,室房逆传及左右心室不同步,导致血流动力学及心脏电生理学异常。多见于 VVI 起搏器患者,术后出现乏力、气短、低血压、胸闷、头晕、晕厥、心功能不全等症状。预防和治疗起搏器综合征的最有效方法是选择正确的起搏方式及设置最佳的起搏参数。

【随访检查】

目前的起搏器可进行诊室随访及远程随访。起搏器随访内容包括:确定起搏器工作是否正常;调整参数尽可能延长起搏器的使用寿命;优化程控各种参数的设置,了解起搏器的预期寿命;处理各种已知或未知的问题;建立随访记录。

起搏器随访时间:随访一般从术后 2~4 周开始,首次随访应进行一次全面检查,要检查起搏器囊袋有无出血、感染等并发症;术后 3 月内一般 1 月 1 次,起搏器植入 3 月后情况稳定者半年到 1 年随访 1 次;更换起搏器前 1 年,应加强随访每月 1 次避免电池寿命耗竭,危及患者生命。

第三节　原发性高血压

原发性高血压(primary hypertension)是病因未十分明确的以体循环血压升高为主要临床表现的全身性疾病,又称为高血压病。它占所有高血压的 95% 左右,是多种心脑血管疾病的重要病因和危险因素,影响重要脏器如心、脑、肾的结构与功能,最终导致这些器官的功能衰竭,是心血管疾病死亡的主要原因之一。

【血压定义和分类】

人群中血压水平呈连续性正态分布。高血压是指在未服抗高血压药物的情况下,诊室收缩压≥140mmHg 和(或)舒张压≥90mmHg。根据血压升高水平,又进一步将高血压分为 1~3 级(表 2-2)。

表 2-2　高血压的定义和分类

类别	收缩压（mmHg）		舒张压（mmHg）
正常血压	＜120	和	＜80
正常高值	120～139	和（或）	80～89
高血压	≥140	和（或）	＞90
1 级高血压（轻度）	140～159	和（或）	90～99
2 级高血压（中度）	160～179	和（或）	100～109
3 级高血压（重度）	≥180	和（或）	＞110
单纯收缩期高血压	≥140	和	＜90

注：若收缩压与舒张压分属不同的级别时，则以较高的分级为标准

以上标准适用于任何年龄的成年人

【病因和发病机制】

原发性高血压的病因尚未明确，可能是与遗传和环境两方面有关的多因素疾病。

（一）与高血压发病有关的病因

1.遗传因素

高血压属多个基因遗传性疾病。父母均有高血压，子女的发病概率高达 46%，约 60% 的高血压患者可询问到有高血压家族史。

2.环境因素

①高盐饮食：血压水平和高血压患病率与钠盐的平均摄入量呈显著正相关，尤其见于对钠盐敏感的人群中；②过量饮酒：饮酒与血压水平呈线性相关，尤其与收缩压，每日饮酒量超过 50g 乙醇者高血压发病率明显增高；③进食富含饱和脂肪酸食物也属于升压因素；④精神紧张：城市脑力劳动者，从事精神紧张度高的职业，长期生活在噪声环境中，患高血压也较高；⑤超重或肥胖（与高热量饮食和缺乏体力活动密切相关）是血压升高的重要危险因素，血压与体质指数（BMI），即体重（kg）/[身高（m）]^2（20～24 为正常范围）呈显著正相关，尤其是腹型肥胖容易发生高血压；⑥阻塞性睡眠呼吸暂停综合征（OSAS）：其患者 50% 有高血压，血压高度与OSAS病程有关。

（二）发病机制

原发性高血压是由多个基因和环境因素影响综合所致的遗传性疾病。遗传与环境因素通过什么途径和环节升高血压，至今还没有一个完整的认识，但已知体内有许多系统与血压的调节有关。目前高血压的发病机制较集中在以下几个方面。

1.交感神经系统活性亢进

反复过度精神紧张与精神刺激等因素使大脑皮质下中枢功能发生变化，各种神经递质浓度与活性异常，儿茶酚胺类介质的释放使小动脉收缩并继发引起血管平滑肌增生肥大。而交感神经的兴奋还可促使肾素释放增多，这些均促使高血压的形成并使高血压状态维持。

2.肾素-血管紧张素-醛固酮系统（RAAS）激活

RAAS是指肾小球入球动脉的球旁细胞分泌肾素，激活从肝脏产生的血管紧张素原，生

成血管紧张素Ⅰ,然后经肺循环的血管紧张素转换酶(ACE)生成血管紧张素Ⅱ(AⅡ)。AⅡ是 RAAS 的主要效应物质,其加压作用为肾上腺素的 10～40 倍,可通过血管紧张素Ⅱ受体(ATl)使小动脉平滑肌收缩,外周血管阻力增加,并刺激肾上腺皮质球状带分泌醛固酮,使水钠潴留,血容量增加。此外,AⅡ还可通过交感神经末梢突触前膜的正反馈使去甲肾上腺素分泌增加。以上作用均可使血压升高,是参与高血压发病并使之持续的重要机制。近年来发现,很多组织如血管壁、心脏、中枢神经、肾脏及肾上腺中也有 RAAS 各种组织成分。组织中的RAAS 对心脏、血管功能和结构的作用,在高血压发生或维持中可能具有更大作用。引起RAAS 激活的主要因素有:肾灌注减低,肾小管内液钠浓度减少,血容量减低,低钾血症,利尿剂及精神紧张,寒冷,直立运动等。

3.肾性水钠潴留

本学说的意义在于血压升高作为维持体内水钠平衡的一种代偿方式。压力.利尿机制可将潴留的水钠排泄出去,也可通过肾外排钠激素(如内源性类洋地黄物质、心房肽)而在排泄水钠同时使外周血管阻力增高。引起肾性水钠潴留的因素,包括交感活性亢进使肾血管阻力增加;肾小球出现微小结构病变;肾性排钠激素(前列腺素、激肽酶等)分泌减少,或者肾外排钠激素分泌增加,或者潴钠激素(18-羟去氧皮质酮、醛固酮)释放增加等。

4.细胞膜离子转运异常

遗传性或获得性细胞膜离子转运异常,包括钠泵活性降低,Na^+-K^+ 协同转运缺陷,细胞膜通透性增加、钙泵活性降低,可导致细胞内 Na^+、Ca^{2+} 浓度升高,膜电位降低,激活平滑肌细胞兴奋,收缩耦联,使血管收缩反应性增强和平滑肌细胞增生与肥大,血管阻力增高。

5.胰岛素抵抗

据观察约 50%的原发性高血压患者空腹胰岛素水平增高,而糖耐量有不同程度降低,提示有胰岛素抵抗(insulin resistance,IR)现象。尤其在肥胖、三酰甘油升高、糖耐量减退与高血压同时并存者中最明显。胰岛素抵抗在高血压发病机制中的具体意义尚不清楚,多数认为是胰岛素抵抗造成继发性高胰岛素血症所致。高胰岛素血症使血压升高的机制可能与以下有关:①使肾小管对钠的重吸收增加。②增加交感神经活动。③刺激血管壁增生肥厚,动脉弹性减退。

【临床表现】

(一)良性或缓进性高血压病

1.症状

大多数起病缓慢,其症状缺乏特异性。常见的有头晕、头痛、颈项板紧、疲劳、心悸等。也可出现视力模糊、鼻出血等较重症状。部分患者无症状,在体检或发生心、脑、肾等并发症时才被发现血压增高。

2.体征

血压随季节、昼夜、情绪等因素有较大波动。冬季血压较高,夏季较低;血压有明显昼夜波动,一般夜间血压较低,清晨起床活动后血压迅速升高,形成清晨血压高峰。体格检查听诊时可有主动脉瓣区第二心音亢进、收缩期杂音或收缩早期喀喇音,少数患者在颈部或腹部可听到血管杂音。

(二)恶性或急进型高血压

发病机制尚不清楚。病理以肾小动脉纤维样坏死为突出特征。其临床特点有：①发病急骤，多见于中青年患者；②血压显著升高，舒张压持续≥130mmHg；③头痛，视力模糊，眼底出血，渗出和视盘水肿；④肾脏损害突出，持续性蛋白尿、血尿、管型尿，并可伴肾功能不全；⑤进展迅速。如不给及时治疗，预后不佳，多死于肾衰竭，也可死于脑血管意外及心力衰竭。

(三)老年人高血压

年龄＞60岁、达高血压诊断标准者即诊为老年人高血压。其临床特点有：①半数以上收缩压升高为主（收缩压≥140mmHg，舒张压＜90mmHg），与老年人大动脉弹性减退，顺应性下降有关；②老年收缩期高血压患者靶器官并发症常见；③因老年人压力感受器敏感性下降，用药后易出现体位性低血压。

(四)高血压危象

包括高血压急症和高血压亚急症。高血压急症（hypertensive emergencies）的特点是血压严重升高（血压多＞180/120mmHg）并伴发进行性靶器官功能不全的表现，包括高血压脑病、颅内出血、急性心肌梗死、急性左室衰竭伴肺水肿、不稳定型心绞痛、主动脉夹层动脉瘤，需立即进行降压治疗以阻止靶器官进一步损害。高血压亚急症（hypertensive urgencies）是高血压严重升高但不伴靶器官损害。

【实验室检查】

(一)常规项目

常规检查的项目是尿常规、血糖、血胆固醇、血三酰甘油、肾功能、血尿酸和心电图。这些检查有助于发现相关的危险因素和靶器官损害。部分患者根据需要和条件可以进一步检查眼底、超声心动图、血电解质、低密度脂蛋白胆固醇与高密度脂蛋白胆固醇。

(二)特殊检查

为了更进一步了解高血压患者病理生理状况和靶器官结构与功能变化，可以有目的地选择一些特殊检查，如24小时动态血压监测（ABPM）、踝/臂血压比值、心率变异、颈动脉内膜中层厚度（IMT）、动脉弹性功能测定和血浆肾素活性（PRA）等。24小时动态血压监测有助于判断血压升高严重程度，了解血压昼夜节律，指导降压治疗以及评价降压药物疗效。

【诊断和鉴别诊断】

(一)高血压诊断及分级

必需以未服用降压药物、休息15分钟、非同日测血压三次均达到或超过成人高血压标准，可诊断为高血压。关于其血压水平分级，见表2-2。

(二)判断高血压的原因

成人高血压中5%～10%可查出高血压的具体原因。通过临床病史，体格检查和常规实验室检查可对继发性高血压进行简单筛查。

1.肾实质性高血压

是最常见的继发性高血压，以慢性肾小球肾炎最为常见。其发生主要是由于肾单位大量丢失，导致水钠潴留和细胞外容量增加以及肾脏RAAS激活与排钠激素减少。高血压又进一步升高肾小球内囊压力，加重肾脏病变，形成恶性循环。

2.肾血管性高血压

是继发性高血压的第二位原因。国外 75％是由动脉粥样硬化所致,而我国大动脉炎则是年轻人肾动脉狭窄的重要原因之一。有的患者在脐上闻及向单侧传导的血管杂音,肾功能进行性减退和肾脏体积缩小是晚期患者的主要表现。肾血管性高血压的发生是由于肾血管狭窄,导致肾脏缺血,激活 RAAS。早期解除狭窄,可使血压恢复正常。肾动脉彩色多普勒超声检查是敏感性和特异性很高的无创筛查手段;增强螺旋 CT、磁共振血管造影及数字减影等有助予诊断;肾动脉造影可确诊。

3.原发性醛固酮增多症

以长期高血压伴低钾血症为特征,可有肌无力、周期性瘫痪、烦渴、多尿等症状。血压大多为轻、中度升高。检测血钾水平作为筛查方法。停用影响肾素的药物(如 β 受体阻滞剂、ACEI等)后,血浆肾素活性显著低下[＜1ng/(ml・h)],且血浆醛固酮水平明显增高提示该病。血浆醛固酮(ng/dl)与血浆肾素活性[ng/(ml・h)]比值大于 50,高度提示原发性醛固酮增多症。CT/MRI 检查有助于确定是腺瘤或增生。

4.嗜铬细胞瘤

肿瘤间歇或持续释放过多肾上腺素、去甲肾上腺素与多巴胺。典型的发作表现为阵发性血压升高伴心动过速、头痛、出汗、面色苍白。尿与血儿茶酚胺及其代谢产物苦杏仁酸(VMA)的检测可明确是否存在儿茶酚胺分泌亢进。超声或 CT 检查可做出定位诊断。

5.皮质醇增多症

又称库欣综合征,其中 80％伴高血压。患者典型体型常提示此综合征。可靠指标是测定24 小时尿氢化可的松水平＞110nmol(40μg)高度提示本病;24 小时尿中 17-羟和 17-酮类固醇增多、地塞米松抑制试验和肾上腺皮质激素兴奋试验有助于诊断;颅内蝶鞍 X 线检查、肾上腺CT 和放射性核素肾上腺扫描可确定病变部位。

(三)高血压危险程度(即预后)的评估

根据合并的心血管病危险因素、靶器官损害和同时患有的其他疾病,按危险程度将高血压患者分为低危、中危、高危和极高危四组,分别表示 10 年内将发生心脑血管病事件的概率为＜15％、15％～20％、20％～30％和＞30％(表 2-3,表 2-4)。

表 2-3　高血压患者心血管危险分层

其他危险因素和病史	高血压		
	1 级高血压	2 级高血压	3 级高血压
无其他危险因素	低危	中危	高危
1～2 个危险因素	中危	中危	极高危
≥3 个危险因素或靶器官损害或糖尿病	高危	高危	极高危
临床并发症或合并糖尿病	极高危	极高危 Ⅴ 极高危	

【治疗】

(一)治疗目标

高血压患者的首要治疗目标是最大限度地降低长期心血管发病和死亡的总危险。这需要治疗所有已明确的可逆的危险因素,包括吸烟、血脂异常和糖尿病。在治疗高血压的同时,还要合理控制并存临床情况。

根据高血压治疗指南,不同的高血压患者其靶目标不同:对于一般的高血压患者,血压应控制在 140/90mmHg 以下;对于糖尿病和肾病患者的血压则应降至 130/80mmHg 以下,如尿蛋白＞1g/24h,血压应降至 125/75mmHg 以下;而老年人应降至 150/90mmHg 以下,但舒张压应不低于 65～70mmHg。

(二)非药物治疗

1.减轻体重

尽量将体质指数(BMI)控制在＜25kg/m²。

2.减少钠盐摄入

应减少烹调用盐,每人每日食盐量以不超过 6g 为宜。

3.补充钙和钾盐

多吃蔬菜水果及牛奶。

4.减少脂肪摄入

膳食中脂肪量应控制在总热量的 25％ 以下。

5.限制饮酒

饮酒量每日不可超过相当于 50g 乙醇的量。

6.增加运动

运动有利于减轻体重和改善胰岛素抵抗,提高心血管适应调节能力。可根据年龄及身体状况选择慢跑或步行,一般每周 3～5 次,每次 30～60 分钟。

(三)药物治疗

1.降压药物治疗对象

高血压 2 级或以上患者;高血压合并糖尿病,或者已经有心、脑、肾靶器官损害和并发症患者;高血压 1 级,但血压持续升高 6 个月以上,改善生活行为后血压仍未获得有效控制者。

2.降压药物种类

目前常用降压药物可归纳为五大类,即利尿剂、血管紧张素转换酶抑制剂(ACEI)、血管紧张素Ⅱ受体阻滞剂(ARB)、钙离子拮抗剂(CCB)、β受体阻滞剂。

(1)利尿药:利尿药包括噻嗪类、襻利尿剂和保钾利尿剂。其主要降压机制是通过排钠,减少血容量和血管内钠离子的含量,从而降低外周血管阻力。适用于:①轻度高血压的治疗首选;②作为联合用药特别是顽固性高血压的基础药物;③充血性心力衰竭;④老年高血压;⑤单纯收缩期高血压;⑥肾功能不全。利尿剂主要的副作用是对血钾、血脂、血糖、血尿酸等代谢的影响,痛风患者禁用,妊娠妇女慎用。

(2)血管紧张素转换酶抑制剂(ACEI):根据化学结构分为巯基、羧基和磷酰基三类。降压作用主要通过抑制周围循环和组织中的 ACE,使血管紧张素Ⅱ生成减少,同时抑制激肽酶使缓激肽降解减少。降压起效缓慢,在 3～4 周时达最大作用。ACEI 具有改善胰岛素抵抗和减少尿蛋白的作用,在肥胖、糖尿病和心脏、肾脏靶器官受损的高血压患者具有相对较好的疗效,特别适用于伴有心力衰竭、心肌梗死后、糖耐量减退或糖尿病肾病的高血压患者。不良反应主要是刺激性干咳和血管神经性水肿。干咳发生率为 10%～20%,可能与体内缓激肽增多有关,停用后可消失。高钾血症、妊娠妇女和双侧肾动脉狭窄患者禁用,血肌酐超过 3mg/dl 患者使用时需谨慎。

(3)血管紧张素 Ⅱ 受体阻滞剂(ARB):降压作用主要通过阻滞组织的血管紧张素 Ⅱ 受体亚型 AT1,更充分有效地阻断血管紧张素 Ⅱ 的水钠潴留、血管收缩与组织重构作用。降压作用起效缓慢,一般在 6～8 周时才达最大作用,但持久而平稳,作用持续时间能达到 24 小时以上。最大的特点是直接与药物有关的不良反应很少,不引起刺激性干咳。ARB 在治疗对象和禁忌证方面与 ACEI 相同,不仅是 ACEI 不良反应的替换药,更具有自身疗效特点。

(4)钙离子拮抗剂:又称钙拮抗剂,分为二氢吡啶类和非二氢吡啶类。降压作用主要通过阻滞细胞外钙离子经电压依赖 L 型钙通道进入血管平滑肌细胞内,减弱兴奋.收缩耦联,降低阻力血管的收缩反应性。钙离子拮抗剂降压起效迅速而强力,降压疗效和降压幅度相对较强,剂量与疗效呈正相关关系,疗效的个体差异性较小。除心力衰竭外钙离子拮抗剂较少有治疗禁忌证,对血脂、血糖等代谢无明显影响,长期控制血压的能力和服药依从性较好。主要副作用是开始治疗阶段有反射性交感活性增强,引起心率增快、面部潮红、头痛、下肢水肿等。非二氢吡啶类抑制心肌收缩及自律性和传导性,不宜在心力衰竭、窦房结功能低下或心脏传导阻滞患者中应用。

(5)β 受体阻滞剂:有选择性(β₁)、非选择性(β₁ 与 β₂)和兼有 α 受体阻滞三类。降压作用可能通过抑制中枢和周围的 RAAS 以及血流动力学自动调节机制。降压起效较迅速强力。适用于各种不同严重程度高血压,尤其是心率较快的中、青年患者或合并心绞痛患者,对老年人高血压疗效相对较差。β 受体阻滞剂对心肌收缩力、房室传导及窦性心律均有抑制,加重气道阻力,急性心力衰竭、支气管哮喘、病态窦房结综合征、房室传导阻滞和外周血管病禁用。

3.联合降压治疗方案

2 级高血压(≥160/100mmHg)患者在开始时就可以采用两种降压药物联合治疗,处方联合或者固定剂量联合,有利于血压在相对较短时期内达到目标值。联合治疗应采用不同降压机制的药物。比较合理的两种降压药联合治疗方案是:利尿剂与 β 受体阻滞剂;利尿剂与 ACEI 或 ARB;二氢吡啶类钙拮抗剂与 β 受体阻滞剂;钙拮抗剂与 ACEI 或 ARB。三种降压药合理的联合治疗方案除有禁忌证外必需包含利尿剂。

(四)有并发症的降压治疗

1.脑血管病

急性脑梗死发病一周以内时,不宜过度降压治疗,使血压维持在(160～180)/(90～105)mmHg 之间最为适宜。在这一阶段过多地降低血压,有可能加重脑组织缺血、缺氧。而脑出血患者,将血压维持在脑出血前水平或略高更为稳妥,血压低于 180/105mmHg 时不予以降压。血压过高时,慎重选用一些作用较为平和的降压药物,使血压平稳缓慢地降低。无论脑出血还是脑梗死,一旦病情恢复稳定,均应逐步恢复降压治疗,并将血压控制在 140/90mmHg

以下。

2.冠心病

应选择 β 受体阻滞剂和长效钙拮抗剂；发生过心肌梗死的患者应选择 ACEI 和 β 受体阻滞剂，预防心室重构。尽可能选用长效制剂，减少血压波动，控制 24 小时血压，尤其清晨血压。

3.心力衰竭

对于高血压合并无症状性左心室功能不全者，应选择 ACEI 和 β 受体阻滞剂，注意 β 受体阻滞剂从小剂量开始应用。在有心力衰竭症状的患者，应采用 ACEI 或 ARB、β 受体阻滞剂和利尿剂联合治疗。

4.慢性肾衰竭

终末期肾脏病时常有高血压，两者病情呈恶性循环。降压治疗的目的主要是延缓肾功能恶化，预防心脑血管病的发生。应该实施积极降压治疗策略，通常需要 3 种或 3 种以上降压药方能达到目标水平。ACEI 或 ARB 在早中期能延缓肾功能恶化，但要注意在低血容量或肌酐清除率＜30ml/min、血肌酐超过 265μmol/L（即 3.0mg/dl）时可能反而使肾功能恶化。血液透析患者仍需降压治疗。

5.糖尿病

常与高血压合并存在，属于心血管危险的高危群体，约 80％患者死于心、脑血管病。应该实施积极降压治疗策略，为了达到目标水平，通常在改善生活行为基础上需要 2 种以上降压药物联合治疗。ARB 或 ACEI、长效钙拮抗剂和小剂量利尿剂是较合理的选择。ACEI 或 ARB 能有效减轻和延缓糖尿病肾病的进展，改善血糖控制。

（五）顽固性高血压治疗

1.定义

尽管使用了包含利尿剂在内的三种以上合适剂量降压药联合治疗，血压仍未能达到目标水平，称为顽固性高血压或难治性高血压。

2.原因

对顽固性高血压的处理，首先要寻找原因，然后针对具体原因进行治疗，常见有以下一些原因。

（1）血压测量错误：袖带大小不合适，上臂围粗大者使用了普通袖带；袖带置于有弹性阻力的衣服（毛线衣）外面；放气速度过快；听诊器置于袖带内；在听诊器上向下用力较大；假性高血压可发生在广泛动脉粥样硬化和钙化的老年人，测量肱动脉血压时需要比动脉腔更高的袖带压力方能阻断血流，因此血压表上显示的血压数值高于实际动脉腔内的压力。

（2）降压治疗方案不合理：采用不合理的联合治疗不能显著增强降压效应；采用了对某些患者有明显不良反应的降压药，导致无法增加剂量提高疗效和不依从治疗；在三种降压药的联合治疗方案中无利尿剂。

（3）药物干扰降压作用：同时服用干扰降压作用的药物是血压难以控制的一个较隐蔽的原因。非甾体抗炎药（NSAIDs）、拟交感胺类药物、三环类抗抑郁制剂、环孢素、促红细胞生成素、口服避孕药和糖皮质激素等药物均有不同程度的拮抗降压药的作用。

（4）容量超负荷：摄入钠盐过多、肥胖、糖尿病和慢性肾功能不全时通常有容量超负荷。

（5）胰岛素抵抗：胰岛素抵抗是肥胖和糖尿病患者发生顽固性高血压的主要原因。在降压药治疗基础上联合使用胰岛素增敏剂，可以明显改善血压控制。肥胖者减轻体重 5kg 就能显著降低血压或减少所使用的降压药数量。

3.处理原则

找出原因处理后，仍无效果时，基层医生应把难治性高血压患者转至高血压专科进行治疗。在所有努力失败后，在严密观察下停用现有降压药，重新开始应用一种新的简单的治疗方案可能有助于打破这种恶性循环。

（六）高血压危象的处理

1.高血压急症

这类患者应进入监护室，持续监测血压和尽快应用适合的降压药。降压目标是静脉输注降压药，1 小时使平均动脉血压迅速下降但不超过 25％，在以后的 2～6 小时内血压降至约 160/100mmHg。血压过度降低可引起肾、脑或冠脉缺血。如果血压水平可以耐受并且临床情况稳定，在以后 24～48 小时逐步降低血压达到正常水平。下列情况应除外：①急性缺血性卒中，在发病一周内不宜过度降压；②主动脉夹层，应将 SBP 迅速降至 100mmHg 左右。

急症常静脉使用以下降压药，包括硝普钠、硝酸甘油、拉贝洛尔、艾司洛尔、酚妥拉明等。口服某些短效降压药可能有益，如卡托普利、拉贝洛尔、可乐定。

2.高血压亚急症

选用起效较快的口服药物，一般采用联合用药的方法。常用的口服药物包括襻利尿剂、钙拮抗剂、ACEI 类药物等。

第四节　冠状动脉粥样硬化性心脏病

一、概述

冠状动脉粥样硬化性心脏病指冠状动脉粥样硬化使血管腔狭窄或阻塞，和（或）因冠状动脉功能性改变（痉挛）导致心肌缺血缺氧或坏死而引起的心脏病，简称冠心病，也称为缺血性心脏病（ischemic heart disease）。

冠心病是动脉粥样硬化导致器官病变的最常见类型，也是严重危害人民健康的常见病。本病多发生在 40 岁以后，男性多于女性。在欧美发达国家本病常见，经济发达国家发病率较高；近年来发病率呈年轻化趋势，已成为威胁人类健康的主要疾病之一。

【病因和发病机制】

（一）病因

对常见的冠状动脉粥样硬化所进行的广泛而深入研究表明，本病是多病因的疾病，即多种因素作用于不同环节所致，这些因素称为危险因素（risk factor）或易感因素。

1.主要的危险因素

(1)年龄、性别:本病临床上多见于 40 岁以上的中、老年人,但在一些青壮年人甚至儿童的尸检中,也曾发现他们的动脉有早期的粥样硬化病变,提示这时病变已开始。男性与女性相比,女性发病率较低,但在更年期后发病率增加。年龄和性别属于不可改变的危险因素。

(2)血脂异常:脂质代谢异常是动脉粥样硬化最重要的危险因素。总胆固醇(total cholesterol,TC)、三酰甘油(triglyceride,TG)、低密度脂蛋白胆固醇(low density lipoprotein,LDL)、极低密度脂蛋白(very low density lipoprotein,VLDL)、载脂蛋白 B(ApoB)增高,高密度脂蛋白(high density lipopfotein,HDL)和载脂蛋白 A(apoproteinA,ApoA)降低,都被认为是危险因素。新近又认为脂蛋白(a)[Lp(a)]增高是独立的危险因素。

(3)血压:血压增高与本病关系密切。60%～70%的冠状动脉粥样硬化患者有高血压,高血压患者患本病较血压正常者高 3～4 倍。收缩压和舒张压增高都与本病密切相关。

(4)吸烟:吸烟者与不吸烟者比较,本病的发病率和病死率增高 2～6 倍,且与每日吸烟的支数呈正比。被动吸烟也是危险因素。

(5)糖尿病和糖耐量异常:糖尿病患者中本病发病率较非糖尿病者高 2 倍,本病患者糖耐量减低者也常见。

2.次要的危险因素

(1)肥胖。

(2)从事体力活动少,经常从事紧张脑力劳动者。

(3)西方的饮食方式常进食高热量及高胆固醇、高碳水化合物和高盐食物者。

(4)遗传因素:家族中有在较年轻时患本病者,其近亲得病的机会可 5 倍于无这种情况的家族。常染色体显性遗传所致的家族性高脂血症是这些家族成员易患本病的因素。

(5)性情急躁、好胜心和竞争性强、不善于劳逸结合的 A 型性格者。

3.近年新发现的危险因素

包括:①血中同型半胱氨酸增高;②胰岛素抵抗增强;③血中纤维蛋白原及一些凝血因子增高;④病毒、衣原体感染等。

(二)发病机制

对本病发病机制,曾有多种学说从不同角度来阐述,包括脂质浸润学说、血栓形成学说、平滑肌细胞克隆学说等。近年多数学者支持"内皮损伤反应学说",认为本病各种主要危险因素最终都损伤动脉内膜,而粥样硬化病变的形成是动脉对内膜损伤做出的炎症-纤维增生性反应的结果。

【病理解剖】

正常动脉壁由内膜、中膜和外膜三层构成,动脉粥样硬化主要累及大中型弹力型动脉内膜。主要表现为动脉内膜散在的斑块形成,随着病变进展,斑块可以融合。每个斑块的组成成分不同,但脂质是斑块的主要成分。根据其病理特点,将动脉粥样硬化斑块的发展进程分为六期。

第Ⅰ期(初始病变):单核细胞黏附在内皮细胞表面并迁移到动脉内膜。

第Ⅱ期(脂质条纹期):由泡沫细胞(富含脂质的单核细胞)在内皮细胞下聚集形成。

第Ⅲ期(粥样斑块前期):出现细胞外脂质池。

第Ⅳ期(粥样斑块期):平滑肌细胞及细胞外脂质池融合形成脂核。

第Ⅴ期(纤维斑块期):在脂核表面结缔组织沉着形成斑块的纤维帽。

第Ⅵ期(复合病变期):包括斑块破裂、溃疡形成、壁内血肿和血栓形成。

【临床分型】

1979 年 WHO 将冠心病分为以下 5 型。

(一)隐匿型或无症状性冠心病

患者无症状,但有心肌缺血的心电图或放射性核素心肌显像等客观证据,心肌组织无明显形态改变。

(二)心绞痛

由于暂时性心肌缺血引起的以发作性胸骨后疼痛为主要特征的临床综合征,心肌组织多无形态改变。

(三)心肌梗死

胸痛症状严重,由冠状动脉闭塞致心肌急性缺血性坏死所致。

(四)缺血性心肌病

为长期心肌缺血或坏死导致心肌纤维化而引起。表现为心脏增大、心力衰竭和(或)心律失常,与扩张型心肌病类似。

(五)猝死

多为缺血心肌发生电生理紊乱,引起严重的室性心律失常所致。

近年趋向于根据发病特点和治疗原则不同分为两大类:①慢性冠脉病,也称慢性心肌缺血综合征。包括稳定型心绞痛、缺血性心肌病、隐匿性冠心病等。②急性冠脉综合征(acute coronary syndrome,ACS),包括不稳定型心绞痛、非 ST 段抬高型心肌梗死、ST 段抬高型心肌梗死及猝死。它们有共同的病理生理基础,即冠状动脉粥样硬化斑块的破裂、血栓形成,并导致病变血管不同程度的阻塞。

【防治】

应积极预防动脉粥样硬化的发生;已发生动脉粥样硬化者,应积极治疗,防止病变发展并争取逆转;已发生器官功能障碍者,应及时治疗,防止恶化,延长患者的寿命。

(一)一般预防措施

1.维持正常的体重

体质指数＝体重(kg)/[身高(m)]²,使体质指数维持在 24 以下。清淡饮食,避免经常食用含胆固醇较高的食物,多食富含维生素的食物。本病的预防应从儿童时期开始,儿童也应避免摄食高胆固醇饮食,防止肥胖。

2.适当的体力活动

一定的体力活动对预防肥胖、调节血脂代谢和锻炼循环系统的功能均有益,是预防本病的积极措施。活动量根据身体状况来决定,不宜做剧烈活动。

3.保持健康的生活方式

生活要有规律,保持乐观愉快的情绪,避免过度劳累和情绪激动,保证充分睡眠,不吸烟不饮烈性酒。

4.积极治疗相关

疾病包括高血压、高脂血症、肥胖、糖尿病、痛风、肝病、肾病综合征和有关的内分泌疾病。

(二)药物治疗

1.调脂药物

血脂增高的患者,经过上述饮食调节和体育锻炼后,仍高于正常,TC$>$5.2mmol/L(200mg/dl),LDL-C$>$3.1mmol/L(120mg/dl),TG$>$1.70mmol/L(150mg/dl),可根据具体情况选用下列调脂药物。

(1)他汀类:为3羟3甲戊二酰辅酶A(HMG-CoA)还原酶抑制剂类,具有竞争性抑制细胞内胆固醇合成早期过程中的限速酶活性的作用,继而上调细胞表面LDL受体,加速血浆中LDL的分解代谢,还可抑制VLDL的合成。因此,他汀类药物能显著降低TC和LDC,也降低TG水平和轻度升高HDL。此外,他汀类药物可能具有抗炎、保护血管内皮和稳定斑块的作用,这可能与冠心病的减少有关。近二十年来的临床研究显示,他汀类药物是当前防治高胆固醇血症和动脉粥样硬化性疾病非常重要的药物。

国内已上市的他汀类药物有洛伐他汀(lovastatin)、辛伐他汀(simvastatin)、普伐他汀(pravastatin)、氟伐他汀(fluvastatin)和阿托伐他汀(atorvastatin)。已完成临床研究的瑞舒伐他汀(rosuvastatin),正在进行临床研究的匹伐他汀(pitavastatin)。他汀类药物使LDL降低18%~55%,TG降低7%~30%,HDL升高5%~15%。其作用与剂量相关,但不呈直线相关。如他汀类剂量增加一倍,其降低TC的幅度只增加5%,而降低LDL的幅度只增加7%。

大多数人对他汀类药物耐受性好,副作用较轻且短暂。0.5%~2%的患者出现剂量依赖性转氨酶升高,但进展为肝衰竭的情况罕见。对于转氨酶轻度升高(<3倍正常值)者,不是使用他汀类药物的禁忌,胆汁淤积和活动性肝病是该药的禁忌。除此之外,他汀类药物还可引起肌病,包括肌痛(肌肉疼痛或无力,不伴肌酸激酶即CK增加)、肌炎(肌肉症状伴CK增加)及横纹肌溶解(肌肉症状伴CK显著升高,超过正常值的10倍),而后者可能导致急性肾衰竭甚至死亡,是他汀类最危险的不良反应。使用标准剂量的他汀类药物时很少发生肌炎,当大剂量使用或与某些药物合用时(如环孢素、贝特类、大环内酯类、烟酸等),肌炎的发生率增加。因此,在使用他汀类药物时,特别是与上述药物合用时,要注意监测转氨酶及CK。

(2)贝特(fibrates)类:亦称为苯氧芳酸类药物。通过增加脂蛋白酯酶(LPL)的脂解活性,清除血液循环中富含TG的脂蛋白,降低血浆TG和提高HDL水平,促进胆固醇的逆向转运,并促使LDL亚型由小而密颗粒向大而疏松颗粒转变。主要降低TG,也降低TC,并使HDL增高。少数患者有胃肠道反应、皮肤发痒和荨麻疹以及一过性血清转氨酶增高和肾功能改变,宜定期检查肝、肾功能。长期应用可使胆石症发病率增高。绝对禁忌证为严重肝病和严重肾病。

常用制剂:非诺贝特(fenofibrate)100mg,3次/天,其微粒型制剂200mg,1次/天;吉非贝齐(gemfibrozil)600mg,2次/天,其缓释型900mg,1次/天;苯扎贝特(bezafibrate)200mg,2~3次/天,其缓释型400mg,1次/天;环丙贝特(ciprofibrate)50~100mg,1次/天等。

(3)烟酸(nicotinic acid)类:属于B族维生素,当用量超过作为维生素的剂量时,可有明显的降脂作用,其具体机制不十分清楚。能降低血TG和TC,并具有增高HDL以及扩张周围血管的作用。可引起皮肤潮红和发痒、胃部不适等副作用,故不易耐受。长期应用还要注意检查肝功能。绝对禁忌为慢性肝病和严重痛风。

常用制剂:烟酸,口服,3 次/天,每次剂量由 0.1g 逐渐增加到最大 1.0g;阿昔莫司(acipimox),口服 250mg,1～3 次/天。

(4)胆酸螯合树脂(bile acid sequestering resin):为阴离子交换树脂,服用后与肠内胆酸呈不可逆结合,阻断胆酸的肠肝循环,促使胆酸从大便中排除,阻断胆汁酸中胆固醇的吸收。通过反馈机制刺激肝细胞膜表面 LDL 受体,加速血液中 LDL 的清除,从而使血液中 LDL 降低。

常用制剂:考来烯胺(cholestyramine,消胆胺)4～5g,3 次/天;考来替泊(colestipol)4～5g,3～4 次/天等。可引起便秘等肠道反应,近年采用微粒型制剂,副作用减少,患者较易耐受。

(5)其他调整血脂药物:不饱和脂酸(unsaturated fatty acid)类,包括从植物油提取的亚油酸、亚油酸乙酯等和从鱼油中提取的多价不饱和脂酸。

2.抗血小板药物

抗血小板药物能有效地预防和治疗冠状动脉血栓形成。在 20 多种抗血小板药物中,目前具有充分循证医学证据并在临床广泛使用的主要有三类。

(1)阿司匹林(aspirin):是基本的抗血小板药物,通过作用于环氧化酶,抑制重要的血小板激活因子血栓烷 A_2(TXA_2),从而抑制血小板功能。0.05～0.3g,1 次/天,主要的不良反应是胃肠道毒性作用。

(2)氯吡格雷(clopidogrel):通过与血小板膜上的 ADP 受体结合,抑制 ADP 介导的血小板糖蛋白 Ⅱb/Ⅲa 受体的活化,从而抑制血小板的聚集。其抗血小板作用强且持久,停药后仍可持续 7～10 天。用法为 75mg,1 次/天。副作用较少,对于不能耐受阿司匹林的患者,可以考虑用该药替代阿司匹林。

(3)血小板糖蛋白 Ⅱb,Ⅲa 受体拮抗剂(GPⅡb,Ⅲa 受体拮抗剂):GPⅡb/Ⅲa 受体是血小板聚集的最后共同通路,阻断 GPⅡb/Ⅲa 受体能消除任何激动剂引起的血小板聚集。GPⅡb/Ⅲa 受体拮抗剂是近几年广泛研究并应用于临床的抗血小板药物,它可使 ACS 患者的临床事件下降 30％～50％。出血风险较高,因而应谨慎使用,主要获益人群是进行冠状动脉介入治疗的高危患者。目前北美已批准使用的有三种静脉 GPⅡb/Ⅲa 受体拮抗剂:①阿昔单抗(abciximab),为单克隆抗体,0.25mg/kg,静脉滴注 10μg/(kg·h),12～24 小时;②替罗非班(tirofiban),为肽类抑制剂;③依替巴肽(eptifibatide),为非肽类抑制剂。前者临床资料较多,而后两者相对较少。

3.抗凝药物

包括普通肝素和低分子肝素,二者都是通过增强抗凝血酶活性来发挥抗凝效应。近十年来大量临床研究比较了二者的药物疗效和安全性,结果显示,低分子肝素至少与普通肝素是等效的,且其使用时不需监测凝血常规,因而低分子肝素已取代肝素,成为 ACS 急性期治疗的一线药物。需要注意的是,低分子肝素是通过肾脏清除,严重肾功能不全时长时间使用该药,可能产生蓄积导致出血的风险增加,因而应减量使用。出血时可使用鱼精蛋白,能部分拮抗低分子肝素的抗凝作用。

4.其他

还包括缓解心绞痛症状的药物(如硝酸酯类)、改善心脏重构的药物(如 ACEI 或 ARB、β受体阻滞剂等)和溶栓药物,将分别在"心绞痛"和"心肌梗死"等章节中予以详细介绍。

(三)冠心病的介入治疗和外科手术治疗

单纯的药物治疗不再是冠心病的唯一治疗方法,经皮冠状动脉介入术(percutaneous coronaryintervention,PCI)经过导管扩张狭窄的冠状动脉,从而解除狭窄、改善心肌血供的方法,是血管重建术中创伤最小的一种。最早应用于临床的是经皮冠状动脉腔内成形术(percutaneoustransluminal coronary angioplasty,PTCA),其后还发展了经皮冠状动脉腔内旋切术、旋磨术和激光成形术等,1987 年又发展了冠状动脉支架置入术(intracoronary stenting)。目前临床工作中治疗本病最常用的是 PTCA 和支架置入术,且二者常同时应用,目前 PTCA 已较少单独使用。

外科手术治疗主要是主动脉-冠状动脉旁路移植手术(coronary artery bypass grafting,CABG)。取患者自身的大隐静脉或内乳动脉等作为旁路移植材料。前者一端吻合在主动脉,另一端吻合在有病变的冠状动脉远端;后者游离其远端吻合于狭窄的冠状动脉远端。通过上述旁路,引主动脉血流以改善因狭窄冠状动脉所导致的心肌缺血。术前进行常规选择性冠状动脉造影,了解冠状动脉狭窄的范围和程度,为手术方案的制订提供依据。

【预防】

预防动脉粥样硬化和冠心病,属一级预防;已有冠心病及心肌梗死病史者还应预防再次梗死及其他心血管事件,属二级预防。二级预防应全面综合考虑,为便于记忆可简称为 A、B、C、D、E。

A.aspirin 抗血小板　　　　　anti-anginals 抗心绞痛

B.beta blockerp 受体阻滞剂　blood pressure control 控制血压

C.cholesterol lowing 调节血脂 cigarettes quitting 戒烟

D.diet control 控制饮食　　　diabetes treatment 治疗糖尿病

E.education 进行健康教育　　exercise 鼓励适当的体育运动

二、稳定型心绞痛

稳定型心绞痛也称劳力性心绞痛,是在冠状动脉固定性严重狭窄基础上,由于心肌负荷的增加引起心肌急剧的、暂时性缺血缺氧引起的以胸痛为主要特征的临床综合征,是冠心病的常见临床表现。其疼痛发作的程度、频度、性质和诱发因素在数周至数月内无显著变化。

【病因和发病机制】

(一)病因

多为冠状动脉粥样硬化,也可见于瓣膜病(尤其是主动脉瓣病变)、肥厚型心肌病、未控制的高血压、甲状腺功能亢进症和严重贫血等患者。冠状动脉"正常"者也可能由于冠状动脉痉挛或内皮功能障碍等原因发生心绞痛。

(二)发病机制

冠状动脉的供血与心肌的需血之间发生矛盾,冠状动脉血流量不能满足心肌代谢的需要,引起心肌急剧的、暂时的缺血缺氧即可发生心绞痛。

（1）心肌细胞摄取血液氧含量的 65%～75%，而身体其他组织则仅摄取 10%～25%。因此，心肌平时对血液中氧的吸取已接近于最大量，氧供再需增加时已难从血液中更多地摄取氧，只能依靠增加冠状动脉的血流量来提供。

（2）在正常情况下，冠脉循环有很大的储备力量，其血流量可随身体的生理情况而有显著的变化；在剧烈体力活动时，冠状动脉适当地扩张，血流量可增加到休息时的 6～7 倍。缺氧时，冠状动脉也扩张，能使血流量增加 4～5 倍。

（3）动脉粥样硬化而致冠状动脉狭窄或部分分支闭塞时，其扩张性减弱，血流量减少，且对心肌的供血量相对地比较固定。心肌的血液供应如减低到尚能应付心脏平时的需要，则休息时可无症状。

（4）心肌氧耗的多少主要由心肌张力、心肌收缩强度和心率所决定，故常用"心率×收缩压"作为估计心肌氧耗的指标。一旦心脏负荷突然增加，如劳累、激动、左心衰竭等，使心肌张力增加、心肌收缩力增加和心率增快等而致心肌氧耗量增加时，心肌对血液的需求增加，而冠脉的供血已不能相应增加，即可引起心绞痛。

【临床表现】

(一)症状

心绞痛以发作性胸痛为主要临床表现，疼痛的特点如下。

1.部位

主要在胸骨体中段或上段之后可波及心前区，有手掌大小范围，甚至横贯前胸，界限不很清楚。常放射至左肩、左臂内侧达环指和小指，或至颈、咽或下颌部。

2.性质

胸痛常为压迫、发闷或紧缩性，也可有烧灼感，但不尖锐，不像针刺或刀扎样痛，偶伴濒死的恐惧感觉。发作时，患者往往不自觉地停止原来的活动，直至症状缓解。

3.诱因

发作常由体力劳动或情绪激动所激发，饱食、寒冷、吸烟、心动过速、休克等亦可诱发。疼痛多发生于劳力或激动的当时，而不是在一天劳累之后。典型的心绞痛常在相似的条件下发生，但有时同样的劳力只在早晨而不在下午引起心绞痛，提示与晨间交感神经兴奋性增高等昼夜节律变化有关。

4.持续时间

疼痛出现后常逐步加重，然后在 3～5 分钟内消失，可数天或数星期发作一次，亦可一日内多次发作。

5.缓解方式

一般在停止原来诱发症状的活动后即可缓解；舌下含用硝酸甘油也能在几分钟内缓解。

(二)体征

平时一般无异常体征。心绞痛发作时常见心率增快、血压升高、表情焦虑、皮肤冷或出汗，有时出现第四或第三心音奔马律。可有暂时性心尖部收缩期杂音，是乳头肌缺血以致功能失调引起二尖瓣关闭不全所致。

(三)心绞痛严重程度分级

根据加拿大心血管病学会(ccs)分类分为 4 级。

Ⅰ级:一般体力活动不引起心绞痛,如行走和上楼,但紧张、快速或持续用力可引起心绞痛的发作。

Ⅱ级:日常体力活动稍受限制,快步行走、上楼、登高、饭后行走或上楼、寒冷或风中行走、情绪激动可发作心绞痛,在正常情况下以一般速度平地行走 200m 以上或登一层以上的楼梯受限。

Ⅲ级:日常体力活动明显受限,在正常情况下以一般速度平地步行 100～200m 或登一层楼梯时可发作心绞痛。

Ⅳ级:轻微活动或休息时即可出现心绞痛症状。

【实验室和其他检查】

(一)心电图检查

是发现心肌缺血、诊断心绞痛最常用的检查方法。

1.静息时心电图

最常见的心电图异常是 ST-T 改变,包括 ST 段水平型或下斜型压低、T 波低平或倒置,其中 ST 段改变往往比 T 波改变更具有特异性。部分患者心电图正常,而部分正常人也可能出现 ST-T 改变,需要注意鉴别。

2.心绞痛发作时心电图

绝大多数患者可出现暂时性心肌缺血引起的 ST 段移位。因心内膜下心肌更容易缺血,故常见反映心内膜下心肌缺血的 ST 段压低(≥0.1mV),发作缓解后恢复。

3.运动心电图

运动心电图运动可增加心脏负荷以激发心肌缺血。运动方式主要为分级活动平板或踏车,其运动强度可逐步分期升级。目前国内常用的负荷目标为按年龄预计的最大心率或该最大心率的 85%～90%,前者称为极量运动试验,后者更常用,称为次极量运动试验(目标心率相当于 195 减去受检者年龄)。运动中应持续监测心电和血压变化。

终止指征:①出现明显症状(胸痛、乏力、气短或步态不稳),症状伴有意义的 ST 段改变;②ST 段明显压低(压低≥0.2mV 为相对指征,≥0.4mV 为绝对指征);③ST 段抬高≥0.1mV;④出现有意义的心律失常(如室性心动过速等),收缩压持续降低>10mmHg 或血压明显升高(收缩压>250mmHg,或舒张压≥115mmHg);⑤已达到目标心率者。

阳性标准:①运动中出现典型心绞痛;②ST 段水平型或下斜型压低≥0.1mV,持续 2 分钟为试验阳性;③ST 段弓背向上抬高>0.3mV;④运动中出现血压下降。如心电图运动试验中 ST 段压低≥0.3mV,且发生于低运动量和心率≤120 次/分时,或伴血压下降,常提示三支血管病变或左主干病变导致严重心肌缺血。

4.动态心电图

连续记录 24 小时以上的心电图,将其与患者的症状和活动情况进行对照分析。如出现以下情况则考虑诊断心肌缺血:①ST 段水平型或下斜型下移≥0.1mV,持续 1 分钟,发作的间隔时间≥1 分钟;②疼痛发作时心电图显示缺血性 ST-T 改变。

(二)放射性核素检查

常用方法为^{201}铊(^{201}Tl)心肌显像。^{201}TI 随冠脉血流很快被正常心肌细胞所摄取。缺血心肌常在心脏负荷后(运动或腺苷、多巴酚丁胺、双嘧达莫等药物)显示灌注缺损,休息后缺损区出现再灌注现象。近年来用 99mTc-MIBI 做心肌灌注显像取得良好效果。

(三)冠状动脉造影

对心绞痛或可疑心绞痛患者,冠脉造影可明确诊断和全面了解血管情况,并决定治疗策略和判断预后。心绞痛患者,至少有一支冠状动脉主干管腔显著狭窄达横切面的 75% 以上;有侧支循环建立者,则冠状动脉主支有更严重的狭窄才会发生心绞痛。另一方面,5%~10% 的心绞痛患者冠脉造影是正常的,提示这些患者可能存在冠状动脉痉挛或冠状动脉微小动脉病变(微血管性心绞痛或称为 X 综合征)。

冠状动脉造影的适应证包括:①严重心绞痛(ccs 分级 3 级或以上者),特别是正规药物治疗不能明显缓解症状者;②高危患者;③心搏骤停存活者,或患者有严重室性心律失常者;④血管重建的患者早期出现中重度心绞痛发作;⑤伴有慢性心衰或左室射血分数(LVEF)明显降低的患者。

(四)其他检查

X 线检查多无异常发现。二维超声心动图可探测到缺血区心室壁的运动异常。

【诊断和鉴别诊断】

(一)心绞痛的诊断

根据典型的症状特点和心电图表现,结合存在的冠心病危险因素,除外其他原因所致的心绞痛,一般可确定诊断。如不能确诊,可多次复查心电图、做运动心电图及动态心电图,以明确诊断。诊断仍有困难者,可考虑行选择性冠状动脉造影。

(二)鉴别诊断

1.急性心肌梗死

疼痛性质更剧烈,持续时间可长达数小时,常伴有心律失常、心力衰竭和(或)休克,含用硝酸甘油多不能使之缓解。心电图中面向梗死部位的导联 ST 段抬高,并有异常 Q 波。实验室检查示白细胞计数、红细胞沉降率增高,心肌坏死标志物(肌红蛋白、肌钙蛋白 I 或 T、CK-MB 等)增高。

2.其他心血管疾病

包括严重的主动脉瓣病变、肥厚型心肌病、主动脉夹层、主动脉窦瘤破裂、X 综合征等。其中 X 综合征多见于女性,心电图负荷试验常阳性,但冠脉造影无狭窄病变且无冠脉痉挛证据,预后良好,被认为是冠脉系统微循环功能不良。

3.颈胸疾病

如颈椎病、胸椎病、肋软骨炎、肩周炎、肋间神经痛、骨质疏松和带状疱疹等。

4.心脏神经症

本病胸痛常为几秒钟或持续几小时甚至更长时间的隐痛或刺痛,部位经常变动。症状多在疲劳之后出现,而不在疲劳的当时。做轻度体力活动反觉舒适,有时可耐受较重的体力活动而不发生胸痛或胸闷。含用硝酸甘油无明显效果,常伴有心悸、疲乏及其他神经衰弱的症状。

5.消化道疾病

如反流性食管炎、食管裂孔疝、膈疝、消化性溃疡、肠道疾病、急性胆囊炎和急性胰腺炎等。

【治疗】

治疗原则是预防心肌梗死和猝死,减轻症状和缺血发作。治疗主要着重于改善冠状动脉的血供和减轻心肌的耗氧,同时治疗动脉粥样硬化。

(一)药物治疗

1.缓解症状的药物

(1)硝酸酯类药物:这类药物除扩张冠状动脉、降低阻力、增加冠状循环的血流量外,还通过对周围血管的扩张作用,减少静脉回流心脏的血量,降低心室容量、心腔内压、心排血量和血压,减低心脏前后负荷和心肌的需氧,从而缓解心绞痛。副作用有头晕、头胀痛、头部跳动感、面红、心悸等,偶有血压下降。注意对于由严重主动脉瓣狭窄或肥厚型梗阻性心肌病引起的心绞痛,不宜使用硝酸酯类药物,以免因前负荷的降低进一步减少心搏出量,从而导致晕厥的发生。长时间反复应用硝酸酯类药物,可由于产生耐受性而效力减低,停用 10 小时以上,即可恢复有效。

常用制剂:①硝酸甘油 0.3～0.6mg,置于舌下含化,1～2 分钟起作用,约半小时后作用消失,一般连用不超过 3 次,每次间隔 5 分钟。硝酸甘油油膏贴在胸前,适于预防夜间心绞痛发作。②单硝酸异山梨酯 20mg,2 次/天。③硝酸异山梨酯(消心痛)5～10mg,舌下含化,2～5 分钟后起效,作用可维持 2～3 小时。

(2)β受体阻滞剂:阻断拟交感胺类对心率和心收缩力的刺激作用,减慢心率、降低血压,减低心肌收缩力和氧耗量,能有效缓解心绞痛的发作。

常用制剂有:①美托洛尔 25～50mg,2 次/天,缓释片 100～200mg,1 次/天;②阿替洛尔 12.5～25mg,1 次/天;③比索洛尔 2.5～5mg,1 次/天;④兼有 α 受体阻滞作用的卡维地洛 10mg,2 次/天。

(3)钙离子拮抗剂:本类药物抑制钙离子进入细胞内,抑制心肌细胞兴奋,收缩耦联中钙离子的利用,从而抑制心肌收缩,减少心肌氧耗;扩张冠状动脉,解除冠状动脉痉挛,改善心内膜下心肌的供血;扩张周围血管,降低动脉压,减轻心脏负荷;还降低血黏度,抗血小板聚集,改善心肌的微循环。

常用制剂有:①维拉帕米 40～80mg,3 次/天或缓释剂 240mg/d;②地尔硫䓬(硫氮䓬酮) 30～60mg,3 次/天,其缓释制剂 90mg,1 次/天;③硝苯地平 10～20mg,3 次/天,其缓释制剂 20～40mg,2 次/天。

2.改善预后的药物

(1)阿司匹林:稳定型心绞痛患者长期服用阿司匹林可降低心肌梗死、脑卒中和心血管性死亡的风险,因此只要没有禁忌证,所有患者都应服用。其最佳剂量为 75～150mg/d。主要的副作用为胃肠道出血或对阿司匹林过敏。不能耐受阿司匹林者,可用氯吡格雷替代。

(2)氯吡格雷:主要用于支架植入以后或对阿司匹林有禁忌的患者。维持剂量为 7.5mg/d,1 次口服。

(3)β受体阻滞剂:患者长期接受 β 受体阻滞剂治疗,可减少恶性心律失常的发生,降低死亡率。使用剂量应个体化,从较小剂量开始,逐渐增加剂量,以缓解症状,心率不低于 50 次/分为宜。

常用制剂:①美托洛尔 25～100mg,2 次/天;②比索洛尔 5～10mg,1 次/天;③阿替洛尔 5～10mg,2 次/天。

(4)调脂治疗:冠心病最重要的危险因素是 LDL-C,且 TC 的水平也与冠心病的发生呈正相关。对于冠心病患者,LDL-C 的目标值为＜2.60mmol/L(100mg/dl);对于极高危患者(ACS 或冠心病合并糖尿病者),LDL-C 的目标值为＜2.07mmol/L(80mg/dl)。应用他汀类药物时,特别是与贝特类药物合用时,严密监测转氨酶及肌酸激酶等生化指标,以及时发现药物性肝脏损伤或肌病。

常用制剂:①阿托伐他汀 10～80mg,1 次/天;②辛伐他汀 20～40mg,1 次/天;③氟伐他汀 20～40mg,1 次/天;④洛伐他汀 20～40mg,1～2 次/天;⑤普伐他汀 10～20mg,1 次/天。

(5)血管紧张素转换酶抑制剂(ACEI):临床研究显示,所有冠心病患者均能从 ACEI 的治疗中获益,其中合并糖尿病、心力衰竭或左心室收缩功能不全的高危患者获益更多。

常用制剂:①卡托普利,12.5～50mg,3 次/天;②依那普利,5～10mg,2 次/天;③培哚普利,4～8mg,1 次/天;④贝那普利,10～20mg,1 次/天;⑤福辛普利,10～20mg,1 次/天。

(二)血运重建治疗

对于稳定型心绞痛患者的血运重建,主要包括 PCI 和 CABG 两种。

1.PCI

由于创伤小、恢复快、安全性高,易被医生和患者接受,近 30 年来日益普遍应用于临床。PCI 的方法包括单纯球囊扩张、冠状动脉支架植入术、冠状动脉旋磨术、冠状动脉定向旋切术等。随着经验和器械的发展,特别是药物洗脱支架(drug-eluting stent,DES)的出现,减少了再狭窄风险和负性心脏事件,手术相关的死亡风险为 0.3％～1％,使该技术的应用范围得到极大的拓展。

对于低危的稳定型心绞痛患者,包括强化降脂在内的药物治疗在减少缺血时间方面与 PCI 一样有效。对于相对高危的患者和多支血管病变的稳定型心绞痛患者,PCI 缓解症状更为显著,生存率获益尚不清楚。

2.CABG

近 40 年来逐渐成了治疗冠心病的最普通的手术。临床对比研究显示,CABG 可改善中至高危患者的预后。某些特定的冠状动脉病变解剖类型手术预后优于药物治疗,这些情况包括:①左主干的明显狭窄;②3 支主要冠状动脉近端的明显狭窄;③2 支主要冠状动脉的明显狭窄,其中包括左前降支(LAD)近段的高度狭窄。术后心绞痛症状可明显改善,生活质量能明显提高,但手术能否改善心功能和延长寿命尚无定论。另外,手术本身可并发心肌梗死,移植的血管术后还可闭塞(静脉桥 10 年通畅率为 50％～60％),因此应从严掌握手术适应证。

(三)危险因素的处理

1.吸烟

动员并协助患者戒烟并避免被动吸烟,可使用尼古丁替代治疗等药物和非药物措施。

2.运动

运动能减轻患者的症状、改善运动耐量、减轻缺血表现。建议稳定型心绞痛患者每日运动30 分钟,每周不少于 5 天。

3.血压

将血压控制在 130/80mmHg 以下,药物优先选择 β 受体阻滞剂和 ACEI 类。

4.糖尿病

改善生活方式及使用降糖治疗,将糖化血红蛋白控制在正常范围内(≤7%)。

5.肥胖

减轻体重,将 BMI 控制在 24 以下,有利于其他危险因素的控制,是冠心病二级预防中的重要内容。

(四)稳定型心绞痛的特殊类型(X 综合征)

又称微血管性心绞痛,患者表现为劳力诱发的心绞痛,有心肌缺血的客观证据(如运动试验或放射性核素检查结果阳性),但选择性冠状动脉造影正常,且可除外冠状动脉痉挛。其治疗主要是使用硝酸酯类药物缓解症状,可联合使用钙离子拮抗剂或 β 受体阻滞剂。使用 ACEI或他汀类药物有助于改善内皮功能,应考虑使用。

【预后】

稳定型心绞痛患者大多数能生存很多年,但有发生急性心肌梗死或猝死的危险。决定预后的主要因素为冠状动脉病变范围和心功能。左冠状动脉主干病变者最为严重,其后依次为三支、二支与一支血管病变。

三、不稳定型心绞痛和非 ST 段抬高型心肌梗死

不稳定型心绞痛(unstable angina,UA)和非 ST 段抬高型心肌梗死(non-ST-elevation-myocardial infarction,NSTEMI)是由于动脉粥样斑块破裂,伴不同程度的血栓形成及远端血管狭窄所导致的一组临床综合征。二者的病因、病理生理基础和临床表现相似,主要不同的是缺血是否严重到引起心肌坏死的程度。

【病因和发病机制】

目前认为,ACS 最主要的原因是易损斑块,即指那些不稳定和有血栓形成倾向的斑块。ACS 是由于斑块破裂、糜烂和继发血栓形成、血管痉挛及微血管阻塞等多因素作用下导致的急性和亚急性心肌缺血缺氧。

【临床表现】

(一)症状

1.不稳定型心绞痛

包括以下几种:①静息性心绞痛:心绞痛发生在休息时,持续时间多在 20 分钟以上;②初发性心绞痛:1 个月内新发的心绞痛,可表现为静息性或劳力性发作并存;③恶化性心绞痛:既往有心绞痛病史,近 1 个月内心绞痛症状加重,发作次数频繁、时间延长或更易诱发。

2.变异性心绞痛

也是 UA 的一种,通常为自发性,其特点为一过性 ST 段抬高。动脉硬化斑块导致局部内皮功能紊乱和冠状动脉痉挛是其发病原因。多数可自行缓解,少数可演变为心肌梗死。硝酸

甘油和钙离子拮抗剂可使其缓解。

3.NSTEMI

临床表现与 UA 相似,但比 UA 更严重,持续时间更长,二者的区别在于心肌坏死标志物是否增加。UA 可发展为 NSTEMI 或 ST 段抬高型心肌梗死。

(二)体征

大部分 UA/NSTEMI 可无明显体征。高危患者可引起心功能不全,出现肺部啰音或原有啰音增加,出现第三心音、心动过速或心动过缓以及二尖瓣区新出现的二尖瓣关闭不全所致的收缩期杂音。

(三)UA/NSTEMI 危险程度分级

由于 UA 患者的严重程度不同,其处理和预后也有很大的差别。在临床分为低危组、中危组和高危组。

1.低危组

新发的或是原有劳力性心绞痛恶化加重,发作时 ST 段下移≤1mm,持续时间<20 分钟,坏死标志物为阴性。

2.中危组

就诊前一个月内(但 48 小时内未发)胸痛发作 1 次或数次,静息心绞痛及梗死后心绞痛,发作时 ST 段下移>1mm,持续时间<20 分钟,年龄>70 岁,心肌坏死标志物轻度增高(cTnT>0.01,但<0.1μg/L)。

3.高危组

48 小时内缺血症状恶化,胸痛持续时间>20 分钟,心电图示 ST 段下移≥2mm 或新出现束支传导阻滞,年龄>75 岁,新出现肺部啰音或原有啰音增加,新出现二尖瓣区收缩期杂音,心肌坏死标志物明显增高(cTnT>0.1μg/L)。

【实验室检查和辅助检查】

(一)心电图

静息心电图是诊断 UA/NSTEMI 的最重要的方法,并且提供预后方面的信息。ST-T 动态变化是 UA/NSTEMI 最可靠的心电图表现,静息心电图可出现 2 个或更多相邻导联 ST 段下移>0.1mV。然而,心电图正常时不能排除 ACS 的可能性。

(二)心肌损伤标志物

可以帮助鉴别 UA 或 NSTEMI,还可提供有价值的预后信息,常用生化指标包括肌酸激酶同工酶(CK-MB)、心脏肌钙蛋白(cTnT 和 cTnI)、肌红蛋白。其中肌钙蛋白特异性和敏感性高,能发现少量心肌坏死的患者;CK-MB 的特异性和敏感性不如肌钙蛋白,但仍是发现大范围心肌坏死的一种非常常用的标志物;肌红蛋白缺乏心脏特异性,因此不能作为单独使用的心肌坏死标志物,但有助于心肌坏死的早期诊断。

【治疗】

(一)一般处理

卧床休息 1~3 天,床旁 24 小时心电监测和血氧饱和度监测,有呼吸困难和发绀者应予以吸氧。

(二)抗缺血治疗

(1)含化或喷雾吸入硝酸甘油,每 5 分钟 1 次,共用 3 次。无效者静脉使用硝酸甘油,以 $10\mu g/min$ 开始,每 3～5 分钟增加 $10\mu g/min$,直至症状缓解或出现血压下降。

(2)硝酸甘油不能即刻缓解症状或出现肺充血时,静脉注射硫酸吗啡 5～10mg。

(3)如有进行性胸痛,无禁忌证时应及早开始使用 β 受体阻滞剂,剂量应个体化,必要时静脉注射。

(4)存在进行性胸痛、同时 β 受体阻滞剂禁忌证的患者,如没有严重心功能受损或其他禁忌,可开始非二氢吡啶类钙离子拮抗剂(如维拉帕米或地尔硫草)治疗。治疗变异型心绞痛也以钙离子拮抗剂疗效最好。

(5)ACEI 用于合并左心室收缩功能障碍或心力衰竭、高血压或糖尿病的 ACS 患者。

(三)抗血小板和抗凝治疗

(1)应当迅速开始抗血小板治疗,首选阿司匹林,既往没有使用过的患者,首剂 0.3g 嚼服或口服,以后 75～150mg/d。阿司匹林过敏或胃肠道不能耐受者,应当使用氯吡格雷。

(2)不准备行早期 PCI 的患者,除使用阿司匹林外,还应联合使用氯吡格雷 9～12 个月。

(3)准备行早期 PCI 的患者,置入金属裸支架者,除长期使用阿司匹林外,还应使用氯吡格雷 1 个月以上;置入药物支架者,除长期使用阿司匹林外,应该联合使用氯吡格雷至少 12 个月。

(4)准备择期行 CABG 并且正在使用氯吡格雷者,如病情允许,应当停用氯吡格雷 5～7 天,以免增加术中、术后大出血的风险。

(5)除使用阿司匹林和氯吡格雷抗血小板治疗外,还应当静脉使用普通肝素或皮下注射低分子肝素(LMWH)抗凝。

(6)血小板膜糖蛋白(GP)Ⅱb/Ⅲa 受体拮抗剂只推荐用于准备行 PCI 的 ACS 患者,或不准备行 PCI 但具有高危特征的 ACS 患者。

(四)他汀类药物在 ACS 中的应用

目前有较多证据证实,在 ACS 早期给予他汀类药物,可以改善预后,降低终点事件,这可能与他汀类药物具有的稳定斑块和抗炎作用有关。ACS 患者在入院 24 小时内应检查血脂,并尽早给予较大剂量的他汀类药物。

(五)UA/NSTEMI 患者的血运重建治疗

1.冠脉造影

通常在以下情况应尽早行冠状动脉造影检查:①UA/NSTEMI 患者伴明显血流动力学不稳定;②在正规的药物治疗下,心肌缺血症状反复出现;③临床表现高危,如出现充血性心衰或恶性室性心律失常;④心肌缺血面积较大,导致左室功能障碍,左室射血分数<35%;⑤做过 PCI 或 CABG 又再发心肌缺血者。

2.早期 PCI

最近的临床试验结果显示,对于非 ST 段抬高的高危 ACS 患者,选择早期 PCI 并辅以充分抗缺血、抗血小板药物及强化降脂治疗,较之选择保守治疗有更良好的疗效。对于血流动力学极不稳定的患者(肺水肿、低血压和致命性恶性心律失常)推荐在 IABP 支持下进行冠状动脉造影及支架置入术。

3.CABG

目前尚无大规模的临床试验来比较不同的血运重建策略的疗效,选择何种方法主要根据临床因素、术者的经验和基础冠心病的严重程度来决定。CABG 最大的受益者是病变严重者,如具有多支血管病变及左心功能不全。以下患者适宜首选 CABG:①严重左主干病变,特别是左主干分叉病变;②三支血管病变合并左心功能不全或合并糖尿病患者。

【预后】

UA/NSTEMI 的急性期通常为 2 个月,在此期间演变为急性心肌梗死、再次心肌梗死或死亡的危险性最高。在此之后,多数患者演变为稳定型心绞痛,可按稳定型心绞痛进行危险分层和治疗。

四、急性 ST 段抬高型心肌梗死

心肌梗死(myocardial infarction,MI)是冠状动脉急性闭塞导致血流中断,心肌因严重而持久的缺血而发生局部坏死。据心电图有无 ST 段持续抬高,将急性心肌梗死分为 ST 段抬高型心肌梗死(ST-segment elevation myocardial infarction,STEMI)和非 ST 段抬高型心肌梗死(non-ST-segment elevation myocardial infarction, NSTEMI)。

NSTEMI 与 UA 具有相似的病理生理基础,即动脉粥样硬化斑块破裂,临床表现和治疗措施相似,只是病变程度不同而已,因而统称为非 ST 段抬高型 ACS,已在前一节中进行了统一阐述。而 STEMI 的病理生理基础为动脉粥样硬化斑块破裂、形成血栓、血管急性闭塞,临床症状更重,治疗关键是强调尽早开通阻塞的血管。本节主要阐述此型心肌梗死。STEMI 在发达国家较常见,美国每年大约有 50 万该类患者,近年来发展中国家的发病率有所增加。尽管如此,在过去的几十年中,该类患者的死亡率已明显下降。

【病因和发病机制】

富含腊质的易损斑块(或称为不稳定斑块)多为非阻塞性,常分布在动脉分叉处或血管弯曲处。易损斑块纤维帽的损伤或破损将导致斑块的破裂。斑块破裂后暴露出的组织导致血小板激活、黏附和聚集,产生凝血酶,最终形成血栓。形成的血栓导致冠状动脉的急性闭塞,如没有足够的侧支循环,15 分钟内心肌开始坏死,并从心内膜向心外膜扩展。

上述坏死过程受侧支循环、心肌耗氧量等因素的影响。逐渐形成的冠状动脉的高度狭窄可能发展为完全闭塞,但因已建立了丰富的侧支循环,通常不易发展为 STEMI。当心脏负荷增加(如体力活动、情绪激动、血压升高或用力排便等)或心排血量急剧减少(低血压、休克、严重心律失常等)时,可加重心肌缺血及坏死。

ACS 共同的发病基础是易损斑块的破裂,包括 STEMI、NSTEMI 和 UA 等类型,而对于 STEMI 患者,在此基础之上绝大多数都形成了血栓。冠状动脉造影显示,90% 以上的 STEMI 患者可见血栓形成,35%~70% 的 NSTEMI 和 UA 患者可见血栓形成,而仅 1% 的稳定型心绞痛患者发现有血栓形成。这也是对 STEMI 患者进行溶栓治疗能取得良好疗效的保证和基础。

【病理和病理生理】

（一）冠状动脉闭塞与梗死部位

心肌梗死的大小、范围和严重程度，主要取决于冠状动脉闭塞的部位、程度、速度和侧支循环建立的状况。

（1）左冠状动脉前降支闭塞最多见，引起左心室前壁、心尖部、下侧壁、前间隔和二尖瓣前乳头肌梗死。

（2）右冠状动脉闭塞引起左心室膈面（右冠状动脉占优势时）、后间隔和右心室梗死，并可累及窦房结和房室结。

（3）左冠状动脉回旋支闭塞引起左心室高侧壁、膈面（左冠状动脉占优势时）和左心房梗死，可能累及房室结。

（4）左冠状动脉主干闭塞引起左心室广泛梗死。

（二）心肌病变

急性期时，心肌呈大片灶性凝固性坏死，心肌间质充血水肿，伴炎症细胞浸润。1～2周坏死的心肌组织逐渐溶解吸收，并逐渐被肉芽组织替代，在6～8周形成瘢痕，称为陈旧性心肌梗死。在心腔内压力的作用下，坏死的心室壁可破裂，破裂可发生在心室游离壁、室间隔或乳头肌处。病变累及心包可出现反应性心包炎，波及心内膜可引起附壁血栓形成。

（三）心室重构

心室重构是心肌梗死的继发性改变，包括：①梗死区域室壁扩张和变薄、形状改变；②非梗死区心肌因额外的心脏负荷出现代偿性肥厚。当发生严重心肌缺血缺氧时，心室做功减低，低血压、酸中毒和心律失常等进一步影响心脏功能，导致心力衰竭。多先发生左心衰然后右心衰，但右室心肌梗死时可首先出现右心衰。左心室代偿性扩张或二尖瓣乳头肌梗死可致乳头肌功能障碍，引起二尖瓣关闭不全，加重心力衰竭。对 STEMI 患者，早期应用 ACEI 等药物十分重要，可抑制心室重构过程，改善心脏功能。另外，因心室重构、心力衰竭及其他因素的影响（如电活动不稳定、交感神经过度兴奋及传导功能障碍等），STEMI 患者易出现各种类型的心律失常。

【临床表现】

（一）先兆

多数患者在发病前数日有乏力、胸部不适、心悸、烦躁、心绞痛等前驱症状，其中以不稳定型心绞痛为最突出。

（二）症状

1.疼痛

是最先出现的症状，持续时间超过半小时，休息和含用硝酸甘油片多不能缓解。患者常烦躁不安、出汗、恐惧，或有濒死感。

2.心律失常

见于 75%～95% 的患者，以 24 小时内最多见。各种心律失常中以室性心律失常最多，尤其是室性期前收缩。如果室性期前收缩频发、成对或多源出现、呈短阵室性心动过速、落在前一心搏的易损期时（R 在 T 波上），常为心室颤动的先兆。室颤是急性心肌梗死早期，特别是入院前主要的死因。房室传导阻滞和束支传导阻滞也较多见。前壁心肌梗死如发生房室传导阻滞表明梗死范围广泛,情况严重。

3.低血压和休克

如疼痛缓解而收缩压仍低于80mmHg,有烦躁不安、面色苍白、皮肤湿冷、脉细而快、大汗淋漓、尿量减少(<20ml/h)、神志迟钝,甚至晕厥者,则为休克表现。休克多在起病后数小时至1周内发生,见于约20%的患者,主要是心源性,为心肌广泛(40%以上)坏死,心排血量急剧下降所致。

4.心力衰竭

主要是急性左心衰竭,为梗死后心脏舒缩力显著减弱或不协调所致,发生率为32%~48%。出现呼吸困难、咳嗽、发绀、烦躁等症状。严重者可发生肺水肿,随后可发生颈静脉怒张、肝大、水肿等右心衰竭表现。右心室梗死者可一开始即出现右心衰竭表现,伴血压下降。

5.全身症状

有发热、心动过速、白细胞增高和红细胞沉降率增快等,由坏死物质吸收所引起。一般在疼痛发生后24~48小时出现,程度与梗死范围常呈正相关,体温一般在38℃左右,很少超过39℃,持续约1周。

6.胃肠道症状

疼痛剧烈时常伴有频繁的恶心、呕吐和上腹胀痛,与迷走神经受坏死心肌刺激和心排血量降低组织灌注不足等有关。肠胀气亦不少见,重症者可发生呃逆。

(三)体征

1.心脏体征

心脏浊音界可正常也可轻度至中度增大;心率多增快,少数也可减慢;心尖区第一心音减弱;可出现第四心音(心房性)奔马律,少数有第三心音(心室性)奔马律;10%~20%患者在起病第2~3天出现心包摩擦音,为反应性纤维性心包炎所致;心尖区可出现粗糙的收缩期杂音或伴收缩中晚期喀喇音,为二尖瓣乳头肌功能失调或断裂所致;可有各种心律失常。

2.血压

除极早期血压可增高外,几乎所有患者都有血压降低。起病前有高血压者,血压可降至正常;起病前无高血压者,血压可降至正常以下,且可能不再恢复到起病前的水平。

3.其他

可有与心律失常、休克或心力衰竭相关体征。

(四)泵衰竭分级(Killip分级法)

泵衰竭是指由急性心肌梗死引起的心力衰竭。按Killip分级法可分为4级:①Ⅰ级:尚无明显心力衰竭;②Ⅱ级:有左心衰竭,肺部啰音<50%肺野;③Ⅲ级:有急性肺水肿,肺部啰音>50%肺野;④Ⅳ级:有心源性休克等不同程度的血流动力学变化。

【实验室和其他检查】

(一)心电图

对心肌梗死进行诊断和定位的一种重要的无创性手段。

1.特征性改变

STEMI患者的心电图特征如下。

（1）缺血性改变：在面向心肌缺血区的导联上出现 T 波倒置。

（2）损伤型改变：在面向心肌损伤区的导联上出现 ST 段呈弓背向上型抬高。

（3）坏死型改变：在面向透壁心肌坏死区的导联上出现宽而深的 Q 波（病理性 Q 波）。

在背向梗死区的导联出现相反的变化，即 R 波增高、ST 段压低和 T 波直立增高。

2.STEMI 的 ECG 动态性演变

（1）超急性期数小时内，面向梗死区的导联出现异常高大而不对称的 T 波。

（2）急性期面向梗死区的导联出现病理性 Q 波、ST 段明显抬高，后者弓背向上，与直立的 T 波连接，形成单相曲线，同时伴 R 波减低或消失。

（3）亚急性期在发病后数日到 2 周左右，面向梗死区的导联，ST 段逐渐回复到基线水平，T 波变为平坦或显著倒置。

（4）慢性期数周至数月后，T 波呈 V 形倒置，两肢对称，波谷尖锐，是为慢性期改变。异常 Q 波和倒置 T 波可逐渐恢复，也可能永久存在。

（二）放射性核素检查

利用坏死心肌细胞中的钙离子能结合放射性锝焦磷酸盐或坏死心肌细胞的肌凝蛋白可与其特异抗体结合的特点，静脉注射^{99m}Tc 焦磷酸盐或^{111}In-抗肌凝蛋白单克隆抗体进行"热区"扫描或照相；利用坏死心肌血供断绝和瘢痕组织中无血管以致^{201}TI 或^{99m}Tc-MIBI 不能进入细胞的特点，静脉注射这种放射性核素进行"冷区"扫描或照相。上述方法均可显示心肌梗死的部位和范围，前者主要用于急性期，后者主要用于慢性期。用^{99m}Te 标记红细胞行心脏血池显像，有助于判断心室功能、诊断梗死后的室壁节段性搏动异常和室壁瘤。

（三）超声心动图

有助于了解心室壁的运动和左心室功能，并能较准确地诊断室壁瘤和乳头肌功能失调等。

（四）实验室检查

1.心肌坏死标志物增高

专家推荐同时检测肌钙蛋白及磷酸肌酸激酶同工酶来确诊心肌坏死，而天门冬氨酸氨基转移酶（AST）和乳酸脱氢酶（LDH）这两种指标在临床上已较少使用。

（1）肌钙蛋白 I（cTnI）或肌钙蛋白 T（cTnT）：3～6 小时后升高，cTnI 于 11～24 小时达高峰，7～10 天降至正常；cTnT 于 24～48 小时达高峰，10～14 天降至正常。二者出现时间早，具有较长时间的诊断窗，是目前诊断心肌损伤和坏死特异性最强和敏感性最高的标志物，能鉴别出 CK-MB 不能检测出的心肌损伤。

（2）磷酸肌酸激酶（CK）：6～12 小时开始增高，24 小时达高峰，48～72 小时恢复正常，阳性率达 92.7%。有三种同工酶，即 CK-BB、CK-MM 和 CK-MB，其中 CK-MB 为心肌特异性，对于诊断心肌梗死有高度特异性和敏感性，且其增高的程度能较准确地反映梗死的范围，其高峰出现时间是否提前有助于判断溶栓治疗是否成功。

（3）肌红蛋白：肌红蛋白 2 小时内升高，12 小时内达高峰，多数 24 小时内恢复正常。其出现较 CK-MB 略早，恢复快，但特异性差，有助于早期排除心肌梗死及监测急性期心肌梗死的再发。

2.其他

24～48 小时后白细胞可增至 $(10～20)×10^9/L$，中性粒细胞增多，嗜酸性粒细胞减少或消失；红细胞沉降率增快；C 反应蛋白（CRP）增高，可持续 1～3 周；数小时至 2 天内血中游离脂肪酸增高。

（五）选择性冠状动脉造影

以下患者需要进行该检查：①拟行直接 PCI 或补救 PCI 的患者；②出现心源性休克，拟进行血运重建的患者；③持续性血流动力学或电生理学不稳定的患者，如出现持续低血压、休克或室性心律失常等情况的患者；④出现室间隔破裂或重度二尖瓣关闭不全等情况需外科手术修补的患者。对于合并其他脏器严重疾病或拒绝进行血运重建的患者，不宜进行冠状动脉造影。

【并发症】

（一）乳头肌功能失调或断裂（dysfunction or rupture of papillary muscle）

二尖瓣乳头肌因缺血、坏死等使收缩功能发生障碍，造成不同程度的二尖瓣脱垂并关闭不全，心尖区出现收缩中晚期喀喇音和吹风样收缩期杂音。轻者可以恢复，其杂音可消失。乳头肌断裂极少见，多见于下壁心肌梗死，可迅速发生肺水肿，在数日内死亡。

（二）心脏破裂（rupture of the heart）

少见，常在起病 1 周内出现，多为心室游离壁破裂，造成心包积血引起急性心脏压塞而猝死。偶为心室间隔破裂造成穿孔，在胸骨左缘第 3～4 肋间出现响亮的收缩期杂音，常伴有震颤，可引起心力衰竭和休克而在数日内死亡。心脏破裂也可为亚急性，患者能存活数月。

（三）栓塞（embolism）

发生率 1%～6%，见于起病后 1～2 周。可为左心室附壁血栓脱落所致，引起脑、肾、脾或四肢等动脉栓塞。也可因下肢静脉血栓形成，部分脱落导致肺动脉栓塞。

（四）室壁瘤（cardiac aneurysm）

主要见于左心室，发生率 5%～20%。体格检查可见左侧心界扩大，心脏搏动范围较广，可有收缩期杂音。心电图 ST 段持续抬高。X 线透视、摄影、超声心动图、放射性核素心血池显像以及左心室造影可见局部心缘突出，搏动减弱或有反常搏动。

（五）心肌梗死后综合征（post-infarction syndrome）

发生率约 10%。于心肌梗死后数周至数月内出现，可反复发生，表现为心包炎、胸膜炎或肺炎，有发热、胸痛等症状，可能为机体对坏死物质的过敏反应。

【诊断和鉴别诊断】

（一）诊断

根据典型的临床表现、特征性的心电图动态变化以及实验室检查发现，诊断本病并不困难。凡是老年人突然发生低血压、休克、严重心律失常、心力衰竭、晕厥、胸痛、腹痛或呕吐等表现而原因未明者，应想到本病的可能。先按本病来处理，并短期内监测心电图、肌钙蛋白及 CK-MB 的动态变化，以尽快明确诊断。鉴别 STEMI 和 NSTEMI 非常重要，前者主张尽早通过药物溶栓或紧急血运重建术，达到快速、完全和持久开通闭塞血管的目的，而后者同 UA 一样不主张药物溶栓治疗。

(二)鉴别诊断

1.心绞痛

尤其是 UA,二者疼痛性质相似,但心绞痛持续时间一般不超过 15 分钟,心电图有 ST 段暂时性改变或没有变化,缺乏心肌梗死特征性的动态演变,不伴心肌坏死标志物的升高,很少发生心律失常、休克或心力衰竭等情况,含服硝酸甘油可缓解。

2.急性心包炎

尤其是急性非特异性心包炎,可有较剧烈而持久的心前区疼痛,但心包炎的疼痛在呼吸和咳嗽时加重,早期即有心包摩擦音。全身症状一般不如心肌梗死严重。心电图除 aVR 外,其余导联均有 ST 段弓背向下的抬高,无异常 Q 波出现。

3.急性肺动脉栓塞

可发生胸痛、咯血、呼吸困难和休克,但有右心负荷急剧增加的表现,如发绀、肺动脉瓣区第二心音亢进、颈静脉充盈、肝大、下肢水肿等。螺旋 CT 能对心脏大血管进行三维重建,对肺动脉较大分支栓塞的诊断价值大。肺动脉栓塞时 D-二聚体明显增高,如该指标正常,可排除肺动脉栓塞。

4.主动脉夹层

表现为剧烈胸痛,但疼痛一开始即达到高峰,常放射到背、肋、腰、腹和下肢等处,双上肢血压和脉搏可有明显差别。无血清心肌坏死标志物升高等可资鉴别。螺旋 CT 或 MRI 主动脉显像可探测到主动脉夹层内的液体,并可显示破口部位,能明确诊断。

5.急腹症

急性胰腺炎、消化性溃疡穿孔、急性胆囊炎、胆石症等,均有上腹部疼痛,可能伴休克。详细的病史询问、体格检查、心电图检查、心肌坏死标志物测定及腹部超声等可协助鉴别诊断。

【治疗】

强调早发现、早住院、加强住院前的就地处理。治疗原则是尽快恢复心肌的血流灌注,力争到达医院后 30 分钟内溶栓或 90 分钟内介入治疗。尽可能挽救濒死的心肌、防止梗死扩大,及时处理各种并发症。使患者不但能渡过急性期,且康复后还能保持尽可能多的有功能的心肌。

(一)一般治疗

1.休息

急性期卧床休息,保持环境安静,防止不良刺激,解除焦虑。

2.监测

在监护室进行心电图、血压、呼吸和血氧饱和度的监测,除颤仪应随时处于备用状态。对于严重泵衰者还监测肺毛细血管楔压和静脉压。

3.吸氧

所有心肌梗死患者在发病 6 小时内及血氧饱和度<90%时应予以吸氧,以减少心肌损伤,还可降低 ST 段抬高程度。而对于伴充血性心衰、肺水肿及并发症者,还需要进行机械辅助通气,如持续正压通气甚至气管插管等。

4.护理

第1周完全卧床休息,不宜过饱,食物以易消化、含脂肪较少而产气少者为宜,保持大便通畅,可常规予以缓泻剂。第2周可在床上活动,并逐渐起床活动。

5.建立静脉通路

保持给药途径通畅。

(二)解除疼痛

对于 STEMI 患者,快速且充分地缓解疼痛具有十分重要的作用。疼痛导致交感神经系统兴奋、儿茶酚胺分泌增加,从而加重斑块破裂和血栓形成的过程,同时使心率和心肌耗氧量增加,并使室颤阈值降低,易于出现恶性心律失常。缓解疼痛应联合应用硝酸酯类、β受体阻滞剂和阿片类麻醉制剂等药物,而硫酸吗啡是目前最常用于 STEMI 患者的麻醉制剂。当然,最有效的缓解疼痛的方法是及时进行再灌注治疗,将在其后详述。

1.吗啡或哌替啶

吗啡 2~4mg 静脉推注或哌替啶 50~100mg 肌内注射,必要时 5~10 分钟后可重复,具体剂量与年龄、身材、血压和心率等因素有关。特别适合于合并肺水肿时,它可在缓解疼痛和焦虑的同时,扩张周围静脉和动脉,减轻肺水肿和呼吸困难,并通过兴奋迷走神经减慢心率。其副作用包括低血压、迷走反射和呼吸抑制。当出现低血压及心率过慢时,推荐静脉使用 0.5~1.5mg 的阿托品。尽管呼吸抑制较少出现,但当发生时应静脉使用麻醉制剂拮抗剂纳洛酮 0.1~0.2mg,必要时 15 分钟后可重复使用。

2.硝酸甘油

该药同时扩张外周动脉、外周静脉、冠状动脉及其侧支循环,因而降低心脏的前负荷、后负荷并增加心肌的血液供应,从而减轻因冠状动脉内血栓形成导致的心肌梗死的范围和程度。对于少部分因冠状动脉痉挛导致的心肌梗死,该药也能有效地减少其严重程度。该药可能导致心率增快和血压降低,应注意监测。

持续胸痛者应舌下含服硝酸甘油 0.4mg,如不能缓解,可重复使用,共含服 3 次,每 5 分钟 1 次。经过上述处理仍感胸痛,或需要控制血压和(或)肺瘀血,应静脉使用硝酸甘油,起始剂量为 5~10μg/min。逐渐增加剂量,直至胸痛缓解时,或者至血压降低幅度达到基础血压的 10%(基础血压正常者)或 30%(基础血压增高者)。注意不能将收缩压降低至 90mmHg 以下,也不能使血压降低幅度超过基础血压的 30%。

3.β受体阻滞剂

在发病的早期,如无禁忌证应尽早使用 β 受体阻滞剂,尤其是前壁心肌梗死伴有交感神经功能亢进者。可防止梗死范围的扩大,缓解疼痛,减少恶性心律失常的发生,改善心脏重构,从而改善患者的预后。常用制剂包括美托洛尔和比索洛尔等,应注意其对心脏收缩功能的抑制。

(三)抗血小板治疗

1.阿司匹林

是重要的抗血小板药物。对于未使用过该药的 STEMI 患者,建议首剂嚼服,剂量至少为 300mg,能快速而几乎完全地抑制 TXA_2 的产生,其后 100mg/d 长期维持。对于有恶心、呕吐或上消化道疾病史的患者,该剂量为安全剂量,能予以常规使用。对于对阿司匹林过敏者,可用氯吡格雷代替。

2.氯吡格雷

与阿司匹林作用机制不同,具有协同抗血小板作用。首次剂量 300mg,其后 75mg/d 长期维持。对于 STEMI 患者,推荐上述药物同时使用,最好维持 1 年;而对于植入了药物支架的患者,上述双重抗血小板治疗至少维持 1 年。对于拟行 CABG 术的患者,术前应停用氯吡格雷 5～7 天(除非是必需进行紧急 CABG 者),以减少出血的发生。

3.GPⅡb/Ⅲa 受体拮抗剂

在直接 PCI 之前,尽早使用阿昔单抗治疗是合理的,但关于使用替罗非班、依替巴肽治疗的临床资料尚十分有限。

(四)抗凝治疗

新指南中指出,所有进行 PCI、溶栓或 CABG 等再灌注治疗的患者以及具有发生体循环栓塞高危因素的患者,如大面积心肌梗死、前壁心肌梗死、房颤或既往有栓塞史等,都应予以肝素或低分子肝素抗凝。

1.普通肝素

具体用法为静脉注射 60U/kg(最大 4000U),再静脉滴注,维持剂量为 12U/(kg·h),调整 APTT 为正常的 1.5～2.0 倍。使用普通肝素者应每天监测凝血常规和血小板。

2.低分子肝素

对于没有严重的肾功能不全(男性肌酐＞2.5mg/dl,女性肌酐＞2.0mg/dl)的溶栓患者,或年龄小于 75 岁的溶栓患者,可用低分子肝素代替普通肝素。使用该药不需监测凝血常规和血小板,具有安全、方便和有效的优点。研究证实,该药能明显降低血管再闭塞和心肌梗死再发生的概率。

(五)再灌注治疗

早期开通闭塞的冠状动脉,使缺血心肌得到再灌注,称为再灌注治疗(Teperfusion therapy)。再灌注方法包括药物(溶栓治疗)、PCI(常用的方法包括 PTCA 及支架植入术)及CABG。因后者操作复杂,较难及时开通闭塞血管,故常用的再灌注治疗方式主要为前两种,而目前循证医学证据并没有明确指出两种方法中哪种更优。应该强调的是,对所有 STEMI患者都应进行快速评估,选择某种方法尽早进行再灌注治疗。事实上,恰当及时地选择某种再灌注方法比选择何种再灌注方法更为重要,所谓"时间就是心肌,时间就是生命"。

1.溶栓疗法

早期溶栓能减少梗死面积,提高患者的生存率,溶栓越早效果越好。研究显示,只有在 12小时内溶栓才能明显改善患者的症状和预后,其中在发病后 3 小时内溶栓效果最好。如不具备进行 PCI 条件又不能及时转院,接诊医生应快速识别并治疗 STEMI,在没有禁忌证的情况下,使"就诊—溶栓开始的时间"缩短在 30 分钟内。

(1)适应证;包括:①两个或两个以上相邻导联 ST 段弓背向上抬高(胸导联≥0.2mV,肢导联＞0.1mV);②ECG 提示新发的左束支传导阻滞;③胸痛明显;④起病时间＜12 小时;⑤患者年龄＜75 岁。对于年龄＞75 岁,或对于发病已达 12～24 小时的 STEMI 患者,如胸痛明显,经过权衡利弊,仍可选择溶栓治疗。对于发病时间已超过 24 小时或 NSTEMI 患者不宜进行溶栓治疗。

(2)禁忌证:包括:①曾发生过出血性脑卒中,或3月内发生过缺血性脑卒中;②颅内肿瘤;③近期(2~4周)有活动性内脏出血;④疑为主动脉夹层;⑤入院时严重且未控制的高血压(>180/110mmHg)或慢性严重高血压病史;⑥目前正在使用治疗剂量的抗凝药或已知有出血倾向;⑦近期(2~4周)创伤史,包括头部外伤、创伤性心肺复苏或较长时间(>10分钟)肺复苏;⑧近期(<3周)外科大手术;⑨近期(<2周)曾有在不能压迫部位的大血管行穿刺术;⑩妊娠。

(3)溶栓药物:以纤维蛋白溶酶激活剂激活血栓中纤维蛋白溶酶原,使之转变为纤维蛋白溶酶而溶解冠状动脉内的血栓。国内常用制剂有以下几种。

1)尿激酶(urokinase):30分钟内滴注150万~200万U。

2)链激酶(streptokinase,SK)或重组链激酶(rSK):以150万U静脉滴注,在60分钟内滴完。该药具有抗原性,需要进行皮试,不主张重复使用。在应用时注意有无寒战、发热等过敏反应。

3)重组组织型纤维蛋白溶酶原激活剂(recombinant tissue-type plasminogen activator,rt-PA):100mg在90分钟内给予,先静脉注入15mg,继而30分钟内滴注50mg,其后60分钟内滴注35mg。该类药物最主要的副作用是出血,包括皮下、消化道、泌尿道及颅内等部位出血,特别是后者,预后较差。应严格掌握适应证和禁忌证,并注意严密观察。

(4)血管再通:临床上大多根据以下指征来间接判断血管再通:①抬高的ST段于2小时内下降>50%;②胸痛在2小时内基本消失;③2小时内出现再灌注性心律失常,包括各种类型的心律失常;④血清CK-MB酶峰值提前出现(14小时内)。另外,也根据冠状动脉造影结果进行直接判断。

2.PCI

是目前公认的一种安全、有效的再灌注方法,具有再通率高和残余狭窄少的优点。研究显示,PTCA术后血管再阻塞的风险为15%,而支架术后该风险为5%,因而现在已较少单独进行PTCA术,往往二者同时进行。该技术需要有经验的介入治疗团队和相应的造影设备,故目前在基层医院尚无法推广。

(1)直接PCI:或称为紧急PCI,指在发病数小时内进行紧急PTCA和支架植入术。在有条件进行PCI的医院,给予患者常规药物治疗,同时作术前准备。尽快将患者送到心导管室,缩短"就诊-球囊扩张时间",使PCI在90分钟内进行。

以下情况优先选择PCI:①具备外科支持的熟练的PCI技术和条件;②高危的STEMI患者,包括心源性休克和心功能Killip 3级以上者;③有溶栓禁忌证者,即有出血风险的患者;④非早期发病(发病3小时以上者);⑤不能完全确定STEMI患者。应注意:①不宜对非梗死相关的动脉施行PCI;②要由有经验者施术,以避免延误时机;③有心源性休克者宜先行IABP,待血压稳定后再施手术;④对于发病时间>12小时者,行直接PCI效果欠佳。

(2)补救性PCI:溶栓治疗后仍有明显胸痛,抬高的ST段无明显降低者,应尽快进行冠状动脉造影,如显示TIMI 0~Ⅱ级血流,说明相关动脉未再通,宜立即施行补救性PCI。

(3)易化PCI:指药物治疗(溶栓药物和GPⅡb/Ⅲa受体拮抗剂等)后立即进行的PCI。该方法能缩短开通血管的时间、增加心肌灌注,但对梗死面积无明显影响。主要适用于不能进行直接 PCI 的高危患者,对于低危患者的预后无明显改善。该方法增加患者的出血风险,特别是对于≥75 岁的患者。

(4)溶栓后 PCI:溶栓治疗成功的患者,如无缺血复发表现,可在 7～10 天后行冠状动脉造影,对于合适的残留狭窄病变可行 PCI 治疗。

3.紧急 CABG

争取在 6～8 小时内施行 CABG 术,称为紧急 CABG。主要适应证包括:①PCI 失败后,持续胸痛或血流动力学不稳定,而冠脉解剖适宜进行外科手术者;②难以控制的持续或反复心肌缺血表现,有大面积心肌梗死风险,不适宜进行 PCI 或溶栓治疗,且其冠脉解剖适宜进行外科手术者;③出现室间隔破裂或严重二尖瓣关闭不全,需进行外科修补的患者;④存在严重的三支血管病变或左主干病变(狭窄≥50%),出现威胁生命的室性心律失常患者。对于持续胸痛但血流动力学稳定、仅为发生小面积心肌梗死风险的患者,不进行紧急 CABG。

(六)血管紧张素转换酶抑制剂(ACEI)或血管紧张素受体拮抗剂(ARB)

ACEI 有助于改善心脏重构,减少充血性心力衰竭和死亡率。除非有禁忌证,所有患者都应使用。通常在发病 24 小时内开始使用,从小剂量开始,如卡托普利(起始 6.25mg,然后 12.5～25mg,2 次/天)、依那普利(2.5mg,2 次/天)、雷米普利(5～10mg,1 次/天)、福辛普利(10mg,1 次/天)等。如不能耐受 ACEI 者可选用 ARB 如氯沙坦和缬沙坦等。

(七)调脂治疗

大量临床研究显示,他汀类药物不仅可调节血脂,还可稳定斑块,改善血管内皮功能,能明显改善患者的预后,减少心血管事件的发生。在没有禁忌证的情况下,所有患者都应早期使用。如没有出现严重并发症,所有患者都应长期使用。STEMI 患者 LDL 的目标水平是 100mg/dl。

(八)消除心律失常

对某些新出现的心律失常必需及时消除,以免演变为严重心律失常甚至猝死。

1.室性心律失常

(1)发生心室颤动或持续多形室速时,尽快采用直流电复律(前者为非同步,后者同步)。起始能量为 200J,若不成功应给予 200～300J 的第二次复律,必要时进行 360J 的第三次复律。可静脉推注胺碘酮 300mg 以增加或巩固疗效。

(2)持续单形性室速引起心绞痛、低血压或肺水肿时,以起始 100J 能量同步电复律,如不成功,要提高能量再次复律。而对于没有引起上述症状者,可静脉使用胺碘酮,150mg 静脉推注,必要时 10～15 分钟后可重复,然后以 1mg/min 静脉维持,6 小时后改为 0.5mg/min,24 小时总量小于 2.2g。

(3)对于单源或成对室性期前收缩、加速性室性自主节律和非持续性室速,不推荐常规预防性使用抗心律失常药物。

除上述方法外,积极改善心肌缺血(包括及时进行心肌再灌注和 IABP)、使用 B 受体阻滞剂、维持正常的血钾和血镁浓度(>4.0mmol/L 和 2.0mmol/L)等方法都有助于减少室性心律失常的发生。对于心动过缓或 QT 间期延长者,应予以临时起搏,以减少室性心律失常的发生风险。另外需注意的是,对于溶栓患者,不主张常规给予抗心律失常药物。

2.室上性心律失常(房颤、房扑和阵发性室上速)

(1)对于伴有血流动力学紊乱和进行性缺血的房颤或房扑患者:①同步电复律,房扑和房颤起始能量分别为 50J 和 200J;②效果欠佳时可使用胺碘酮或地高辛,以控制心室率。

(2)对于伴进行性缺血者但血流动力学稳定的房颤或房扑患者:①首选 β 受体阻滞剂;②可静脉使用地尔硫䓬或维拉帕米;③同步直流电复律,起始能量同前述。

(3)对于无缺血表现且血流动力学稳定的房颤和房扑患者:建议控制心室率。另外,持续性房颤或房扑患者应进行抗凝治疗。

(4)折返性阵发性室上性心动过速的心室率很快,需积极处理。可予以颈动脉窦按摩,静脉使用抗心律失常药物(腺苷、美托洛尔、地尔硫䓬、洋地黄制剂、胺碘酮等),必要时可予以同步直流电复律。

3.缓慢性心律失常

(1)对缓慢性心律失常可用阿托品 0.5～1mg 静脉注射。

(2)短暂性二度或三度 AVB,伴有血流动力学障碍者是植入临时心脏起搏器的指征。

(3)对于有症状的持续性二度或三度 AVB 或短时间内进展形成的伴室内束支阻滞的二度或三度 AVB,建议植入永久心脏起搏器。

(九)控制休克

根据休克纯属心源性,抑或尚有周围血管舒缩障碍或血容量不足等因素存在,而分别处理。

1.补充血容量

估计有血容量不足或中心静脉压和肺毛细血管楔压低者,用右旋糖酐 40 或 5%～10%葡萄糖液静脉滴注。当中心静脉压上升>18cmH$_2$O,肺小动脉楔压>15mmHg,则应停止。右心室梗死时,中心静脉压的升高则不是补充血容量的禁忌。

2.应用升压药

补充血容量后血压仍不升,而肺毛细血管楔压和心排血量正常时,提示周围血管张力不足,可用多巴胺起始剂量 3～5μg/(kg·min)静脉滴注,或去甲肾上腺素 2～8μg/min,亦可选用多巴酚丁胺,起始剂量 3～10μg/(kg·min)。

3.应用血管扩张剂

经上述处理血压仍不升,而肺动脉楔压(PCWP)增高,心排血量低或周围血管显著收缩,以致四肢厥冷并有发绀时,硝普钠 15μg/min 开始,每 5 分钟逐渐增量,至 PCWP 降至 15～18mmHg;或硝酸甘油 10～20μg/min 开始,每 5～10 分钟增加 5～10μg/min 直至左室充盈压下降。

4.治疗休克的其他措施

包括纠正酸中毒、避免脑缺血、保护肾功能,必要时应用洋地黄制剂等。为了降低心源性休克的死亡率,有条件的医院主张用 IABP 进行辅助循环,然后作选择性冠状动脉造影,随即施行 PCI 或 CABG,可挽救一些患者的生命。

(十)治疗心力衰竭

主要是治疗急性左心衰竭,详见本篇第二章"心力衰竭"。以应用吗啡和利尿剂为主,亦可选用血管扩张剂减轻左心室的负荷,或用多巴酚丁胺静脉滴注(见本篇第二章"心力衰竭")。由于最早期出现的心力衰竭主要是坏死心肌间质充血、水肿引起反应性下降所致,而左心室舒张末期容量尚不增大,因此,在梗死发生后24小时内宜尽量避免应用洋地黄制剂。有右心室心肌梗死的患者应慎用利尿剂。

(十一)其他治疗

下列疗法可能有助于挽救濒死心肌,防止梗死扩大,缩小缺血范围,但尚未完全成熟或疗效尚有争论,可根据患者具体情况考虑选用。

1.极化液疗法

氯化钾1.5g、胰岛素10U加入10%葡萄糖液500ml中,静脉滴注,1~2次/天,7~14天为一疗程。可促进心肌摄取和代谢葡萄糖,使钾离子进入细胞内,恢复细胞膜的极化状态,以利心脏的正常收缩、减少心律失常,并促使心电图上抬高的ST段回到等电位线。近年还有建议在上述溶液中再加入硫酸镁5g。

2.抗凝疗法

目前多用在溶栓疗法之后,单独应用者少。在梗死范围较广、复发性梗死或有梗死先兆者可考虑应用。有出血、出血倾向或出血既往史、严重肝肾功能不全、活动性消化性溃疡、血压过高、新近手术而创口未愈者禁用。目前常用低分子肝素,其药物与肝素等效,但不需监测凝血常规,使用更方便安全。

(十二)并发症的处理

1.二尖瓣关闭不全

急性乳头肌断裂时,应考虑急诊心脏外科手术予以修补,同时行CABG术。术前应使用IABP、正性肌力药物及减轻后负荷来稳定病情。

2.室间隔破裂

应考虑急诊心脏外科手术予以修补,并应同时行CABG术。几乎所有的室间隔破裂的患者都推荐使用IABP、正性肌力药物和血管扩张剂以维持理想的血流动力学状态。

3.左室游离壁

应考虑心脏外科手术予以修补,通过直接缝合或通过补片来修补心室,同时行CABG术。

4.室壁瘤

如室壁瘤与患者难治性室性心律失常或心力衰竭有关,可考虑外科手术切除室壁瘤及同时行CABG术。

5.心肌梗死后综合征

可用糖皮质激素或阿司匹林、吲哚美辛等治疗。

6.深静脉血栓形成及肺栓塞

足量低分子肝素治疗5天以上,以使华法林开始发挥抗凝作用。在使用低分子肝素的同时开始使用华法林,将INR维持在2.0~3.0。

(十三)右心室心肌梗死的处理

治疗措施与左心室梗死略有不同。右心室心肌梗死引起右心衰竭伴低血压,而无左心衰竭的表现时,宜扩张血容量。在血流动力学监测下静脉输液,直到低血压得到纠治或肺毛细血管楔压达 15~18mmHg。如输液 1~2L 后低血压未能纠正,可用正性肌力药,以多巴酚丁胺为优。不宜用利尿药。伴有房室传导阻滞者可予以临时起搏。

(十四)恢复期的处理

如病情稳定,体力增加,可考虑出院。近年主张出院前做症状限制性运动负荷心电图、放射性核素和(或)超声显像检查,如显示心肌缺血或心功能较差,宜行冠状动脉造影检查考虑进一步处理。心室晚电位检查有助于预测发生严重室性心律失常的可能性。逐步进行适当的体育锻炼,有利于体力和工作能力的恢复。经 2~4 个月的体力活动锻炼后,酌情恢复部分工作,但应避免过重体力劳动或精神过度紧张。

【预后】

预后与梗死范围的大小、侧支循环产生的情况以及治疗是否及时有关。急性期住院病死率过去一般为 30% 左右,采用监护治疗后降至 15% 左右,采用溶栓疗法后再降至 8% 左右,住院 90 分钟内介入治疗后进一步降至 4% 左右。死亡多发生在第一周内,尤其在数小时内,发生严重心律失常、休克或心力衰竭者,病死率尤高。

五、其他类型的冠状动脉粥样硬化性心脏病

无症状性心肌缺血

无症状性心肌缺血是无临床症状,但客观检查有心肌缺血表现的冠心病,亦称隐匿型冠心病。患者有冠状动脉粥样硬化,但病变较轻或有较好的侧支循环,或患者痛阈较高因而无疼痛症状。其心肌缺血的心电图表现可见于静息时、增加心脏负荷时或仅在 24 小时的动态观察中间断出现(无痛性心肌缺血)。

【临床表现】

患者多属中年以上,无心肌缺血的症状,在体检时发现心电图(静息、动态或负荷试验)有 ST 段压低、T 波倒置等,或放射性核素心肌显像(静息或负荷试验)心肌缺血表现。可以认为是早期的冠心病(但不一定是早期的冠状动脉粥样硬化),它可能突然转为心绞痛或心肌梗死,亦可能逐渐演变为缺血性心肌病,发生心力衰竭或心律失常,个别患者亦可能猝死。

【防治】

采用防治动脉粥样硬化的各种措施,以防止粥样斑块病变加重及不稳定性加重,争取粥样斑块消退和促进冠状动脉侧支循环的建立。静息时心电图或放射性核素心肌显像示已有明显心肌缺血改变者,宜适当减轻工作,或选用硝酸酯制剂、β 受体阻滞剂、钙离子拮抗剂治疗。

缺血性心肌病

缺血性心肌(ischemic cardiomyopathy)的病理基础是心肌纤维化(或称硬化)。是因为心肌的血供长期不足,心肌组织发生营养障碍和萎缩,或大面积心肌梗死后,纤维组织增生所致。其临床特点是心脏逐渐扩大,发生心律失常和心力衰竭。因此,与扩张型心肌病颇为相似,故被称为"缺血性心肌病"。

【病理】

心脏增大,有心力衰竭者尤为明显。心肌弥漫性纤维化,病变主要累及左心室心肌和乳头肌,可波及起搏传导系统。患者的冠状动脉多呈广泛而严重的粥样硬化,管腔明显狭窄,但可无闭塞。纤维组织在心肌也可呈灶性、散在性或不规则分布,此种情况常由于大片心肌梗死或多次小灶性心肌梗死后的瘢痕形成,心肌细胞减少而纤维结缔组织增多所造成,此时冠状动脉则可有闭塞性病变。

【临床表现】

与扩张型心肌病颇为相似。

【诊断】

诊断主要依靠动脉粥样硬化的证据和排除可引起心脏增大、心力衰竭和心律失常的其他器质性心脏病。选择性冠状动脉造影和(或)冠状动脉内超声显像可确立诊断。

【防治】

预防在于积极防治动脉粥样硬化。治疗在于改善冠状动脉供血和心肌的营养,控制心力衰竭和心律失常。发生严重室性心律失常者,除药物治疗外,还可考虑用埋藏式自动复律除颤器治疗。终末期缺血性心肌病患者是心脏移植的主要适应证之一。

猝死

猝死(sudden death)指自然发生、出乎意料的突然死亡。世界卫生组织规定发病后 6 小时内死亡者为猝死,多数学者主张定为 1 小时,但也有人将发病后 24 小时内死亡者也归入猝死之列。猝死作为冠心病的一种类型,极受医学界的重视,心脏病的猝死中一半以上为冠心病所引起。

目前认为,本型患者心搏骤停的发生是由于在动脉粥样硬化的基础上,发生冠状动脉痉挛或栓塞,导致心肌急性缺血,造成局部电生理紊乱,引起暂时的严重心律失常(特别是心室颤动)所致。有些患者可能就要发生心肌梗死,但梗死尚未形成,患者已经猝死。这种情况是可以逆转的,及时的心脏复苏抢救措施可能挽救患者的生命。但有一些急性心肌梗死并发心脏破裂的患者,心肌梗死的症状极不明显,因心脏破裂而迅速死亡,其临床表现也类似猝死。

由于猝死可以随时随地发生,因此普及心脏复苏抢救知识,使基层医务人员和群众都能掌握这一抢救措施,则一旦发现立即就地抢救,对挽救本型患者的生命有重大意义。

六、冠状动脉粥样硬化性心脏病的介入治疗

经皮冠状动脉介入治疗(PCI)是指经心导管通过各种方法扩张狭窄的冠状动脉,从而达到缓解狭窄、改善心肌血流灌注的治疗方法。

(一)冠状动脉造影

选择性向左或右冠状动脉注入造影剂,使心脏的冠状动脉显影的方法。目前,所有的冠状动脉介入治疗和手术治疗都基于冠状动脉造影结果,因此,冠状动脉造影术是最基本的冠心病的介入性技术。

1.概述

将心导管经股动脉、肱动脉或桡动脉送到主动脉根部,分别插入左、右冠状动脉口,推注入造影剂,使左、右冠状动脉及其主要分支得到清楚的显影。可发现各支动脉狭窄性病变的部位

并估计其程度,并可进行电影摄影、快速连续摄片、磁带录像或光盘记录,一般认为,管腔直径减少 50%～70%被认为有意义,狭窄 70%～75%以上会严重影响血供。

2.适应证

(1)心绞痛:经过正规药物治疗后心绞痛仍较重者,应尽快行冠状动脉造影,及时了解斑块和狭窄情况,决定治疗策略。

(2)不典型胸痛及无症状性心肌缺血:似心绞痛而不能确诊者,或有心肌缺血但患者无明显症状者,行冠脉造影以明确诊断。

(3)疑为缺血性心肌病的患者:中老年患者心脏增大、心力衰竭、心律失常、疑有冠心病而无创性检查未能确诊者。

(4)急性心肌梗死拟进行急诊 PTCA 或紧急 CABG 患者术前常规行冠状动脉造影。

(5)急性心肌梗死恢复期仍出现顽固性胸痛、不能解释的心功能不全或顽固性室性心律失常者,行冠状动脉造影了解冠脉情况。

(6)其他中老年患者行心脏外科手术前,如瓣膜性疾病换瓣术前、先天性心脏病行矫正术前等,常规行冠状动脉造影。

3.禁忌证

目前没有绝对禁忌证。对于严重心功能不全、肾功能不全和肝功能不全的患者,对于凝血功能障碍和碘过敏者应谨慎进行冠状动脉造影。

4.并发症及其处理

(1)心绞痛可予以硝酸甘油舌下含服。

(2)心律失常对于窦缓及传导阻滞,可予以阿托品 0.5～1.0mg 静脉推注;对于频发室性期前收缩、短阵室速可不予以处理,对于室颤则首选电击,能量 300J。

(3)心肌梗死与操作过程中冠状动脉痉挛、内膜撕裂及栓塞有关,如出现急性左主干闭塞,可导致死亡。预防和处理主要针对病因,如予以肝素化、严格排气、操作轻柔等。一旦出现心肌梗死,即予以硝酸甘油静脉滴注,无缓解可考虑 PTCA 或 CABG 等。

(4)造影剂过敏一般予以抗过敏处理即可。

(5)导管打结或断裂多为操作粗暴和不规范所致,必要时心脏外科协同治疗。

(6)动静脉瘘、假性动脉瘤及皮下血肿为穿刺时或拔管时不当操作所致,需对适当部位进行加压处理,必要时在超声指导下进行定位压迫。小血肿可较快自行吸收,大血肿可致失血性低血压、贫血甚至休克,尤其是动脉穿刺点较高时可形成腹膜后血肿,需进行输血治疗,必要时需外科协同进行治疗。

(7)其他还包括冠状动脉穿孔、心脏穿孔、心脏压塞及无复流现象,均较少见。

(二)经皮冠状动脉腔内成形术

经皮穿刺周围动脉将带球囊的导管送入冠状动脉到达狭窄节段,扩张球囊使狭窄管腔扩大血流畅通,是最早和最常应用于临床的 PCI 技术。尽管该技术不断改进和成熟,因其本身的局限性,仍有较高的血管再闭塞率及心肌梗死再发率,因而目前已较少单独使用。

1.机制

包括:①斑块被压回管壁;②斑块局部表面破裂;③偏心性斑块向无病变血管壁伸展。在此过程中内皮细胞被剥脱,它的再生需 1 周左右,此时中膜平滑肌细胞增生并向内膜游移,使撕裂的斑块表面内膜得到修复。

2.主要适应证

包括:①急性心肌梗死:发病 6 小时内者行急诊 PTCA,开通闭塞血管,挽救坏死心肌;对于静脉溶栓失败者可进行补救 PTCA,使血管再通,改善预后。②各种类型的心绞痛。③CABG 术后心绞痛复发。④被保护的左主干病变。

3.禁忌证

包括:①未被保护的左主干病变;②严重的弥漫性病变;③冠状动脉狭窄<50%;④有凝血功能障碍者、陈旧性完全阻塞性病变和急性心肌梗死非梗死相关性血管病变,应慎行 PTCA。

4.术前准备

如为择期 PTCA,至少 3 天前口服氯吡格雷 75mg,1 次/天,阿司匹林 100mg,1 次/天;如为紧急 PTCA,则尽快口服氯吡格雷和阿司匹林各 300mg。

5.术后处理

术后监测心电图、血压等,保持静脉输液通道。停用肝素 4~6 小时即可拔除导管鞘管,局部压迫止血 15~20 分钟后用弹力绷带包扎,并用沙袋压迫 4 小时。穿刺桡动脉施术者术后立即拔除导管鞘管,局部加压包扎。

(三)冠状动脉内支架植入术

将以不锈钢或合金材料绕制成管状而其管壁呈网状的支架,植入冠状动脉内的狭窄节段,支撑血管壁,维持血流畅通。

1.作用机制

支架置入后满意的结果是所有支架的网状管壁完全紧贴血管壁,支架管腔均匀地扩张,血流畅通。此时支架逐渐被包埋在增厚的动脉内膜之中,内膜在 1~8 周内被新生的内皮细胞覆盖,支架管壁下的中膜变薄和纤维化。

2.适应证

主要适应证为急性闭塞或即将急性闭塞的病变、局限性病变、非开口处小静脉移植血管的病变、球囊扩张后再狭窄的病变、主干开口处病变。主要用于直径 2.5mm 以上的血管,以减少术后再狭窄的发生。目前,PTCA 后支架植入率为 50%~70%。

3.成功标准

血管扩张成功的标准是使原来的狭窄减少 50%,残余狭窄<10%,同时无严重的内膜撕裂,冠状动脉血流正常。临床手术成功的标准为在此基础上无院内并发症如心肌梗死、死亡或不需因并发症行急诊 CABG。

(四)其他

还包括粥样斑块机械旋磨切除术、定向粥样斑块切除术、腔内粥样斑块抽吸切除术、激光冠状动脉成形术、超声血管成形术、冠状动脉内血栓去除术和经皮激光心肌血管成形术等方法。因为上述技术的并发症发生率高,故在临床上较少使用。

第三章 消化系统疾病

第一节 炎症性肠病

炎症性肠病（inflammatory bowel disease，IBD）包括溃疡性结肠炎（unclerative colitis，UC）和克罗恩病（Crohn's disease，CD），是一种特发性慢性肠道炎症性疾病。由于其临床表现纷繁复杂和病程迁延，有出血、穿孔、梗阻、炎症、营养不良和癌变等并发症，显著影响患者的生活质量，因此诊断治疗均十分棘手，在世界范围内都倍受重视，欧美国家 IBD 诊治指南每 4 年更新一次。欧美因其丰富的医疗资源，使诊断手段较为健全，治疗药物较为昂贵和全面，外科手术较为普遍，但仍存在费效比率和长期并发症等问题的困扰。而我国对 IBD 关注和研究随着疾病发病率逐年增高，但各级医疗机构对其认识起点不一、医疗资源参差不齐，因此提高对 IBD 诊治水平是我们面临的重要任务和挑战。

一、流行病学

IBD 在西方国家较为常见，发病率最高地区是北欧、北美和英联邦，欧洲中南部、拉丁美洲、日本、韩国也呈逐年上升趋势。据欧洲多中心 IBD 合作组报道，UC 年发病率 7.0/10 万，CD 为 3.9/10 万，每年新增患者 UC 为 50000～68000 例，CD 为 23000～41000 例。美国和加拿大 UC 和 CD 的年发病率（8.8～14.6）/10 万和（7.8～14.8）/10 万，总体上北部发病率较南部高。在亚洲，UC 和 CD 年发病率分别为（1～2）/10 万，（0.5～1）/10 万，UC 较 CD 常见。IBD 有轻微的性别差异，CD 女性高于男性，UC 则男性略高。青春后期或成年初期是 IBD 主要的发病年龄段。

IBD 有明显家族聚集性和种族差异，是一种多基因遗传性疾病。白种人发病率较高，而黑种人、黄种人则较低；在同一地区，犹太人较非犹太人高出 2～6 倍，经济发达地区发病危险性高于落后地区，城市高于农村。通常 IBD 一级亲属中发病率是普通人群 30～100 倍。在英国和丹麦 322 对双胞胎的调查中发现单卵双生子比双卵双生子易发病，UC 发病率分别为 10% 和 3%，CD 则为 30% 和 7%。但事实上并非 100% 单卵双生子均发病。移民学研究提示，南亚裔发病率低，但移居至英国后 IBD 发病率增高，表明环境因素起着重要作用。虽然 IBD 有家族聚集性现象，但仅部分 IBD 患者有阳性家族史，因此需进一步研究家族性和散发性发病的差异。在 IBD 基因的研究中已发现 CD 的第一个确切易感基因位于 16q12，称为 IBD1，即 NOD2/CARD15，它介导细胞凋亡，诱发 NF-κB 的活化，从而导致肠黏膜炎症损伤。其他较明确基因位于染色体 10q23 的 DLG5 基因，5q 的 SLC22A4/5 基因、HLA 基因等。易感基因的研究有利于揭示免疫紊乱的基础，寻找新药物的干预靶点，以及个性化治疗。

在环境因素中，吸烟与 IBD 的发病关系密切，吸烟对 UC 者似乎起保护作用，不仅主动吸烟者 UC 发病率比不吸烟者低,而且在被动吸烟者中发病率也降低,CD 吸烟者临床表现及预后均较非吸烟者差,提示 UC 和 CD 的发病机制有所不同,机制有待进一步研究。口服避孕药者与 IBD 发病可能有关,与用药时间呈正比。阑尾切除者和母乳喂养者患 IBD 的危险性低于对照组,快餐、奶油、油炸食物、咖啡、低纤维饮食等食物结构与 IBD 的关系尚未取得统一意见。此外使用蠕虫治疗 IBD 已取得一定疗效,蠕虫感染是否与 IBD 发病存在负相关有待进一步证实。由于我国近年来 IBD 发病率呈上升趋势,也可能与生活习惯和饮食结构改变有关。

从流行病学调查研究提示 IBD 是"先天易感性"和"后天环境因素"相互作用综合结果。

二、临床表现

一般起病缓慢,少数急骤。病情轻重不一。易反复发作,发作的诱因有精神刺激、过度疲劳、饮食失调、继发感染等。

(一)腹部症状

1.腹泻

血性腹泻是 UC 最主要的症状,粪中含血、脓和黏液。轻者每日 2～4 次,严重者可达 10～30 次,呈血水样;腹泻为 CD 常见症状,一般无脓血或黏液,与 UC 相比,便血量少,鲜红色少。

2.腹痛

UC 常为左下腹或下腹部阵发性痉挛性绞痛,疼痛后有便意,排便后疼痛暂时缓解。绝大多数 CD 均有腹痛,性质多为隐痛、阵发性加重。以右下腹多见,与末端回肠病变有关,其次为脐周或全腹痛。餐后腹痛与胃肠反射有关。少数首发症状以急腹痛症手术,发现为克罗恩病肠梗阻或肠穿孔。

3.里急后重

因直肠炎症刺激所致。

4.腹块

部分 CD 可出现腹块,以右下腹和脐周多见,由于肠粘连、肠壁和肠系膜增厚、肠系膜淋巴结肿大所致,内瘘和腹内脓肿等均可引起腹块。

5.肛门症状

CD 偶有肛门内隐痛,可伴肛旁周围脓肿、肛瘘管形成。

6.其他表现

有恶心、呕吐、纳差等症状。

(二)全身症状

1.贫血

常伴轻度贫血,疾病急性暴发时因大量出血,致严重贫血。

2.发热

急性重症病例常伴发热和全身毒血症状,CD 者间歇性发热出现,为活动性肠道炎症及组织破坏后毒素吸收所致。

3.营养不良

因肠道吸收障碍和消耗过多,常引起患者消瘦、贫血、低白蛋白血症等症状。年幼时患病者伴有生长受阻表现。

(三)肠外表现

20％～40％患者有其他器官的受累,包括骨关节炎、骨软化症、皮肤结节性红斑、坏疽性脓皮病、口腔溃疡、巩膜炎、葡萄膜炎、原发性肝硬化性胆管炎、慢性胰腺炎等。

(四)体征

UC轻型者或在缓解期可无阳性体征。重型可有发热、脉速的表现,左下腹或全腹部可有压痛,伴肠鸣音亢进,常触及如硬管状的降结肠或乙状结肠。若出现腹部膨隆、叩诊鼓音,触诊腹肌紧张和压痛,伴发热、脱水、心动过速和呕吐等,应考虑中毒性巨结肠。CD者腹部可扪及腹块,可有急性或慢性胃肠道梗阻、肠穿孔或消化道出血体征,常有肛门周围炎症的体征。

三、辅助诊断

(一)实验室检查

1.血液检查

常见贫血,贫血程度和炎症活动相关。急性期中性粒细胞增多。CD者贫血与铁、叶酸和维生素 B_{12} 等吸收减少有关。由于血浆第 V、Ⅶ、Ⅷ 因子的活性增加和纤维蛋白原增加,血小板数常明显升高,1％～6％IBD者可发生血小板性血栓,且多为深静脉血栓(＞60％)。严重者白蛋白降低与疾病活动有关。血沉增快,C反应蛋白升高,随疾病治疗稳定后显著下降。

2.粪便检查

肉眼检查常见血、脓和黏液。涂片镜检可见红、白细胞。钙卫蛋白主要存在于中性粒细胞内,具有抑制真菌和细菌的作用,肠道炎症时,粪便中钙卫蛋白明显增高,与疾病严重程度有较好相关性。粪乳铁蛋白对诊断IBD也有较高的敏感性和特异性。

3.免疫学检查

抗中性粒细胞核周胞质抗体(antineutrophil cytoplasmic,pANCA)和抗酿酒酵母菌抗体(phosphopeptodo mannan,ASCA)在临床上常应用于诊断IBD,但由于诊断敏感性不强,应用价值有一定限制。ANCA在系统性血管炎、原发性硬化性胆管炎、自身免疫性肝炎、胶原性结肠炎、嗜酸粒细胞性结肠炎等疾病也可检出。与血管炎不同,ANCA的滴度与疾病的活动性无相关性。ASCA是一种对CD有较高特异性的抗体,也与疾病活动性无关。但两者可能均与遗传易感性有关。OmpC是埃希大肠杆菌外膜孔道蛋白,抗OmpC抗体多见于CD内穿孔者,抗I2抗体为抗荧光假单胞菌抗体,阳性者可能表明CD者易发生纤维狭窄。以上4项指标联合应用可增加CD诊断的准确性,对疾病诊断、活动性或预后可能有潜在意义。其他抗体有抗胰腺腺泡抗体(PAB)、抗鞭毛蛋白(CBirl)抗体、抗昆布二糖碳水化合物(ALCA)、抗壳二糖碳水化合物(ACCA)和抗甘露二糖碳水化合物(AMCA)等。

(二)影像学检查

影像学检查对IBD的初发、复发病例的诊断、疗效评价及并发症检测有独特的作用,判断疾病范围、程度、有无梗阻及黏膜异常,有益于制定治疗方案。

1.钡剂灌肠检查

UC早期见结肠黏膜紊乱、结肠袋形加深、肠壁痉挛、溃疡引起的外廓小刺或锯齿形阴影;晚期结肠袋形消失、管壁呈水管状、管腔狭窄、结肠缩短、息肉致充盈缺损等。但急性期及重型患者应暂缓进行,以免诱发中毒性巨结肠,甚至穿孔。在 CD 诊断中,特别是肠腔狭窄内镜检查无法通过时,更具有重要作用。表现为胃肠道僵硬、裂隙状溃疡、黏膜皱襞破坏、卵石征、假息肉、瘘管形成等,病变可呈节段性分布,单发或多发性不规则狭窄和扩张。但对肠外病变,如脓肿和瘘管则敏感性低。

2.X 线腹部平片

可见肠襻扩张和肠外块影,当横结肠肠腔直径>5mm,应疑诊中毒性巨结肠。

3.小肠钡剂造影

小肠钡剂造影(small-bowel enema,SBE)检查活动期 CD 见小肠黏膜皱襞粗乱、裂隙状、带状或纵行溃疡、鹅卵石症、假息肉、多发性狭窄、瘘管形成等 X 线征象,病变呈节段性分布。由于病变肠段激惹及痉挛,钡剂很快通过而不停留该处,称为跳跃征;钡剂通过迅速而遗留一细线状影,称为线样征,该征亦可能由肠腔严重狭窄所致。由于肠壁深层水肿,可见填充钡剂的肠襻分离。

4.CT 和 MRI

腹部计算机体层成像(computed tomography,CT)及磁共振成像(magneticresonance imaging,MRI)扫描速度快,减少肠腔蠕动和呼吸运动的伪影,重建和后处理功能提高了对肠道病变的诊断能力。不仅可以显示肠腔黏膜病变,对肠壁厚度进行测量(大于 6mm 有意义),显示肠壁及肠腔外病变,发现内镜难以发现的并发症(系膜脂肪、瘘管、脓肿、狭窄),静脉内注射造影剂后肠壁的分层强化,表现为"双晕征",表明黏膜下层水肿。肠系膜血管增多、扩张、扭曲,"木梳征"表现,提示肠腔周围的充血和肠壁的炎症。CD 肠黏膜的溃疡和肠壁增厚以肠系膜侧为重,称偏心性增厚,随着病情发展,对侧肠壁也明显增厚。MRI 是诊断 CD 复杂性瘘管和脓肿的重要手段,并能评价肛门内外括约肌的完整性。由于 MRI 无电离辐射,特别是对年轻及儿童 IBD 患者,更适合作为长期随访手段,在临床上具有很好的应用前景。

(三)超声检查

腹部超声因无创、简便易行、价格低廉、具有多维观察病灶能力等特点,因此对 IBD 这种需终身随访、多次复查的疾病具有诊断筛查和随访的明显优势。欧洲和北美国家已把超声检查纳入为 CD 的常规检查。常规超声及口服造影剂超声造影诊断 CD 的敏感性分别为 91.4% 和 96.1%,而对肠道狭窄病变的诊断敏感性则分别为 74% 和 89%。超声检查的缺点则是结果判断带有一定的主观性,采用计算机软件对观察结果进行定量处理,可望提高对 CD 活动性判断的准确性。

UC 常见于左下腹的肠壁增厚,大于 4mm,主要为黏膜层和黏膜下层增厚,肠壁内血流信号异常增多,肠壁层次则保持正常。CD 典型表现:①肠壁增厚(大于 4mm)。受累肠壁横切面呈"靶环征",纵切面呈"水管征"或"三明治"征,正常肠壁五层结构模糊或消失。②受累肠管僵硬,肠壁蠕动减少或消失。③肠周感染可见"爬行脂肪征"。④瘘可见肠壁低回声通道或低回声区,内含气体和(或)粪便高回声,可侵入邻近脏器。其他常见表现还有肠系膜淋巴结肿大、炎性息肉、腹腔积液和脓肿。

腔内超声能直接观察消化道管壁各层内部结构,探查肛管周围组织结构及周围肿大淋巴结等,帮助疾病的鉴别诊断,对病变提供全面综合的评估。

(四)内镜检查

对本病诊断有重要价值,对早期病变的敏感性高于放射学检查,也是获取组织学检测的主要手段,但在急性期重型患者应暂缓进行,以防穿孔。可用于鉴别 IBD 和肠道感染、肠系膜缺血和肿瘤等疾病。适用于明确病变活动度或范围、部位,有利于制定治疗方案及了解黏膜愈合程度,评估治疗反应和预防复发、筛查肿瘤等。

UC 结肠镜中表现:病变多从直肠开始,呈连续性、弥漫性分布;黏膜血管模糊、水肿及附有脓性分泌物,呈细颗粒状;病变严重处自发性出血、糜烂和多发性浅溃疡;慢性病变见假性息肉,结肠袋变钝或消失。CD 内镜中表现节段性、非对称性分布黏膜炎症,纵形或阿弗他溃疡,鹅卵石样增生,肠腔狭窄僵硬等改变,而周围黏膜正常。

胶囊内镜优点为非侵袭性,直接观察到小肠表面的黏膜病变、部位及病变范围。对发现早期小肠黏膜表面病变比其他检查的敏感性更高,但约 10％ 的健康患者中亦可发现黏膜中断及糜烂。因此,胶囊内镜并不能作为 CD 诊断的独立依据。通常认为,若发现小肠多发性阿弗他溃疡,环形、线形或不规则溃疡≥3 个,或发现狭窄,则应当考虑 CD 的诊断。同时可作为小肠 CD 治疗疗效的观察。

小肠镜最主要的优势是可以取活检以及镜下治疗,有助于确定 CD 病变的范围和深度,鉴别小肠肿瘤、小肠溃疡等。由于其创伤性,应实行胶囊内镜优先原则,作为行小肠镜的筛选手段。

如有上消化道症状,应行胃镜检查。

(五)黏膜病理活检

内镜下取活检包括炎症和非炎症区域,以确定炎症是否节段性分布。UC 活动期时黏膜组织中见大量中性粒细胞、嗜酸粒细胞和慢性炎细胞浸润,可有隐窝炎和脓肿形成,黏膜中杯状细胞减少,黏膜表层糜烂、溃疡形成和肉芽组织增生。缓解期中性粒细胞消失,隐窝结构紊乱,腺上皮和黏膜肌层间隙增宽、潘氏细胞化生。CD 典型病理改变包括裂隙状溃疡和阿弗他溃疡、非干酪样性肉芽肿、固有膜炎性细胞浸润、黏膜下层增宽、淋巴细胞聚集、淋巴管扩张,而隐窝结构大多正常,杯状细胞不减少。手术切除的肠段可见穿透性炎症,肠壁水肿、纤维化以及系膜脂肪包绕,局部淋巴结有肉芽肿形成。非干酪性肉芽肿是诊断 CD 的主要标准之一,但活检标本中该病变发现率仅 15％～36％。

四、诊断

(一)诊断内容

IBD 的诊断应包括临床类型、病变分布和范围、疾病严重度、活动性以及肠外表现和并发症,以便更好地选择治疗方案和评估预后。

UC 的临床类型包括初发型、慢性复发型、慢性持续型和爆发型。病变分布和范围分为直肠炎、直肠乙状结肠炎、左半结肠炎以及全结肠炎。UC 严重度采用 Truelove-Witts 分度(表 3-1),活动性采用 Sutherland 等活动指数评分(表 3-2)。

表 3-1 Truelove-WittsUC 分度

项目	轻度	中度	重度
粪便	<4 次/天		>6 次/天
便血	轻或无		重
体温(℃)	<37.5	介于轻度和重度之间	>37.8
脉搏(次/min)	<90		>90
血红蛋白(g/L)	<11.5		<10.5
血沉(mm/h)	<20		>20
C 反应蛋白(mg/L)	正常		>30

表 3-2 SutherlandUC 疾病活动指数

项目	计分			
	0	1	2	3
腹泻	正常	超过 1~2 次/天	超过 3~4 次/天	超过正常 5 次/天
便血	无	少许	明显	以血为主
黏膜表现	正常	轻度易脆	中度易脆	重度易脆伴渗出
医师评估病情	正常	轻	中	重

注:总分小于 2 分症状缓解,3~5 分轻度活动,6~10 分中度活动,11~12 分重度活动。

CD 临床类型包括狭窄型、窦道型、无狭窄型和无窦道型(炎症反应型)以及肛周病变,各型可有交叉或互相转化。病变部位分为回肠、结肠、回肠和结肠以及上消化道病灶型。其严重度与活动度关系密切,推荐 Harvey-Bradshow 活动指数(简化 CDAI)作临床评分(表 3-3)。

表 3-3 简化 CDAI 计算法

临床表现	评分标准
一般情况	0 良好 1 稍差 2 差 3 不良 4 极差
腹痛	0 无 1 轻 2 中 3 重
腹泻	稀便每日 1 次记 1 分
腹块	0 无 1 可疑 2 确定 3 伴触痛
并发症	关节痛、虹膜炎、结节性红斑、坏疽性脓皮病、阿弗他溃疡、裂沟、瘘管及脓肿,每种症状记 1 分

注:总分小于 2 分症状缓解,3~5 分轻度活动,6~10 分中度活动,11~12 分重度活动。

(二)诊断思维

全面的病史回顾及体格检查,辅助检查包括血液、粪便、内镜及影像学检查等均有助于排除其他病因,明确诊断。IBD 的诊断标准为:①出现典型临床表现为临床疑诊,要求进一步检查。②临床表现加影像学或内镜检查支持为拟诊。③拟诊的基础上,需排除其他疾病(表 3-4)。④排除上述疾病拟诊基础上,发现典型的组织病理学表现即为确诊。对结肠镜检查发现的轻度直、乙结肠炎不能等同于 UC,需认真检查病因,观察病情变化。当肠道病变不典型时,较难鉴别,可暂诊断为"未定型结肠炎"。有报道 5%的病例在诊断为 CD 后 1 年内被重新诊断为 UC。在"未定型结肠炎"中,经随访诊断 10%～40%最后确诊为 CD。对于一些难以与 IBD 鉴别的疾病,为明确诊断推荐进行 3～6 个月密切随访。

表 3-4　UC 和 CD 的主要鉴别诊断的疾病

	UC	CD
主要鉴别诊断	急性自限性结肠炎（ASLC）、阿米巴性结肠炎、血吸虫病、CD、结肠癌、肠易激综合征、肠结核、NSAID 肠病	肠结核、Behcets 病、UC、NSAID 肠病、IBS、乳糜泻
其他鉴别诊断	感染性结肠炎、缺血性结肠炎、放射性结肠炎、过敏性紫癜、胶原性结肠炎或淋巴细胞性结肠炎、Bechets 病、HIV 结肠炎	缺血性结肠炎、镜下结肠炎、放射性结肠炎、改道性结肠炎、慢性憩室炎、药物性肠病（如 NSAIDs）、嗜酸细胞性肠炎、肠道淋巴瘤和肠癌

(三)鉴别诊断

1.UC 与急性自限性结肠炎

各种致病菌感染.如痢疾杆菌、沙门菌、耶尔森菌、空肠弯曲菌和阿米巴滋养体等,通常在 4 周后均能恢复正常。急性发作时可有发热、腹痛、腹泻、黏液血便,虽然粪便检查分离致病菌阳性率低于 50%,但致病菌检查有助于诊断,同时抗生素治疗有良好疗效。内镜中炎症分布多不均匀,可见片状充血水肿、糜烂或溃疡,结肠黏膜隐窝结构通常正常,固有层以多形核细胞浸润为主。对弥漫性炎症改变而粪便培养阴性仍不足以诊断 UC,应随访 6 个月,观察慢性炎症的临床与组织学征象。

2.CD 与肠结核

由于 CD 和肠结核在临床表现、内镜检查、放射学和病理学检查方面表现相似,两种疾病相互误诊率可达 50%,诊断 CD 时应排除肠结核可能。当不能除外肠结核时应抗结核诊断性治疗(表 3-5)。

表 3-5　肠结核和 CD 的鉴别

特征	TB	CD
临床表现	既往或现存结核病史、有结核接触史、胸片检查异常（并不绝对）、肠瘘、腹腔脓肿、肛门病变（较少见）	瘘管形成、肠壁脓肿、肛周直肠病变、血便、肠穿孔、肠切除后复发

（续表）

特征	TB	CD
内镜检查	浅表性不规则的横行溃疡、边缘不整如鼠咬状，假息肉、盲肠＞回肠、回盲瓣受累（张口状）	可能与 TB 表现相似，但多为纵行溃疡、鹅卵石样表现、阿弗他溃疡、回肠＞盲肠、回盲瓣可狭窄或有溃疡形成
组织病理	大、密集、融合性肉芽肿、黏膜下层肉芽肿、干酪性坏死和黏膜下层狭窄、肠壁和肠系膜淋巴结干酪样改变、抗酸杆菌检查阳性、不相称的黏膜下层炎症、溃疡内上皮样组织细胞带	高达 50％的病例可见非干酪性肉芽肿/坏死
特异性检查	用 TB 特异性引物检验 TB DNA、结核菌培养、PPD 皮肤试验、血清抗 TB 抗体、IFNγ 检测、胸片查肺结核	
横断面成像	盲肠＞回肠、腹水、盲肠周围小淋巴结、肠系膜淋巴结＞1cm 伴有钙化及中心衰减、脂肪包绕（较少见）	回肠＞盲肠、常见脂肪包裹、肠系膜结节 3～8mm、肠系膜血管束梳样征扩大

注：TB，结核；IFNγ，干扰素 γ；PPD，纯蛋白衍生物。

3.CD 与眼-口-生殖器综合征（白塞病）

当眼-口-生殖器综合征（白塞病）有胃肠道表现时，病变常累及末端回肠、回盲部及升结肠，溃疡为单发或多发，深浅不一溃疡，可致肠壁狭窄或穿孔，与 CD 内镜表现相似。但白塞病诊断标准包括反复发作口腔溃疡，生殖器溃疡，眼部病变和多形性的皮疹，皮肤针刺试验阳性（无菌穿刺针刺入患者前臂，24～48h 后出现直径超过 2mm 无菌性红斑性结节或脓包）有助于诊断。

4.UC 和 CD 的鉴别

两者临床表现、内镜和组织学特征均明显不同，特别是裂沟、瘘管、穿透性炎症、肛门病变和非干酪样性肉芽肿具有重要的鉴别诊断价值。对于 10％难于诊断的结肠炎症，尚不符合 UC 和 CD 的诊断标准，临床诊断为未定型结肠炎，在随访过程中可能最终得以诊断（表 3-6）。

表 3-6　UC 和 CD 的鉴别诊断

特征	UC
临床表现	里急后重
	血便
	腹块
	肛周损伤
内镜和影像学	广泛表浅结肠炎
	直肠弥漫病变

特征	UC
	浅小糜烂和溃疡
	自发性出血
	深裂隙性溃疡
病理学	黏膜和黏膜下层弥漫性炎症
	肠腺隐窝结构变形
血清学标记	抗中性粒细胞核周胞质抗体

五、治疗

（一）一般治疗

由于慢性疾病常伴有营养不良，一般主张给予高糖、高蛋白质、低脂、低渣饮食，当疾病活动时要适当减少饮食中纤维素，少渣饮食能减少排便次数。除非不能耐受者一般可以使用乳制品。适当补充叶酸、维生素和微量元素，要素饮食适合家庭内营养，而全肠外营养适用于重症患者及中毒性巨结肠、肠瘘、短肠综合征等并发症者。营养补充有利于纠正营养不良，控制疾病的活动性，延长疾病缓解时间。必要时予以输血。戒烟在 CD 患者中有益于疾病控制，对 UC 患者则是从整体健康考虑。应用止泻剂（洛哌丁胺）可减轻肠道蠕动，缓解便意窘迫。但严重结肠炎时，止泻剂与解痉剂须禁忌，有诱发中毒性巨结肠的可能。止痛药可给予对乙酰氨基酚，无效可给予可待因。非类固醇抗炎药可加重 IBD 临床活动，须慎用。IBD 因反复发作，迁延终身，常见抑郁和焦虑情绪，需减轻压力和给予心理问题的防治。

（二）治疗常用药物

1.氨基水杨酸盐

水杨酸柳氮磺胺吡啶（sulfasalazine，SASP）在结肠内由细菌分解为 5-氨基水杨酸（5-aminosalicylic acid，5-ASA）和磺胺，活动性病变 3～4g/d，维持期 2g/d。服用 SASP 者需补充叶酸。由于磺胺长期应用可出现磺胺类药物相关的副作用，如肝功能异常、胃肠道症状、白细胞减少、皮疹和精液异常导致不育等，因此 5-ASA 的药物受到关注。5-ASA 是治疗 UC 的主要药物，对 CD 治疗作用较小。作用机制通过对肠黏膜局部花生四烯酸代谢多个环节进行调节，抑制前列腺素、白三烯的合成，清除氧自由基，抑制免疫反应。5-ASA 似在肠腔表面发挥作用，所以理想口服剂型应尽量减少肠道内吸收使局部疗效作用更大，药效大小和肠道病变部位局部药物浓度密切相关。5-ASA 不良反应有胃肠道反应、心包炎、肾脏毒性等。目前 5-ASA 制剂发展迅速，主要分为前体药物和包衣制剂。常用的 5-ASA 有美沙拉嗪（mesalaminc），前体药物：奥沙拉嗪（olsalagine，5-ASA 偶氮二聚体）和巴柳氮（balsalazide，5-ASA 偶氮异二聚体）等，奥沙拉嗪和巴柳氮在小肠均无吸收。包衣制剂：美沙拉嗪由丙烯酸树脂包裹，即 Eudragit-s 或 Eudragit-L，商品名 asacol（安萨科）、claversal（马沙拉嗪）、etiasa（艾迪莎）和 salofalk（莎尔福），分别在回肠末端 pH 5～7 时溶解释放，但仍大部分进入结肠。颇得斯安（pentas）将美沙拉嗪掺入乙基纤维素微颗粒中，以 pH 依赖方式水解，在肠道中为控释放药物,起效范围十二指肠至直肠。5-ASA 作为灌肠剂与肛栓剂无论是在病情活动期或是维持缓解期,也无论其单独使用或与联合应用时,治疗溃疡性直肠炎均非常有效。治疗结核病的对氨基水杨酸(4-ASA)与 5-ASA 结构相似,具有价格低廉,抑菌作用强特点,有报道对 UC 局部治疗有良好效果。

2.糖皮质激素

糖皮质激素(GCS)通过抑制 T 细胞激活及细胞因子分泌发挥抗炎作用。适用于 IBD 急性活动且对足量 5-ASA 无反应者,经过多年循证医学已证明无维持缓解作用。由于存在较多不良反应,限制了其长期应用。GCS 的给药途径有口服、静脉滴注和直肠给药 3 种。静脉滴注主要给予甲泼尼龙、氢化可的松;口服给药主要有泼尼松、泼尼松龙、布地奈德、地塞米松等,而直肠给药有灌肠剂、泡沫制剂、栓剂 3 种。常用剂量泼尼松 0.5～0.75mg/kg,严重病例可达 1mg/kg,2 个月左右病情缓解。治疗 CD 时可在初期即开始使用 GCS。起始剂量需足量,否则疗效降低。当 GCS 减量＜20mg/d 时,或激素停药 6 周内复发,称为激素依赖;若使用 GCS ＞20mg/d,治疗≥2 周,疾病无反应,称为激素抵抗。对于 CD 脓肿尚未引流,不应以 GCS 治疗。

3.免疫调节剂

通过阻断淋巴细胞增殖、活化或效应机制而发挥作用的。原则上适用于激素依赖或无效以及激素诱导缓解后的维持治疗。常用的免疫调节剂:硫唑嘌呤(azathioprine,AZA)或 6-巯基嘌呤(mercaptopurine,6-MP)、甲氨蝶呤(methotrexate,MTX)、环孢素(cyclosporin,CsA)和他克莫司(tacrolimus,FK506)。应用 AZA 和 6-MP 对 CD 活动期及维持缓解均有效,对 UC 也有一定疗效。治疗 CD 者 6-MP 的起始剂量一般为 1～1.5mg/kg,而 AZA 为 2.0～2.5mg/kg。使用 AZA 或 6-MP 前检测硫代嘌呤甲基转移酶水平有助于个体化用药,如该活性低下则用药危险性增大,起始剂量可推荐常用剂量的 10%～50%。若无法检测,应在用药后第 2 周、第 4 周需随访血常规,此后每 4 周检测一次。即使可检测该酶水平,仍建议每 4 周检查血常规。由于 AZA 和 6-MP 治疗 3～4 个月才能达到稳态血药浓度,不能单独用于诱导 CD 缓解,在急性抢救 IBD 时均不适用,治疗时可与 GCS 联用,待免疫调节剂起效后,GCS 再逐渐减量。不能耐受者改为 MTX 肌注,开始时短期每周肌内注射 15～25mg,一般 2～4 周开始起效,目前临床经验并不支持其应用于 UC。CsA 起效迅速,多小于 1 周,只用于重度 UC 的抢救治疗,2～4mg/kg,因副作用大,仅适于短期治疗严重 GCS 治疗无效患者,静脉滴注可缓解症状,从而选择有利的手术时间,但不降低手术率。若临床症状缓解则改为口服 CsA 治疗(5～6mg/kg),或加用 AZA 或 6-MP 或 MTX。有报道 FK506 用于 CD 的治疗,但目前多数研究没有设立对照组,样本量小,应用时间短,缺少大规模临床试验。

4.生物制剂

治疗 IBD 已有 10 余年的历史,其中应用时间较长的是英夫利昔单抗(infliximab),其他生物制剂包括阿达木单抗(adalimumab)、赛妥珠单抗(certolizumab pegol)、那他珠单抗(natalizumab)等。目前多项长期临床试验观察已证实生物制剂对大部分 IBD 患者(包括儿童)能起到长期维持缓解、促进组织愈合、降低住院率与手术率的作用。英夫利昔一种人-鼠嵌合型单克隆抗体肿瘤坏死因子(TNFα)抑制剂,主要适用于 CD 者,经传统治疗即 GCS 治疗及免疫抑制剂治疗无效或不能耐受者;合并肛瘘、皮瘘和直肠阴道瘘等经传统治疗(抗生素、免疫制剂和外科引流)无效者,可作为激素抵抗的顽固性重度 UC 患者的拯救治疗药物。静脉推荐注射 5～10mg/kg 在 0、2、6 周作为诱导缓解,滴注时间不短于 2h,随后每隔 8 周给予相同剂量维持缓解。规律用药的缓解率优于间断给药,当治疗反应欠佳时,剂量可由 5mg/kg 增至 10mg/kg,或者缩短给药间期。单次使用英夫利昔 5mg/kg,有效率可达 58%,对肛周和腹腔内瘘管者使用英夫利昔单抗 3 次后,55%CD 者瘘管愈合。阿达木单抗是一个重组人 IgG 抗 TNF 单抗,certolizumab pegol 是人源化抗 TNF 单抗 Fab′段,两者分别是每 2 周和每 4 周皮下注射给药。若患者对一种抗 TNF 药物无反应或不耐受,仍可尝试另一种抗 TNF 药物。生物制剂有使潜在的结核菌感染及乙型肝炎(HBV)激活的危险,特别在我国这两种疾病较为普遍;生物制剂的抑炎作用可能影响机体免疫监视功能,增加肿瘤发生率,有诱发非霍奇金淋巴瘤报道,发生多发性硬化、脱髓鞘病变和视神经炎的概率也增高,可能影响怀孕妇女安全性。

其他生物制剂:对慢性炎症有调节作用白介素-12 单抗,IFNγ 单抗;抑制细胞黏附 LDP-02,ISIS2302;T 细胞增殖抑制剂如抗 IL-2R 抗体。目前仍在临床研究观察中,尚还缺乏上述生物制剂用于 IBD 治疗的共识。

5.抗生素类

肠道菌群为慢性肠道炎症提供慢性刺激。抗生素常用于 CD 并发症的治疗,即肛周病变、瘘管、炎性包块及肠道狭窄时细菌过度增长等。甲硝唑和环丙沙星是最常用于 CD 的抗生素,虽然到目前为止还没有随机对照试验证实甲硝唑和(或)环丙沙星在肛瘘治疗中的确切疗效,但其仍是临床的一线药物。推荐剂量甲硝唑 1000～1500mg/d 或环丙沙星 500～1000mg/d,持续数周,部分患者症状可缓解,但停药后会复发。目前尚无有数据显示任何抗生素对 UC 有效,但仍常用于暴发性结肠炎。使用抗生素将引起艰难梭状芽孢杆菌相关疾病(CDAD)的风险增加,因此当患者出现腹泻加重时需检测艰难梭状芽孢杆菌。

6.益生菌

正常肠道菌群是机体防御系统所必需的,当菌群失调时,导致肠道炎症并对肠道内物质耐受性降低,使肠道黏膜屏障功能缺陷,肠道免疫系统失调,诱发 IBD。肠道益生菌(probiotics)在 IBD 治疗中起着积极意义,有报道示对 SASP 和 5-ASA 过敏和不能耐受者使用肠道益生菌治疗 UC,12 个月后 75%患者仍可保持缓解状态,粪便中乳酸杆菌和双歧杆菌等有益菌群含量增高,pH 明显下降。储袋炎发病机制不明,有研究示双歧杆菌和乳酸杆菌减少的菌群紊乱可能引起储袋炎原因之一,益生菌能有效用于部分储袋炎的维持缓解。但由于结肠内细菌较多,微生物作用复杂,对其值得深入研究。

(三)治疗原则和方案选择

在治疗前,首先对病情进行综合评估,包括病变累积范围、部位,病程的长短,疾病严重程度以及患者的全身情况,根据病情给予个体化、综合化的治疗。原则上应尽早控制疾病的症状,促进缓解,维持治疗,防止复发,防治并发症和掌握手术治疗时机。

UC 首次发病时治疗效果较好,此后病情长期缓解和长期持续者各占 10%,余者病情缓解与反复间歇发作常交替。而 CD 以慢性渐进型多见,部分自行缓解,但常有反复,大多数患者经治疗后,可获得某种程度的缓解。急性重症病例常有严重毒血症和并发症,预后较差。

对所有患者一般均推荐终身维持缓解。维持缓解 UC 选用 5-ASA 1～2g/d,对 CD 则作用有限,<2g/d 则无效;当 5-ASA 治疗无效或不耐受时,AZA 可用于 UC 和 CD 维持缓解,MTX 证实对 CD 有疗效。CD 术后给予 5-ASA 或 6-MP/AZA 口服,以减轻复发的频率及严重程度。皮质类固醇不用于维持疗法。

(四)手术治疗

由于 CD 在其一生的治疗过程中,始终面临着手术干预的问题。70%～75% 的患者需要手术治疗来缓解症状,而且手术治疗很少是治愈,术后易复发,接受多次手术的概率相当常见。手术方式主要有脓肿引流、节段切除、肠段旷置狭窄成形术、回直肠吻合术或回结肠吻合术,重度肛瘘患者行暂时性改道回肠造口术或结肠造口术。25%～30% 的 UC 者需要手术治疗。但 UC 的外科切除被认为是治愈性的。手术方式主要有暂时性回肠造口术、全结肠直肠切除术加永久性回肠造瘘及回肠储袋—肛管吻合术(IPAA)。IPAA 手术后 40 个月约 50% 出现储袋炎,可选择抗生素(如甲硝唑),或 5-ASA 和激素局部治疗。

术前使用激素的患者在术后应逐渐减少剂量以防止手术并发症。手术前要尽可能减小激素量,术前泼尼松剂量大于 30mg/d 者手术预后差。AZA 不增加围术期并发症发生率。围术期给予英夫利昔、阿达木或赛妥珠抗-TNF 单抗治疗有增加急性重度 UC 紧急结肠切除的危险,但对 CD 无增加并发症的危险。

(五)肿瘤检测

广泛性 UC 患者和 CD 者,从诊断后 8～10 年开始,发生结肠癌的概率即比一般人口明显增高,为 5%～10%,并随着时间的推移而增长更甚。建议起病 8～10 年开始做结肠镜检查监测,随机取样活检,每 1～2 年一次。如发现发育异常性改变,即安排结肠切除术。

(六)妊娠

由于 IBD 的发病年龄较轻,常与生育高峰年龄相重叠,因为恐惧遗传、担心药物的副作用、生长发育延迟、营养不良和心理障碍等,故大多数 IBD 者生育率较低。但通常缓解期 UC 生育率与正常人无显著差异,而 CD 因既往盆腔炎症、粘连、肛周病变影响生育能力。活动期 IBD 妊娠发生流产、死胎和胎儿畸形概率升高,甚至加重原发疾病,因此需对患者和胎儿综合评估。

目前认为安全的药物有柳氮磺胺吡啶(注意补充叶酸)、美沙拉嗪、糖皮质激素和洛哌丁胺,有关妊娠时应用 AZA 和 6-MP 的观察资料,大多来自组织移植文献,所用剂量比通常用于 IBD 的剂量大。因此有经验的 IBD 医师认为 AZA 和 6-MP 在妊娠时较为安全,但有待于进一步大规模临床试验证实。奥沙拉嗪、环孢素、英夫利昔等对其安全性数据尚有限。MTX、沙利度胺、地芬诺酯在妊娠期间禁止使用。

总之,IBD 的发病率在我国呈逐渐上升的趋势,因此受到人们越来越重视。随着炎症性肠病基础和临床的深入了解,将有效推动炎症性肠病治疗的进展。

第二节 消化性溃疡

消化性溃疡主要是指发生于胃和十二指肠的慢性溃疡,因与酸性胃液对黏膜的消化作用有关而得此名,与酸性胃液接触的任何部位均可发生。

一、病因和发病机制的研究

近 20 年来,消化性溃疡发病机制逐渐趋向明朗,发病机制的现代概念包括 3 个方面:①没有胃酸就没有溃疡。②没有幽门螺杆菌就没有溃疡复发。③黏膜屏障健康就不会形成溃疡。

(一)胃酸和胃蛋白酶在消化性溃疡发病中仍起主导作用

在 20 世纪初期,消化性溃疡曾被认为与应激、饮食因素有关,国外学者 Karl Schwarz 首先提出"无酸无溃疡"的观点。因此,近 100 多年来胃酸一直被认为是消化性溃疡形成的主要原因。胃酸是损伤黏膜的主要攻击因子,但是胃酸对消化道黏膜的损伤作用一般只有在正常黏膜防御和修复功能遭受破坏时才发生。盐酸是胃液的主要成分,由壁细胞分泌,受神经、体液调节,壁细胞膜上有 3 种受体:组胺受体、胆碱能受体和胃泌素受体,H^+ 由壁细胞内质子泵(H^+,K^+-ATP 酶)分泌。胃酸分泌增多的相关因素:①壁细胞数量增多:正常人平均有 10 亿个壁细胞,而 DU 患者平均有 19 亿,可能是由于遗传和(或)高胃泌素血症长期刺激有关。②壁细胞对刺激物的敏感性增强:壁细胞胃泌素受体的亲和力增加或对胃泌素刺激胃酸分泌有抑制作用的物质如生长抑素减少有关。③胃酸分泌的正常反馈抑制机制发生缺陷:G 细胞分泌胃泌素,当胃窦部 pH<2.5 时其分泌功能受到明显抑制。④迷走神经张力增高:释放乙酰胆碱,直接刺激壁细胞分泌酸和刺激 G 细胞分泌胃泌素。

此外,胃蛋白酶需要依赖胃酸而发挥"消化作用"。胃蛋白酶是由主细胞分泌的胃蛋白酶原经盐酸激活转变而来,它能降解蛋白质分子,所以对黏膜有侵袭作用。胃蛋白酶的生物活性取决于胃液 pH,这是因为不但胃蛋白酶原激活需要盐酸,而且胃蛋白酶活性是 pH 依赖的,当胃液 pH 增加到 4 以上,胃蛋白酶就失去活性。

(二)幽门螺杆菌感染是消化性溃疡的重要病因

20 世纪 80 年代初 Warren 和 Marshall 从胃十二指肠疾病患者的胃黏膜中分离出幽门螺杆菌(helicobacter pylori,Hp),并发现该菌与消化性溃疡高度相关。统计资料表明,95% 的十二指肠溃疡以及 70% 的胃溃疡与 Hp 感染有关。几项队列研究表明,Hp 阳性患者一生中溃疡病的风险是阴性者的 3~10 倍。Hp 是消化性溃疡病的主要病因已达成共识。全世界超过 50% 人口胃黏膜有慢性 Hp 感染,我国自然人口 Hp 感染率在 41.4%~83.3%,但只有 5%~10% 会发展成溃疡。Hp 的致病机制包括:Hp 毒素引起的胃黏膜损害、宿主的免疫应答介导胃黏膜损伤及 Hp 感染致胃酸分泌和调节异常。Hp 致胃、十二指肠溃疡的机制主要有以下 5 种学说:①漏屋顶学说:意思是说 Hp 感染损害局部黏膜防御和修复,胃黏膜屏障功能削弱如"漏雨的屋顶",在胃酸(雨)的作用下形成溃疡。在给予抗胃酸分泌药之后,溃疡愈合,但这只能获得短期的疗效。如果根除 Hp,则溃疡不易复发。②胃泌素-胃酸相关学说:Hp 可使胃窦部 pH 升高,胃窦部 G 细胞胃泌素反馈性释放增加,因而胃酸分泌增加,形成溃疡;Hp 引起胃窦黏膜 D 细胞数量减少,影响生长抑素分泌,减少抑制 G 细胞释放胃泌素。③胃上皮化生学说:十二指肠胃上皮化生是十二指肠对酸负荷的一种代偿反应。Hp 只定植于十二指肠胃上皮化生组织内,引起黏膜损伤导致十二指肠溃疡形成。④介质冲洗学说:Hp 感染导致多种炎性介质的释放,这些炎性介质在胃排空时进入十二指肠从而导致十二指肠黏膜损伤。⑤免疫损伤性学说:Hp 通过免疫损伤机制导致溃疡形成。

目前认为 Hp 致消化性溃疡的关键因素取决于 Hp 感染所引起的胃炎的组织学类型;改变胃内激素和酸分泌的动态平衡;十二指肠上皮的胃化生;Hp 与胃黏膜屏障的相互作用以及所导致的免疫反应;致病菌株;宿主的基因型。研究发现,Hp 定植于整个胃上皮,从贲门至胃窦部幽门区。十二指肠溃疡患者,Hp 感染的密度和黏膜炎症程度在胃窦部最为显著,而泌酸的胃体黏膜无累及。此类患者基础和胃泌素刺激后胃酸分泌均增高,Hp 根除后胃黏膜完全可逆性地改变。胃溃疡患者,胃体和胃窦部发生相似的炎症改变,酸分泌减少,但仍然保持一定的酸分泌量。Hp 感染扰乱胃酸—胃泌素正常负反馈调节,引起高胃泌素血症,导致肠嗜铬样细胞和壁细胞增生,进一步引起胃酸的产生。

Hp 感染引起胃黏膜的炎症反应及细胞因子产生,尤其是 IL-8 和 IL-1β。进入胃黏膜的中性粒细胞和巨噬细胞分泌溶酶体酶、白三烯和活性氧损伤胃黏膜的防御机制,激发免疫损伤机制导致溃疡形成。被 Hp 抗原激活的 T、B 淋巴细胞和促炎性细胞因子调控局部和全身的免疫反应,进一步释放细胞因子(IL-1、IL-2、IL-6、IL-10、TNFα)和抗体。T 细胞反应的类型至关重要,以 Th1 为主的免疫反应导致黏膜的进一步损伤,而调节性 T 细胞反应分泌 IL-10,加强黏膜保护。随后,进一步引致血小板活化因子和补体释放。

此外,从溃疡病患者体内分离出的 Hp 菌株带有高致病毒力。研究发现包括尿素酶、磷脂酶 A 和 C、VacA 和 CagA,以及黏附蛋白 BabA 和外膜炎症蛋白 OipA 等毒力因子,都在消化性溃疡发病机制中起着重要作用。

宿主基因对 Hp 易感性,已证实在单卵双胎中患同类型溃疡明显高于双卵双胎。溃疡病患者家族的发病率高,十二指肠溃疡病患者的子女溃疡发病率较无溃疡病者的子女高 3 倍。消化性溃疡与血型的关系,O 型血者溃疡发生率高于其他血型。有研究发现 O 型血者细胞表面的黏附受体有利于 Hp 定植。

(三)胃黏膜屏障的损害

正常胃黏膜具有保护功能,各种食物、理化因素和酸性胃液均不能损伤胃黏膜致溃疡形成。正常胃黏膜防御机制包括黏膜屏障完整性、丰富的黏膜血流、细胞更新、前列腺素、生长因子等。

1.黏液-碳酸氢盐屏障

黏液和重碳酸盐需结合才能形成有效的屏障,缓冲食物对黏膜的机械性损伤,黏液形成的非流动层能阻碍氢离子的逆弥散,重碳酸盐产生跨黏膜层的 H^+ 梯度,胃内 pH 为 2 的情况下,上皮表面黏液层内 pH 为 7。

2.胃黏膜屏障的完整性和上皮细胞的再生

正常人胃黏膜细胞 1~3 d 更新一次,细胞的不断再生与脱落间保持动态平衡,有利于抵御损伤因子的作用。在消化性溃疡愈合时,在修复过程中黏液样罩膜(mucoid cap)覆盖于损伤部位,使损伤部位与胃腔内胃酸隔离,罩膜内 pH 可达 5,有利于基底膜细胞迁移和分化。

3.丰富的黏膜血流

正常的血液供应是保持黏膜完整性的重要因素。它提供黏膜细胞代谢营养物质,清除局部代谢有害物质,维持黏膜局部酸碱平衡。交感神经兴奋时,黏膜血流灌注降低,是导致黏膜损伤的因素之一。

4.前列腺素

胃黏膜细胞能合成多种前列腺素(prostaglandins,PGs),刺激黏液和碳酸氢盐分泌,增强表面活性脂质成分,促进损伤后黏膜的修复,增强细胞膜和溶酶体的稳定,减少炎症介质的释放,增加黏膜下血流量。

5.生长因子

细胞生长因子促进黏膜细胞蛋白质合成,加快黏膜再生和修复,增加胃黏膜血流量,刺激生长抑素的合成和释放,促进 PGs 合成增加。成纤维生长因子促进肉芽组织内新生血管的生成。

(四)非甾体类抗炎药

胃黏膜有抵御各种物理化学损伤的功能。许多药物可以损伤胃黏膜,如解热镇痛药、抗癌药、某些抗生素、肾上腺皮质激素等。随着非甾体类抗炎药(non-steroidal anti-inflammatory drugs,NSAIDs),尤其是阿司匹林的广泛应用,使其成为引起消化性溃疡另一个重要的因素,且 NSAIDs 使溃疡并发症(出血、穿孔等)发生的危险性增加 4～6 倍。其损伤机制包括局部作用和全身作用两方面。

(1)局部作用:①NSAIDs 是弱酸脂溶性药物,在胃酸环境中溶解成非离子状态,药物易通过黏膜细胞膜进入细胞内,使细胞酸化,增加上皮黏膜细胞的通透性,增加氢离子的反弥散,破坏黏液—碳酸氢盐屏障稳定性,干扰细胞的修复和重建。②NSAIDs 影响线粒体的氧化磷酸化,抑制电子转运链,致细胞内 ATP 缺失,活性氧物质产生,继而氧化细胞内蛋白、脂类或核酸,导致细胞坏死和凋亡。

(2)全身作用:①内源性前列腺素(PG)缺乏:PG 缺乏是由于 NSAIDs 抑制环氧合酶(COX-1 和 COX-2)引起。因而在发挥其抗炎作用同时,也干扰了生理性 PGs(PGE_2 和 PGI_2)及血栓素 A_2 合成,削弱胃黏膜屏障。②新近研究发现一系列生物活性物质协同参与胃黏膜的防御机制,包括生长因子、NO、H_2S、应激蛋白、褪黑激素和多聚胺等,而 NSAIDs 通过抑制这些生物活性物质进一步促进溃疡的发展。

(五)胃十二指肠运动功能异常

1.胃排空与胃酸分泌

十二指肠溃疡患者十二指肠排空速度比正常人快,提示十二指肠溃疡患者的十二指肠腔内 pH 对胃酸反馈调节的机制发生缺陷。

2.胃排空延缓与胆汁反流

胃溃疡时多有胃排空延缓和十二指肠-胃反流。延缓排空的食糜刺激胃窦部 G 细胞分泌胃泌素,增加胃酸的分泌。幽门括约肌功能障碍引起十二指肠-胃反流,反流的胆汁和溶血卵磷脂可损伤胃黏膜,受损黏膜在胃酸和胃蛋白酶的作用下形成胃溃疡。

(六)环境因素和精神因素

在消化性溃疡的发病机制中,环境和精神因素加速了 Hp-宿主之间的相互作用,促进了溃疡的发生。本病具有显著的地理环境的差异和明显的季节性。长期吸烟增加胃酸、胃蛋白酶分泌,黏膜下血管收缩,抑制胰腺分泌碳酸氢盐,使幽门括约肌张力减低,影响胃黏膜前列腺素合成。有些食物,如酒、浓茶、咖啡刺激胃酸分泌。应激和心理因素可通过迷走神经机制影响胃液和十二指肠液分泌、运动和黏膜血流的调控。

二、消化性溃疡的诊断方法

1.病史

病史是诊断消化性溃疡的初步依据,根据本病具有慢性病程、周期性发作和节律性中上腹痛等特点,可做出初步诊断。

2.内镜检查

内镜检查是确诊消化性溃疡的首选方法,在内镜直视下可确定溃疡的部位、大小、形态和数目,结合活组织病理检查,判断良恶性胃溃疡以及溃疡的分期。日本学者将消化性溃疡的内镜表现分为 3 期:活动期(A 期):A_1 为圆形或椭圆形,中心覆盖白苔,常有小出血,周围充血水肿明显;A_2 溃疡面覆黄或白苔,无出血,周围充血水肿减轻。愈合期(H 期):H_1 为溃疡周围肿胀消失,黏膜呈红色,伴有新生血管;H_2 溃疡变浅、变小,周围黏膜皱襞集中。瘢痕期(S 期):S_1 为溃疡消失,被红色上皮覆盖(红色疤痕期);S_2 为红色渐变为白色(白色瘢痕期)。

3.Hp 感染的诊断

Hp 感染的诊断方法分为侵入性及非侵入性两大类。

(1)侵入性检测方法:

1)快速尿素酶试验:Hp 含有丰富的尿素酶,分解胃内的尿素产生氨和二氧化碳,快速尿素酶试验原理是由于 Hp 感染后氨的产生提高了周围组织的 pH,通过检测 pH 而判断结果。其敏感性达 97%以上,特异性可达 91.9%。此方法可在胃镜检查过程中进行,诊断速度快,是临床上最常用的诊断方法之一,但其结果受细菌数量、观察时间、试剂质量以及服药等因素影响。

2)组织学检查:是 Hp 诊断的"金标准",敏感性较高,可达 90%~95%,能够证实 Hp 感染、炎症程度及相关病理改变,是临床上常用的诊断方法,但要求病理医师具有较高的经验及技术。

3)细菌培养:Hp 的培养是诊断的又一"金标准",特异性达 100%,同时可行药敏试验,指导临床用药,但缺点是培养条件要求较高,而且阳性率低、价格高,限制了临床应用。

(2)非侵入性检测方法:

1)尿素呼吸试验(urea breath test,UBT)Graham 于 1987 年首先报道。原理是利用 Hp 尿素酶水解尿素释放出 CO_2 的特点,给患者(禁食至少 4h 后)口服一定量^{13}C 或^{14}C 标记的尿素,若胃内存有 Hp,则$^{13}CO_2$ 或$^{14}CO_2$ 生成,弥散入血,经肺呼出体外,测定其在 CO_2 总呼出量中所占的比率,以判断胃中是否感染了 Hp 和感染的程度。呼吸试验也是 Hp 治疗疗效观察的一项较敏感的指标。因此,此方法普遍应用于临床。呼吸试验的优点是:方法简单,无痛苦,除了定性以外,还可以做定量测定。其缺点是需要用气体核素质谱仪测定,因此检测费用较高;另外,^{14}C 具有放射性,放射量相当于 1/7 胸透,一旦摄入人体,有可能对机体造成慢性的长期内照射损伤,因此,对于儿童、孕妇特别不宜使用。UBT 检查过程中不能剧烈运动,否则胃内酸碱度发生变化会影响标记的 CO_2 呼出。UBT 亦受药物的影响,故主张治疗停止 1 个月以上再进行。

2)血清学检查:目前临床最多用 ELISA 方法检测血清抗 HpIgG 抗体,此方法的优点是方法简便,缺点是不能证明是现症感染。Hp 感染后抗体可在血清中持续 3～6 个月,甚至数年,即使服药根除后抗体仍能检测出阳性,因此该方法适用于治疗前的检测,不适合治疗后效果的评价,主要用于流行病学调查。

3)粪便 Hp 抗原检测(HpSA):Hp 定植于胃上皮细胞表面,并随着胃黏膜上皮细胞快速更新脱落,通过胃肠道从粪便排出,采用 ELISA 双抗体夹心法即可从粪便中检测到 Hp 抗原。目前对此方法评价不一,多数观点认为该方法无任何不良反应,患者不需要口服任何试剂,为完全非侵入性检查,且不受年龄、性别、疾病种类限制,操作简便,无须昂贵仪器,敏感性、特异性均可达到 90% 以上,优于一般血清学试验,可在没有使用尿素呼气试验条件时替代呼气试验。但该方法也受药物影响,可引起假阴性,故此种检测方法应在停药 4 周后进行。目前已有试剂盒应用于临床,但尚未普及。

4)尿液抗 Hp 抗体 IgG 测定:近年来开发的诊断 Hp 又一新方法,同血清学方法一样,尿液抗 Hp 抗体测定也有许多方法,常用的为 ELISA 法,敏感性为 90%,特异性为 68%,它的准确性与非侵入性使其比血清学检测更具优势。尿液检测具有取样简便、无痛苦等优点,但受尿液中蛋白和 pH 的影响,主要用于儿童及流行病学调查。

5)PCR 法、蛋白芯片技术、免疫印记技术是目前用于科研的诊断方法。

三、消化性溃疡的药物治疗

(一)抑制胃酸治疗

消化性溃疡的治疗方针和原则是根据其病因及发病机制来确定的。如胃酸和胃蛋白酶作用引起的消化性溃疡,抑制胃酸分泌是主要的治疗方法。20 世纪 70 年代 Black 证实胃酸分泌系由胃壁细胞上组胺受体 H2 所介导,因此,H2 受体拮抗剂也随之问世,使消化性溃疡的治疗有所改观。治疗十二指肠溃疡 4～6 周,胃溃疡 6～8 周,溃疡愈合率可达 65%～85%,但停药后溃疡复发率高,年复发率可达 80% 以上。

1989 年质子泵抑制剂(proton pump inhibitor,PPI)奥美拉唑问世后,成为治疗消化性溃疡的首选药物。其主要作用是能选择性地抑制胃壁细胞中 H^+,K^+-ATP 酶,阻断胃酸分泌的最终步骤,产生抑制酸分泌作用。PPIs 为苯丙咪唑的衍生物,能迅速穿过胃壁细胞膜,聚积在强酸性分泌小管中,转化为次磺胺类化合物,后者与 H^+,K^+-ATP 酶 α 亚基中半胱氨酸残基上的巯基作用,形成共价结合的二硫键,使 H^+,K^+-ATP 酶失活,从而抑制其泌酸活性。接着兰索拉唑、泮托拉唑、雷贝拉唑、埃索美拉唑等相继问世。标准计量的 PP I 治疗 2、4 和 8 周后十二指肠溃疡愈合率分别为 75%、95% 和 100%,而治疗 4 周及 8 周后胃溃疡的愈合率分别为 85% 和 98%。值得注意的是,PPIs 虽可迅速缓解消化性溃疡的症状及短期内愈合溃疡,但停药后 6 个月溃疡复发率可高达 30%～75%。因此对 Hp 感染的消化性溃疡,目前并不主张单纯的抑酸治疗,而应常规行 Hp 根除治疗。

(二)保护胃黏膜的药物

黏膜保护功能下降,是消化性溃疡特别是胃溃疡发生的主要原因。在治疗的同时加用胃黏膜保护剂不仅能够缓解症状,还能提高溃疡愈合质量,防止复发。这一类药物的主要作用机制是增强胃黏膜-黏液屏障、增加碳酸氢盐的分泌,增加黏膜血流和细胞更新,促进前列腺素和表皮生长因子等细胞因子的合成。目前已知的具有胃黏膜保护作用的药物有:兼有抗酸作用的药物,如铝碳酸镁、氢氧化铝、磷酸铝等铝制剂;对 Hp 有一定杀灭作用的铋制剂,如胶体次枸橼酸铋钾和胶态果胶铋;单纯黏膜保护作用的药物,如麦滋林、施维舒、硫糖铝、米索前列醇(喜克溃)等;清除氧自由基的药物,如超氧化物歧化酶、替苷瑞酮等。

(三)治疗 Hp 感染

1.根除 Hp 感染

Hp 阳性的消化性溃疡患者进行 Hp 根除法可以明显降低溃疡复发率,达到治愈的目的。所有 Hp 阳性的消化性溃疡,不管是否处于活动期,过去有无并发症史,都必需进行 Hp 根除治疗,这是国际共识。细菌未根除的患者应更换药物治疗,根据药敏试验选择敏感抗生素进行治疗,直至检查 Hp 根除为止。用于治疗 Hp 感染的药物包括抗生素、抑制胃酸分泌药和铋剂。Hp 对药物敏感性的高低,与胃内 pH、药物剂型、给药途径、药物达到感染部位的浓度等因素有关。治疗有单药、二联、三联、四联等方案。20 世纪 90 年代末用经典的三联疗法根除 Hp,根除率达 $85.5\% \sim 90\%$,但最近几年的根除率显著下降,北京大学第三医院统计了首次采用标准三联疗法根除 Hp 的情况,2005 年为 70.7%,2006 年为 71.1%,2007 年为 74.2%,均较 90 年代低,可能与 Hp 的耐药有关。当前 Hp 耐药情况:在美国,克拉霉素的耐药率为 $10\% \sim 12\%$,欧洲北部、东部和南部的耐药率分别为 4.2%、9.3% 和 18%。克拉霉素继发性耐药为 60%。发达国家 35% 的 Hp 菌株对硝基咪唑耐药,发展中国家则更高。北京地区对克拉霉素的耐药率从 $1999 \sim 2000$ 年的 10% 上升到 $2001 \sim 2002$ 年 18.3%,对甲硝唑的耐药率从 36.0% 上升到 43.1%,两者混合耐药从 10% 上升到 14.7%。目前标准的三联治疗方案是:PPI、阿莫西林、克拉霉素,疗程 $7 \sim 14d$,初次治疗失败,可再选择二、三线的治疗方案。二、三线治疗方案常用四联疗法(PPI+铋剂+两种抗生素,或选用喹诺酮类、呋喃唑酮、四环素等药物,疗程多采用 10 或 14d)。有文献报道,选用序贯疗法治疗成功率较高。Zullo 等于 2000 年首先发表了对 52 例患者进行序贯疗法根除 Hp 的研究,前 5d 采用奥美拉唑+阿莫西林,后 5d 采用奥美拉唑、克拉霉素和替硝唑根除率达 98%。国内有报道序贯疗法 Hp 根除率达 90.7%。

2.Hp 感染和 NSAIDs 的相互作用

Hp 感染和 NSAIDs 的应用在消化性溃疡病中是两个独立的危险因子,但它们之间的关系目前尚不完全清楚。由于无法鉴别两者所致溃疡的作用,所以服用 NSAIDs 的 Hp 阳性患者应该根除 Hp。但非溃疡的 NSAIDs 服用者是否也要常规检测和根除 Hp 目前尚有争议。现在观点认为对于没有溃疡并发症,没有溃疡的 NSAIDs 服用者,可以不作 Hp 根除治疗。欧洲共识观点:①NSAIDs 使用前根除 Hp 可以减少溃疡的发生。②单纯根除 Hp 不能预防 NSAIDs 溃疡再出血。③在持续服用 NSAIDs 的患者接受抑酸治疗的同时根除 Hp 不会促进溃疡愈合。④Hp 和 NSAIDs 是消化性溃疡的独立危险因子。

3. Hp 根除的标准

首选非侵入性技术,在根除治疗结束至少 4 周后进行。符合下述三项之一者可判断 Hp 被根除:①^{13}C 或 $^{14}CUBT$ 阴性。②HpSA 检测阴性,③基于胃窦、胃体两部位取材的快速尿素酶试验均阴性。

4. 影响 Hp 根除的因素

①Hp 耐药性。②胃内 pH,根除 Hp 的最佳 pH 应>5,并持续 18h。③治疗方案的选择(时间和方法)。④吸烟。⑤患者的依从性。⑥治疗前是否应用过 PPI。以上因素均可能影响 Hp 的根除率,因此在治疗过程中避免不良因素的影响。

四、消化性溃疡复发及预防

在当前不断涌现的抑酸药物及根除 Hp 的治疗下,达到溃疡愈合的目的已非难事。但相关前瞻性资料表明,消化性溃疡复发问题仍应值得重视。

1. 消化性溃疡复发的原因

(1)Hp 是导致复发的主要原因,大量临床研究表明,随着根除 Hp 在消化性溃疡治疗中的应用,消化性溃疡年平均复发率已下降至 3%~10%。显著低于根除治疗前水平(60%~100%)。而复发病例中,90%~100%患者的 Hp 阳性。

(2)NSAIDs:长期服用 NSAIDs 是导致消化性溃疡复发的第二因素,90%消化性溃疡复发是因长期服用 NSAIDs 和 Hp 感染所致。

(3)溃疡愈合质量(quality of ulcerhealing,QOUH):该概念由 Tarnawski 在 1991 年首次提出,目前受到人们的重视。治疗溃疡时加用前列腺素类似物或胃黏膜保护剂则可显著减少消化性溃疡的复发,提示除 Hp 感染和 NSAIDs 外,溃疡愈合质量也是影响溃疡复发的重要因素。

(4)难治性溃疡:经传统方案治疗,十二指肠溃疡患者 8 周、胃溃疡 12 周溃疡仍不愈合者称为难治性溃疡。此类患者在消化性溃疡发病中占 5%~10%,其复发率较普通溃疡更高。

(5)消化性溃疡复发的危险因子还包括吸烟、饮酒和应激。

2. 消化性溃疡复发的预防

(1)一般治疗:患者应戒烟、酒等刺激性食物,对频繁复发患者,应重复胃镜和病理检查,排除其他因素所致溃疡。

(2)药物治疗:①Hp 阳性患者一定要行根除治疗,有研究报道,在 Hp 根除后,如能使用抑酸药物维持治疗,溃疡复发率较未行维持治疗者低。②对服用 NSAIDs 所致溃疡,如有可能,建议停用 NSAIDs 药物。如因原发的病情需要不能停药者,可换用 COX-2 环氧合酶抑制剂,并同时服用 PPI。对合并 Hp 感染者,应行根除治疗。③黏膜保护剂:黏膜保护剂或前列腺素衍生物可提高溃疡愈合质量。抑酸治疗同时加用黏膜保护剂也可降低溃疡复发。④难治性溃疡:如 Hp 感染阳性,应再抗 Hp 治疗;对 Hp 阳性者,有研究表明采用全量 H_2 受体拮抗剂治疗 1 年复发率为 50%~70%,而采用加倍计量 PPI 可有效预防复发。因此,对该类患者提倡采用大剂量 PPI 维持治疗。

(3)手术治疗:对维持治疗无效患者或无法耐受药物治疗患者,可考虑手术治疗。

第三节　消化道出血

消化道出血常见病因如消化性溃疡、急性胃黏膜病变、食管胃底静脉曲张、炎症性肠病、感染性肠炎、消化道肿瘤等,占整个消化道出血的80%～90%,经过常规内镜和放射学造影检查即可明确诊断。但尚有10%～20%消化道出血的病因及定位诊断不明。原因不明的消化道出血,指经常规内镜和放射学造影检查不能确诊出血部位的活动性或慢性复发性消化道出血。分为不明原因隐性和显性出血两种,多呈慢性和反复发作过程,在诊断和处理上有一定困难,需消化科、内镜、核医学、影像学、外科等综合性检查才能明确原因。

一、临床表现

上消化道出血常表现为呕血及黑粪。有黑粪的患者可无呕血,有呕血的患者都有黑粪。呕出血液的颜色取决于血液在呕出前是否与胃酸相互作用,如出血量大及血液在胃内滞留时间短,则呕出血液呈暗红色甚至为鲜血;在胃内滞留时间长与胃酸充分作用,则呈深咖啡色。粪便颜色取决于血液在肠道内停留时间的长短,一般呈柏油样,而出血量大,肠蠕动亢进的病例,可呈暗红色甚至鲜血便。下消化道出血表现为便血,便血的颜色取决于出血部位、出血量及速度,可呈黑色、暗红色及鲜血便。失血症状与出血的速度及量有关。持续少量出血主要表现为进行性贫血及贫血相关症状,如头晕、乏力和突然起立时的晕厥等;反复持续出血或大量出血则可出现循环不足的征象甚至休克。隐性出血是指粪隐血试验阳性和(或)缺铁性贫血,而不具有肉眼可见的便血证据。慢性隐性出血是一种临床疑难病症,尽管经过内镜及其他检查,仍有约半数病例的出血原因不能得以证实。

二、病因

少见的消化道出血病因如下所示。

(一)全身性疾病

(1)感染性:流行性出血热、钩端螺旋体病、伤寒、败血症。

(2)代谢性:尿毒症、淀粉样变性。

(3)药物毒物性:NSAIDs、糖皮质激素、抗凝药、利舍平、乙醇(酒精)等。

(4)血液系统:各类紫癜、血友病、白血病、淋巴瘤、DIC。

(5)呼吸系统:呼吸衰竭、肺源性心脏病。

(二)消化系统疾病

(1)炎性溃疡性:放射性、非特异性、特异性(结核、阿米巴)等。

(2)肿瘤性:良性、恶性、原发及转移性。

(3)血管性:异位静脉曲张、主动脉瘤、Dieulafoy血管畸形、肠血管畸形、遗传性毛细血管扩张症、动脉栓塞、静脉血栓形成。

(4)畸形:异位胃黏膜、异位胰腺、裂孔疝、肠憩室。

损伤:外伤、医源性、食管贲门黏膜撕裂综合征(Mallory-Weiss综合征)。

（三）血管病变

1.血管畸形（AVM）

（1）血管发育不良：本病无性别和种族倾向，发病率随年龄增长而升高，是 60 岁以上老年人慢性间歇性或急性下消化道出血的常见原因。血管发育不良的病变特征是黏膜及黏膜下静脉和毛细血管扩张，管壁变薄。病变可位于整个胃肠道，但以右半结肠多见，呈多发性病灶。内镜检查偶可发现出血病灶，选择性肠系膜动脉造影可做出诊断。血管发育不良的发生一般与全身基础疾病有关，常继发于慢性肾功能不全、肝硬化、慢性肺功能不全及放射性肠病等。亦有报道与血管发育不全、心脏瓣膜病，特别是主动脉瓣狭窄有关。有报道 10%～25% 的患者合并主动脉瓣狭窄，行主动脉瓣置换术后，内镜下血管病变消失且出血停止，提示两者的相关性。

（2）遗传性毛细血管扩张症（Rendu-Osler-Weber 病）：为少见的常染色体显性遗传性疾病，整个胃肠道可有毛细血管扩张和小动脉瘤，消化道出血是其最常见的临床表现。75% 的病例有阳性家族史，颜面皮肤、口腔、鼻咽部黏膜上肢皮肤可发现有多发性毛细血管扩张。出血特点为慢性、复发性、无痛性的上及下消化道出血，可导致不同程度的缺铁性贫血。内镜检查常发现高出黏膜表面、色鲜红或深红的毛细血管扩张或出血灶，血管造影可明确诊断。由于病变的广泛性，胃肠部分切除不能根治本病的出血，局部治疗或雌激素治疗偶尔有效。

（3）胃窦血管扩张：又称"西瓜"胃，是一种少见的获得性血管畸形。平均年龄 70 岁，女性多见。病变多位于胃窦黏膜，内镜下纵行迂曲的小静脉似西瓜条纹样覆盖于胃窦幽门部。该病常与肝硬化门静脉高压、萎缩性胃炎、硬皮病等合并存在，与门静脉高压性胃病有相似的病理组织学特征，但其区别在于胃无炎症或仅有轻度炎症，常伴小静脉内栓子存在及固有层纤维肌性增生。发病机制不清，推测可能与胃蠕动减弱致胃静脉阻塞及胃表浅血管扩张瘀血有关，亦有认为可能由于血浆内血管活性物质增多，导致与门静脉高压有关的胃肠道血管扩张。

（4）Dieulafoy 病变（黏膜下小动脉瘤，单纯溃疡）：系胃肠黏膜下异常小动脉扩张，可达正常的 5～10 倍（也称恒径动脉），从而压迫其表面黏膜导致溃疡，消化液侵蚀溃疡下裸露的动脉造成脉性大出血。本病罹患者多为中老年，好发于贲门下 6cm 以内（80%），尤以小弯、后壁、胃底为主，余下 20% 主要在十二指肠，极少数可见于空肠、结肠和直肠。临床表现凶险，出血速度快、量大。内镜直视下可呈一帽针头大小出血点，或为一喷血的弯曲小血管。内镜检出率为 30%，诊断有赖于出血时的选择性胃左动脉造影。治疗可行选择性胃左支脉插管灌注血管升压素，或内镜直视下局部注射硬化剂，无水乙醇等。无效者需手术治疗，术中经胃腔探查表现为黏膜小的浅表溃疡，其深部为小息肉状突起，术式以楔形胃切除或单纯缝扎为主，无须行胃大部切除术。

2.门静脉高压异位曲张静脉

近年来由于广泛应用内镜下注射硬化剂，组织黏合剂及门-奇静脉断流术，使食管胃底静脉曲张有所改善。但由于术后门静脉压力更高，导致门静脉系其他血管曲张，如十二指肠，空、回肠，结、直肠等，甚至破裂出血。内镜检查及门静脉造影有助于诊断。

3.门静脉高压性肠病

多见于远端小肠和结肠。内镜下 70% 有多发的血管扩张病灶，20% 存在广泛的病变，包括颗粒样黏膜、红斑和脆性增加。

4.缺血性结肠炎

本病是由于急性血运不足而引起的缺血性肠病。肠血运不足可由于肠系膜血管阻塞,也可以由于这些血管的血流动力学改变引起。发病多在老年,多患有动脉粥样硬化,临床表现为突发性、间歇性腹绞痛、便血、腹泻。

(1)坏疽性缺血性结肠炎:由于大的肠系膜血管阻塞所致,肠系膜动脉粥样硬化和血压急剧下降是发病基础。患者多患有进展性心脏病,往往因病情严重失去手术机会,病死率高。

(2)非坏疽性缺血性结肠炎:由于肠血流动力学改变,血运不足,致所属结肠部分黏膜及黏膜下层缺血、糜烂或浅表性溃疡形成以及出血。肠系膜血管造影常无异常发现,提示病变在细小动脉。早期结肠镜检查最有价值,镜下可见病变部黏膜水肿,严重水肿呈假瘤征;黏膜散在红斑、瘀斑、小出血点甚至糜烂和浅表性溃疡。病变呈节段性分布,境界清楚,以左半结肠最多见,右半结肠很少,直肠罕见。

5.急性门静脉血栓形成

常继发于脾切除术、门静脉手术、食管胃底曲张静脉硬化治疗、感染或创伤后,表现为急性腹痛、腹胀、呕血、便血、呕吐等,脾肿大,有时伴有迅速增长的腹水。门静脉造影是诊断此病的主要方法,部分病例需手术探查才能确诊。

6.胃动脉硬化

均为老年患者,有全身动脉硬化的表现。粗糙食物、药物或乙醇刺激常为出血诱因。其临床特点是机体代偿功能较差,出血时重要脏器因缺血引起严重功能障碍,如急性肾衰竭、肝功能障碍、心肌梗死、脑血栓形成等。出血停止后 X 线钡餐检查无阳性发现。因此,当老年以往无胃痛史而突然发生上消化道出血,应考虑该病可能。

7.主动脉食管或小肠瘘

主动脉食管主要由胸主动脉瘤、食管异物和肿瘤所致。继发性小肠瘘更多见,以主动脉疾病修补后的瘘管发生率最高,发生率为 0.2%~2.0%。80%的瘘管位于十二指肠水平部后壁,其次为空肠、回肠、结肠、胃和阑尾。典型的出血发生时间多在手术后 1~5 年,出血症状 90%以上为"前哨性出血"或"前驱性出血",出血发生时能自行停止,随后是反复的,甚至是致命的出血。出血间隔期从数十小时至数月不等,在此期间常规内镜及胃肠钡剂造影难以做出诊断,腹部 CT 及 MRI 对诊断有帮助,血管造影可显示假性动脉瘤或有造影剂渗漏。腹部搏动性肿块常存在,但并非诊断必要条件。诊断主要依靠手术史和早期手术探查。仅有 1/3 的病例能在术前明确诊断,一旦怀疑或明确主动脉小肠瘘,应立即手术。

8.血管瘤、错构瘤、血管内皮瘤、蓝色橡皮疱样痣

可发生于胃肠道任何部位,尤以小肠多见,反复的消化道慢性出血为其主要症状。小肠镜(有探条型及推进型)检查、胶囊胃镜、选择性血管造影及术中内镜能发现该类病变。

9.血管炎

各型血管炎均可累及肠血管而出血,如腹型紫癜。当过敏性紫癜累及肠道小血管时,可引起腹痛和消化道出血。临床上常伴有皮肤紫癜、多发性关节痛、肾小球肾炎等。

(四)胃肠道占位

胃肠道微小癌及直径<3mm的息肉出血常被漏诊,需在内镜下反复仔细检查,使用放大内镜和色素内镜可提高诊断率。小肠肿瘤引起的消化道出血并不少见。原发生小肠肿瘤有平滑肌瘤、平滑肌肉瘤、腺瘤、恶性淋巴瘤、神经纤维瘤、类癌等。选择性动脉造影对平滑肌瘤有特征性诊断价值,手术探查或术中内镜活检可确诊。Peutz-Jephers综合征(黑色素斑—胃肠息肉病)是一常染色体隐性遗传疾病,临床特征为口周、口腔黏膜、指(趾)端掌面色素沉着和胃肠道多发息肉。息肉常为腺瘤性,多分布于小肠,尤其是空肠,同时也见于胃,结、直肠,引起便血、肠梗阻和肠套叠。结合家族史、特殊部位色素沉着,以及钡剂造影或内镜可做出诊断。

(五)肠憩室

1.结肠憩室

系长期便秘,结肠内压力增大所致,常呈多发性病灶,右侧结肠出血多于左侧。钡灌肠造影能明确憩室,但不能肯定憩室为出血原因。需排除其他出血原因或在活动性出血时行肠镜检查或肠系膜动脉造影,才能明确出血憩室。90%患者内科治疗有效。治疗无效或反复出血者可行出血部位结肠切除。

2.Meckel憩室

位于回肠末端80～100cm,为胚胎发育时残留的小肠末端,20%可发生炎症、溃疡、出血穿孔。如果憩室仍保持与脐相连,发生炎症时脐周可出现特征性的樱桃红色。年轻患者出现血便并有类似阑尾炎症状者,应注意本病可能性。常规X线钡剂检查不易发现,内镜又不易到达病变部位。Meckel憩室内的异位胃黏膜能浓聚^{99m}Tc,故^{99m}Tc标记的红细胞放射性核素腹部扫描出血部位有重要诊断价值。另外,出血期间肠系膜上动脉造影也有一定诊断价值。

3.十二指肠、空肠憩室

少见,为憩室发炎、糜烂或溃疡造成。内镜、血管造影有一定诊断价值。手术探查未发现出血灶而有十二指肠、空肠憩室存在的,应加以注意。

(六)肝、胆、胰疾病引起出血

1.胆道出血

多因肝胆系统感染、肿瘤、结石、创伤引起,其中60%胆道出血继发于胆道创伤,最多见于医源性损伤,如外科手术或经皮经肝的医治操作。胆道出血的特点为伴有黄疸、阵发性右上腹绞痛,疼痛缓解后出现呕血便血,呕出的血中有细长条状血块,是胆道出血的特征。右上腹可触及肿大胆囊。内镜下见到乏特壶腹血流涌出,可确诊胆道出血,肝胆系统B超检查及内镜下逆行胰胆管造影(ERCP)可协助明确病因,选择性动脉造影是很有价值的检查手段,同时还可进行药物滴注或栓塞止血治疗。

2.胰腺癌与壶腹周围癌

胰腺癌引起出血者罕见,出血时常属晚期,失去手术时机。壶腹周围癌出血较多见,且可发生在较早期,常表现为黑粪,也可有呕血。慢性上腹痛、消瘦、梗阻性黄疸强烈提示胰腺癌与壶腹周围癌。B超、CT、MRL及ERCP对胰腺癌及壶腹周围癌诊断帮助甚大。

3.胰管出血

病理基础为慢性胰腺炎,胰蛋白酶破坏血管壁造成出血。

(七)异位胃黏、异位胰腺

胃黏膜可异位于十二指肠、小肠和 Meckel 憩室内。胰腺异位除小肠外,尚可异位于胃壁内。20％的异位胃黏膜、异位胰腺可并发慢性反复性中小量出血。术前诊断困难,采用小肠镜、小肠插管钡灌肠造影、选择性内脏动脉造影可能有所帮助。此病宜采用手术治疗。术中可见胃肠壁内或浆膜下淡黄色肿块,异味胃黏膜质地厚实、异位胰腺组织质地较软。切开肠壁探查,可见不同于肠黏膜的异位黏膜。

(八)淀粉样病

淀粉样病常累及心、肝、肾、脾、骨关节等,淀粉样病变亦可累及胃肠道,引起黏膜糜烂、溃疡以致消化道出血。约半数原发性淀粉样病伴有巨舌症,有重要提示诊断价值。经内镜活检病理可明确诊断。

(九)放射性肠病

属后期放射反应,在接受放射后若干年内可出现腹痛、腹泻、血便,病理特点为肠管增厚与僵硬、溃疡形成、管腔狭窄、血管损害、炎性浸润等。诊断需有放射史,并注意排除引起相似症状的其他肠道疾病。钡灌肠及肠镜检查可协助诊断。

(十)弹性假黄瘤

是一种罕见的有遗传倾向的结缔组织病。患者多为女性,主要病变为动脉中层弹性纤维变性及内膜代偿性增厚。临床特点为皮肤松弛,隐约可见淡黄色隆起小点沿皮排列,眼底血管样条纹和视网膜损害,以及内脏广泛性血管病变。当胃肠道血管受累时可发生消化道大出血,尤其在妊娠期间。大部分病例的出血部位不明,不少经反复剖腹探查也未能明确。

(十一)贝赫切特综合征(白塞病)

本病引起从口腔至肛门整个消化道的溃疡形成,导致出血、穿孔或增殖性病变。消化道出血多表现为便血。

(十二)药物、食物引起的消化道出血

1.NSAID 相关性消化道出血

所有 NSAID 类药物均可引起胃黏膜损伤,导致急性胃黏膜病变和消化性溃疡,临床上表现为不同程度的消化道出血。发生 NSAID 相关性胃黏膜损伤及其并发症的危险因素有高龄、NSAID 种类、大剂量、长期或多种 NSAID 药物合用、溃疡病史、联合应用皮质激素,以及吸烟、饮酒、抗凝治疗和 Hp 感染等。由于小肠镜的应用及改进,发现 NSAID 亦是引起下消化道出血的原因之一,可引起 Treitz 韧带以下的肠黏膜散在溃疡或弥漫性病变,与 NSAID 胃炎相似,并可加重原有的炎症性肠病。其机制为抑制血小板活性及直接损伤黏膜。根据用药史,急诊内镜可明确诊断。

2.其他药物

乙醇(酒精)、肾上腺皮质激素、利舍平、某些抗生素、咖啡因、抗癌药、甲状腺素、甲苯磺丁脲、呋喃妥因、吗啡、可待因、氨茶碱、洋地黄、抗凝剂、胰岛素、雌激素及抗休克用的肾上腺素、去甲肾上腺素等均可加重溃疡及引起胃肠道黏膜损害,导致不同程度的消化道出血。

三、影响诊断的可能因素

不明原因消化道出血的诊断在临床实践中具有一定难度,除了与对疾病本身的认识程度

有关外,还可能与检查方法的选择,检测手段的应用及结果判断有关:①由于引起消化道出血的原因很多,包括炎症、机械损伤、血管、肿瘤、全身疾病及邻近器官病变因素,临床医师对引出血的复杂及少见的病因缺乏认识,导致对其诊断困难。②病变可能位于常规内镜难以达到的部位,如 Treitz 韧带远端,胃大部切除 Billroth-Ⅱ术后长的输入襻、空肠及回肠近端等部位的血管畸形和肿瘤、动脉小肠瘘、克罗恩病及憩室等。③除非有活动性出血某些病变的表现并不明显。④在内镜检查时间可能发现不止一处的病变,难以确定出血病灶。⑤医师本人将不熟悉的病变误认为是由于内镜检查操作引起的创伤。⑥缺乏内镜的重复检查。⑦临床表现为呕血或黑便,但并非源于消化道出血,而是由于咽下口鼻、咽喉部或支气管肺部疾患的出血所致。

四、原因不明消化道出血的诊断

可供不明原因消化道出血病例检查的选择手段较多,应该依据临床情况、出血严重程度和内镜、放射学、核医学及外科技术上的可能性而定。一般情况下,在进行详细的询问病史和必要的体格检查之后,选择内镜检查(必要时重复内镜检查)、X线钡剂造影、血管造影或放射性核素扫描检查将有助于明确诊断,必要时手术探查。

(一)病史与体格检查

对诊断很重要,首先应依据患者的症状和体征初步判断出血部位。胃管引流冲洗有助于确定出血部位。通过询问病史、体格检查可进一步除外因鼻咽部的和肺部引起的出血。对反复发作的便血患者需要注意肛周部位的出血。尤其强调直肠指诊,约有70%的直肠癌能通过直肠指诊触及,是及时发现直肠癌的一种可靠又简便的方法。

(二)实验室检查

血红蛋白水平的变化是随访出血状态的有用指标。血尿素氮升高比例超过肌酐提示有胃肠道出血,血液潴留于小肠腔内。尿素氮持续升高,提示仍有活动性出血。另有部分消化道间歇性隐性出血患者,需反复查大便隐血才被发现。

(三)辅助检查

1.急诊内镜检查

急性出血24~28h内行急诊内镜检查,可提高消化道出血病因的诊断率。急诊胃镜检查对急性胃黏膜病变、Mallory-Weiss综合征、应激性溃疡、十二指肠炎的诊断具有决定意义,还可进行局部止血治疗。急性下消化道大出血时,由于肠腔内积聚大量血液及血凝块,影响肠镜操作及观察,往往不易成功。一般需采取措施使出血减缓或暂停,并尽可能清洁肠道后再行检查。在首次内镜检查未能查出病变时,强调重复内镜检查对诊断很有必要。

2.十二指肠镜、小肠镜检查

在十二指肠镜下行逆行胰胆管造影(ERCP)对胰胆道及壶腹周围病变出血具有重要诊断意义。小肠镜分为推进式和探条式,以及最新的双气囊小肠镜。推进式小肠镜可检查十二指肠远侧段及空肠近侧段(Treitz韧带下60cm)的出血病变,阳性率为13%~46%。探条式小肠镜经鼻插入,随肠蠕动6~8h到达回盲部,可观察全部小肠,对不明原因小肠出血的诊断率为26%~50%;但操作复杂、费时、设备昂贵、患者痛苦较大,临床应用较少,最新的双气囊小肠镜,经口或经肛门插入,可检查全部小肠,大大提高了小肠疾病的诊断水平。

3.胶囊内镜(capsule endoscope)检查

又称无线内镜,是一种胶囊样医用照相机,内含闪光装置和摄像传感器,经吞咽后随胃肠道蠕动向下推进,并以 2～3 帧/s 的速度自动拍摄,并将图片无线传送至体外接收设备。胶囊经 8～72h 后随粪便排出体外。应用胶囊内镜安全无创,患者毫无痛苦,即使很衰弱的患者也能接受。可对胃肠道特别是小肠设置较高质量的图像,有望替代小肠镜检查,但无法进行充气,故不能观察肠皱襞内黏膜,亦不能行活检,且价格昂贵,目前尚难推广。

4.手术内镜检查

肠道 AVM 及其他小病灶或黏膜浅表溃疡、糜烂出血常导致外科剖腹探查术中找不到病灶,而手术内镜检查常有助于明确诊断和确定病变部位和范围。剖腹探查术中小肠镜检查在外科手术者帮助下常无困难,可有效检查整个小肠,对小肠肿瘤、血管瘤、大血管病变、Meckel憩室及节段性炎症性肠病等有重要价值。

5.X 线钡剂造影

尽管内镜检查比 X 线钡剂造影优越,但并不能取而代之。因为部分患者不能耐受内镜检查,且肠道解剖部位有不少地方内镜难以到达,有时会遗漏病变,X 线钡剂检查可得以补救。但 X 线钡剂造影可能加重出血,故一般主张在止血 3d 后谨慎操作。小肠插管钡双重造影对肿瘤、憩室的诊断价值较大,阳性率为 10%～70%。对有异位胃黏膜的 Meckel 憩室出血的敏感性为 75%～100%。应用稀钡作连续性小肠气钡双重造影可进一步提高阳性率。另有用Miller-Abott 双腔胃肠减压管达小肠,分段抽吸肠液,在带血肠液部位注入钡剂造影,也可提高诊断阳性率。

6.放射性核素扫描

当有活动性出血时,^{99m}Tc 标记的红细胞核素腹部扫描,能显示低至 0.05～0.1mL/min 的出血,灵敏度较高,方法简便,患者痛苦小容易耐受。而且由于标记的红细胞 24～36h 后仍能显像,因此对间歇性出血的诊断有其独特价值。另外,由于异位黏膜同正常胃黏膜一样可从血液中摄取 ^{99m}TcO4 而显影,故对诊断含异位胃黏膜的回肠 Meckel 憩室、复制小肠畸形及Barrett 食管有较高的特异性和灵敏度。但放射性核素扫描仅能在体表显示何处出血,而不能明确肠道出血部位,定位的阳性率不高,可作为选择性腹腔内动脉造影的初筛检查,以决定首选造影的动脉。

7.选择性动脉造影

选择性动脉造影作为下消化道出血的定位、定位诊断和治疗的基本方法已有 20 余年历史。其指征是活动性出血>0.5mL/min 或慢性复发性下消化道出血而内镜及钡灌肠检查阴性者。动脉造影对血管病变,尤其是黏膜下血管畸形和小肠平滑肌肌瘤等出血病变具有很高的诊断价值,对活动性出血诊断准确率为 70%～90%,并可同时进行药物及栓塞治疗。

8.吞线试验

其方法简便易行,适用于基层单位。现多用荧光素棉线法,带标记刻度的特制棉线头端系一小金属重物,患者禁食 2h 以上后吞下,X 线透视下追踪,线头通过 Treitz 韧带后静脉注射5%荧光素钠 20mL,3～4min 后拉出,通过棉线上血迹和紫外灯下荧光素染着的位置大致判断出血部位。

9.外科剖腹探查

(1)手术指征:①原因不明,但基本定位明确(即出血部位是上消化道或下消化道出血已基本清楚),虽经积极内科治疗仍有活动性出血。②无绝对禁忌证者。

(2)剖腹探查必需暴露充分,必需进行全消化道探查,而且要警惕多发病变,防止遗漏。手术中尽可能利用透照法、肠管分段检查法、局部动脉内注射亚甲蓝、手术内镜等方法检查肠道病变。同时注意消化道血管畸形的大体表现。

五、消化道出血的治疗

包括对症(止血)和对因治疗。对于急性消化道大出血首先必需监护和稳定生命体征,纠正血容量,同时积极止血、对因治疗。

(一)药物治疗

常用消化道出血的治疗药物分以下几大类。

1.止酸药面

有 H_2 受体拮抗剂,如雷尼替丁、西咪替丁及法莫替丁;质子泵抑制剂,如奥美拉唑等。对与酸相关的上消化道出血有较大意义,因为在 pH<6.0 时血小板的聚集和凝血块的形成受到影响;pH 提高后可阻止胃液对创面进一步的消化和腐蚀,有助于创面的修复。H_2 受体拮抗剂不能完全控制胃酸分泌,尤其是餐后和五肽促胃液素所致的胃酸分泌,故其效果不如质子泵抑制剂。有报道发现,要维持胃内 pH>6.0 需奥美拉唑首次静脉推注后连续静脉滴注。通常量为:奥美拉唑 40mg 每日 2 次,静脉注射。

2.生长抑素及血管加压素

均能选择性减少内脏动脉血流,但后者影响全身血流动力学,用药期间需专人监护;前者不良反应较少,但价格昂贵。

3.其他止血药

局部应用的有凝血酶及去甲肾上腺素加生理盐水胃内灌注或口服;维生素 K_1 静脉或肌内注射可纠正维生素 K 不足所致的凝血机制异常;卡巴克络(安络血)可减少毛细血管的通透性,增进毛细血管断端的回缩作用;氨甲苯酸(止血芳酸)和氨基己酸有抗纤溶作用;另外还有巴曲酶(立止血)肌内注射等可根据患者情况选择应用。

(二)内镜治疗

内镜止血治疗(尤其是上消化道)可降低出血的死亡率、明显减少再出血率、输血量、急症手术率及医疗费用,大大提高患者的生活质量,临床应用越来越广。内镜止血治疗主要有以下几种方法。

1.内镜直视下局部喷洒止血药物

去甲肾上腺素溶液、凝血酶、孟氏液(Monsell solution),对黏膜渗血疗效较好。

2.局部药物注射

1:10000 肾上腺素、高渗盐水、无水乙醇、乙氧硬化醇等,适于溃疡、肿瘤和 Dieulafoy 等血管病变的出血。

3.电凝止血

可用双极电凝和热探头治疗。

4.微波止血

对溃疡、肿瘤、息肉出血效果较好。

5.激光止血

有氩激光及 Nd:YAG 激光两种,效果好,但设备条件要求高和技术难度大。

内镜止血治疗方法的选择除了考虑患者情况外,还必需根据内镜室的条件和操作医师对方法的熟悉程度来决定。

(三)介入治疗

常选择动脉插管灌注升压素或栓塞疗法是一种较为有效的止血方法,主要应用于原因不明的消化道出血(尤其是下消化道出血)。行动脉造影检查时,发现活动出血病灶,可同时进行治疗。

(四)外科手术治疗

大部分下消化道出血(尤其是小肠病变)往往需行出血病灶的手术切除。部分患者因出血原因不明行剖腹探查,同时可行病灶切除。

第四章　神经系统疾病

第一节　短暂性脑缺血发作

一、概述

1.概念

历时短暂并经常反复发作的脑局部供血障碍,导致供血区局限性神经功能缺失症状称为短暂性脑缺血发作。每次发作持续数分钟,通常在30min内完全恢复,但常反复发作。

2.传统的TIA定义时限

神经症状24h内恢复。

TIA为缺血性卒中最重要的危险因素。近期发作频繁的TIA是脑梗死的特级警报,4%~8%完全性卒中发生于TIA之后。

二、病因及发病机制

病因尚不完全清楚。发病与多种病因有关。

1.微栓塞

微栓子阻塞小动脉后出现缺血症状,当栓子溶解或破碎移向远端时,则血流恢复,症状消失。微栓子来源于动脉粥样硬化斑块的脱落、颈内动脉系统动脉狭窄处的附壁血栓及胆固醇结晶等。

2.脑血管痉挛

脑动脉硬化后的狭窄形成血流漩涡,刺激血管壁发生血管痉挛;用钙拮抗剂治疗TIA有效支持血管痉挛学说。

3.血液成分、血流动力学改变

血小板增多症、真性红细胞增多症、异常蛋白血症、贫血和白血病等,低血压和心律失常所致的高凝状态或血流动力学改变可引起TIA。

4.其他

脑实质内的血管炎或小灶出血、脑外盗血综合征和颈椎病的椎动脉受压等。

三、临床表现

1.共同临床症状

(1)年龄和性别:好发于中老年人(50~70岁),男性多于女性。

(2)既往史:常有高血压、糖尿病、心脏病和高脂血症病史。

(3)发病特点:发病突然,持续时间短,恢复快,不留后遗症状。发病时迅速出现局限性神经功能或视网膜功能障碍,多于 5min 左右达到高峰,可反复发作,每次发作的症状相对较恒定。

(4)注意:一般不表现为症状仅持续数秒钟即消失的闪击样发作。

2.颈内动脉系统 TIA 的表现

(1)常见症状:对侧单肢无力或轻偏瘫,可伴有对侧面部轻瘫,系大脑中动脉供血区或大脑中动脉与大脑前动脉皮层支的分水岭区缺血的表现。

(2)特征性症状:

1)眼动脉交叉瘫:病变侧单眼-过性黑矇或失明、对侧偏瘫及感觉障碍。

2)Homner 征交叉瘫:病变侧 Homner 征、对侧偏瘫。

3)失语症:主侧半球受累可出现。

(3)可能出现的症状

1)对侧单肢或半身感觉异常:如偏身麻木或感觉减退,为大脑中动脉供血区缺血的表现。

2)对侧同向性偏盲:较少见;大脑中动脉与大脑后动脉皮层支或大脑前动脉、中动脉、后动脉皮层支分水岭区缺血,使顶、枕、颞交界区受累所致。

3.椎-基底动脉系统 TIA 的表现

(1)常见症状:眩晕、平衡失调,多不伴有耳鸣,为脑干前庭系统缺血表现;少数可伴耳鸣,系内听动脉缺血致内耳受累。

(2)特征性症状

1)跌倒发作:转头或仰头时,下肢突然失去张力而跌倒,无意识丧失,很快自行站起,系脑干网状结构缺血所致。

2)短暂性全面性遗忘症(transient global amnesia,TGA):出现短时间记忆丧失。患者对此有自知力,持续数分钟至数十分钟;发作时伴时间、地点定向障碍,但书写、谈话和计算能力保持;系大脑后动脉颞支缺血累及边缘系统的颞叶海马、海马旁回和穹窿所致。

3)双眼视力障碍发作:双侧大脑后动脉距状支缺血致枕叶视皮质受累,引起暂时性皮质盲。

(3)可能出现的症状

1)吞咽障碍、构音不清:脑干缺血所致球麻痹或假性球麻痹的表现。

2)意识障碍伴或不伴瞳孔缩小:高位脑干网状结构缺血累及网状激活系统及交感神经下行纤维(由下丘脑交感神经区到脊髓睫状中枢的联系纤维)所致。

3)一侧或双侧面、口周麻木或交叉性感觉障碍:三叉神经脊束核及同侧脊髓丘脑束缺血的表现。

4)眼外肌麻痹和复视:中脑或脑桥缺血的表现。

5)共济失调:因椎动脉及基底动脉小脑分支缺血导致小脑功能障碍。

6)交叉性瘫痪:典型的一侧脑干缺血表现,因脑干缺血的部位不同出现 Weber、Foville 综合征等。

四、辅助检查

(1)EEG、CT 或 MRI 检查,大多正常,部分病例脑内有小的梗死灶或缺血灶。弥散加权

MRI 可见片状缺血区。

（2）DSA/MRA 或 TCD 可见血管狭窄、动脉粥样硬化斑块，TCD 微栓子监测适合发作频繁的 TIA 患者。

五、诊断及鉴别诊断

1.诊断

（1）诊断主要依靠病史（绝大多数 TIA 患者就诊时症状已消失）。有典型临床表现者诊断不难。进行某些辅助检查对确定病因，有助于选择适当的治疗方法。

（2）以下症状不属于 TIA 的特征性症状

1）不伴有后循环（椎-基底动脉系统）障碍其他体征的意识丧失。

2）躯体多处持续进展性症状。

3）强直性及/或阵挛性痉挛发作。

4）闪光暗点。

2.需与以下疾病鉴别

（1）单纯部分性发作癫痫

1）肢体抽搐：从躯体的一处开始，并向周围扩展，持续数秒至数分钟。

2）脑电图：多有异常。

3）CT/MRI：发现脑内局灶性病变。

（2）梅尼埃病

1）发作性眩晕、恶心、呕吐：与椎-基底动脉 TIA 相似，每次发作持续时间多超过 24h，发病年龄多在 50 岁以下。

2）伴有症状：耳鸣、耳阻塞感、听力减退等。

3）定位体征：只有眼球震颤。

（3）心脏疾病

1）多种疾病：阿-斯（Adams-Stokes）综合征，严重心律失常如室上性心动过速、多源性室性早搏、室性心动过速、心房扑动、病态窦房结综合征等引起阵发性全脑供血不足，出现头昏、晕倒和意识丧失。

2）常无神经系统局灶性症状和体征。

3）心电图、超声心动图和 X 线检查：常有异常发现。

（4）其他

1）脑内寄生虫、颅内肿瘤、脓肿、慢性硬膜下血肿：可出现类似 TIA 发作症状。

2）原发或继发性自主神经功能不全：可因血压或心律的急剧变化引起短暂性全脑供血不足，出现发作性意识障碍。

六、治疗

治疗目的为消除病因、减少及预防复发、保护脑功能。

1.病因治疗

（1）针对病因治疗：对有明确病因者，如高血压患者应控制高血压，使 Bp＜18.7/12.0kPa（140/90mmHg），糖尿病患者伴高血压者血压宜控制在更低水平［Bp＜17.3/11.3kPa（130/

85mmHg)]。

（2）有效地控制危险因素：治疗糖尿病、高脂血症（使胆固醇＜6.0mmol/L，LDL＜2.6mmol/L）、血液系统疾病、心律失常等。

（3）颈动脉内膜剥离术、血栓内膜切除术、颅内外动脉吻合术或血管内介入治疗对颈动脉有明显动脉粥样硬化斑块、狭窄（＞70％）或血栓形成，影响脑内供血并有反复发作 TIA 者可试行。

2.预防性药物治疗

（1）抗血小板聚集剂：宜长期服用，治疗期间应监测临床疗效和不良反应，减少微栓子发生，减少 TIA 复发。

1）阿司匹林：50～100mg/d，晚餐后服用。

2）噻氯匹定：125～250mg，1～2 次/天；副作用如皮炎和腹泻，引起白细胞减少，在治疗的前 3 个月定期检查白细胞计数。

3）氯吡格雷：75mg/d，单独应用或与双嘧达莫联合应用。

（2）抗凝药物：对频繁发作的 TIA，特别是颈内动脉系统 TIA 较抗血小板药物效果好；对渐进性、反复发作和一过性黑矇的 TIA 可起预防卒中的作用。

1）肝素：100mg 加入 5％葡葡糖或 0.9％生理盐水 500ml 内，以 20～30 滴/分的滴速静脉滴注；若情况紧急可用肝素 50mg 静脉推注，再用 50mg 静脉滴注维持；或选用低分子肝素 4 000U，2 次/天，腹壁皮下注射，较安全。

2）华法林（苄丙酮香豆素钠）：2～6mg/d，口服。

3.脑保护治疗

钙拮抗剂（如尼莫地平、西比灵、奥力保克）具有脑保护作用，可用于频繁发作的 TIA，影像学显示有缺血或脑梗死病灶者。

4.其他

（1）中医：中药丹参、川芎、红花、水蛭、葛根等单方或复方制剂。

（2）血管扩张药：如脉栓通或烟酸占替诺静脉滴注，罂粟碱口服、扩容药物（如低分子右旋糖苷）。

第二节　脑血栓形成

一、概念

脑血栓形成（cerebral thrombosis）指因血液在脑动脉管腔内凝集，造成管腔狭窄或闭塞，使该动脉所供应的脑组织发生缺血性坏死，出现相应的神经系统受损表现。

二、病因

（1）动脉粥样硬化是脑血栓形成最常见的病因，引起动脉粥样硬化的最常见的疾病有高血压、糖尿病和高脂血症等。此外，高龄、吸烟和酗酒也是动脉粥样硬化的主要原因。动脉粥样硬化斑块可发生在动脉系统的任何部位，最常见的部位在颈内动脉的近分叉处、大脑中动脉和大脑前动脉及椎动脉起始处。

（2）各种大动脉炎、血栓闭塞性脉管炎、钩端螺旋体感染、系统性红斑狼疮、白塞病、结节性多动脉炎、巨细胞动脉炎、梅毒性动脉炎等，均可导致局部脑血栓形成。

（3）先天性脑动脉发育障碍或外伤等原因引起的动脉畸形也可导致该动脉血栓形成。

（4）真性红细胞增多症、血小板增多症、高心磷脂抗体、产后、长期口服避孕药、恶病质、严重脱水等因素也可导致脑血栓形成。血浆中同型半胱氨酸增高可以加速动脉粥样硬化，促使动、静脉内血栓形成，是脑血管疾病的一项独立危险因素。

三、病理

急性期的梗死灶包括中心坏死区和其周围缺血区，后者称为缺血半暗带（ischemepenumb）。中心坏死区的神经细胞均已发生死亡，不可挽救；而半暗带是因血流量降低使其神经细胞功能受抑制，如果能迅速提高血流量，尚可能使其功能恢复，否则可能继续发生坏死。因此临床治疗的主要目的是挽救半暗带的神经细胞。一般来讲，半暗带神经细胞可存活 6 小时以内，因此，超早期治疗的时间窗为 6 小时。如果超过此时间窗再通，则脑损伤继续加重，此现象称之为再灌注损伤（reper-fusion damage）。

四、临床表现

本病好发于中老年人，男性多于女性，多在静态状态下发病，尤其是在睡眠中。症状多为突然偏瘫、偏身感觉障碍等，一般不伴有意识障碍、头痛、呕吐等全脑症状。具体临床表现取决于血栓形成的动脉，血栓形成的速度，分为 4 种类型。

1.临床类型

（1）完全卒中（complete stroke）：发病突然，症状和体征迅速在 6 小时内达到高峰。

（2）进展性卒中（progressive stroke）：发病后的症状呈阶梯样或持续性加重，在 6 小时至 3 天发展至完全卒中。

（3）缓慢进展性卒中（chronic progressive stroke）：发病后的症状和体征呈缓慢加重至数天、数周，酷似脑肿瘤的临床表现。

（4）可逆性缺血性神经功能缺损（reversible ischeme neurologic deficit，RIND）：即脑缺血的临床表现较轻，但持续时间超过 24 小时，在 3 周以内可完全恢复。

2.不同动脉血栓形成的临床表现

（1）颈内动脉血栓形成：典型表现为同侧眼失明，对侧上下肢程度相同的瘫痪，对侧偏盲，发生在优势半球者还出现失语、失读、失算、失写等。因大面积脑梗死合并脑水肿，出现高颅压所致的头痛、恶心、呕吐、意识障碍，重者发生脑疝而死亡。

（2）大脑中动脉血栓形成：大脑中动脉及其分支是血栓形成的好发动脉。症状和体征取决于血栓形成发生在该动脉的哪一段。一般有以下 3 种情况。

1）大脑中动脉主干血栓形成：表现为对侧上下肢程度相同的瘫痪、对侧半身感觉障碍、对侧偏盲。发生在优势半球者，还有失语、失读、失算、失写等。由于该动脉所供应的范围也较广，脑梗死面积较大，可致颅内压增高，出现意识障碍，甚至脑疝死亡。

2）大脑中动脉深支血栓形成：主要表现为对侧上下肢程度相同的瘫痪。

3）大脑中动脉皮质支血栓形成：表现为对侧面、舌及上肢为主的偏瘫及偏身感觉障碍，且深感觉及皮层感觉障碍更重。发生在优势半球者,还可伴有运动性失语、感觉性失语、失算、失读、失用等。发生在非优势半球者,可出现体象障碍。

(3)大脑前动脉血栓形成:除有以下肢为重的偏瘫和感觉障碍外,还可出现精神症状及大小便障碍。

(4)大脑后动脉血栓形成。

1)皮层支血栓形成:表现为对侧偏盲,但有黄斑回避现象。发生在优势半球者,可出现失读及感觉性失语。一般无肢体运动和深浅感觉障碍。

2)深支血栓形成:主要发生在两条动脉。丘脑膝状体动脉血栓形成者表现为典型的丘脑综合征,即对侧半身感觉障碍,伴有或单独出现对侧半身的自发性疼痛,可出现较轻的短暂性对侧偏瘫。丘脑穿通动脉血栓形成者表现为对侧肢体舞蹈样运动,不伴偏瘫及感觉障碍,这是因为损及丘脑后部和侧部之故。

(5)椎-基底动脉血栓形成:是较为严重的脑血栓形成,不同部位动脉的血栓形成,表现各异。

1)基底动脉主干血栓形成:发病虽然不如脑桥出血那么急,但病情常迅速恶化。表现为高热、昏迷、瞳孔缩小、脑神经麻痹、四肢瘫痪、小脑症状,常伴急性肺水肿、心肌缺血、应激性胃溃疡及出血等,大多数在短期内死亡。

2)基底动脉尖血栓形成:指基底动脉的顶端部位及其分支,如小脑上动脉、大脑后动脉及从顶端向间脑发出的深穿支。该部位发生的血栓形成致中脑、双侧丘脑、枕叶、颞叶梗死,称为基底动脉尖综合征,其表现为:意识障碍,轻者为嗜睡,重者为昏迷;记忆障碍;对侧偏盲或皮质盲;眼球活动障碍,即眼球内收障碍和上视障碍;瞳孔异常,即一侧或两侧瞳孔扩大,光反应减弱或消失;眼球震颤,为垂直、旋转或水平性;共济失调等。

3)中脑穿通动脉血栓形成:表现为两个综合征。大脑脚综合征(Weber 综合征),即同侧动眼神经麻痹,对侧肢体偏瘫,还可伴意识障碍;红核综合征(Benedikt 综合征),即同侧动眼神经麻痹,对侧肢体不自主运动如震颤、舞蹈或手足徐动。

4)双侧脑桥正中动脉血栓形成:表现为典型的闭锁综合征,即四肢瘫痪、完全性假性球麻痹,双侧周围性面瘫、眼外展麻痹和侧视中枢麻痹;但视力、听力、意识、感觉及眼球垂直运动尚存在。患者用眼球上下活动来表示意识和交流。

5)单侧脑桥正中动脉血栓形成:表现为脑桥旁正中综合征(Fovine 综合征),即双眼球向病变侧的侧视运动障碍及对侧偏瘫。但有的仅表现为对侧偏瘫,类似于一侧颈动脉系统血栓形成产生的症状。

6)单侧脑桥旁中央动脉血栓形成:表现为脑桥外侧综合征(Millard-Gubler 综合征),即同侧眼球外展麻痹和周围性面肌麻痹,对侧肢体偏瘫。

7)小脑后下动脉血栓形成:表现为延髓背外侧综合征(Wallenberg 综合征),其包括:眩晕、呕吐、眼球震颤;交叉性痛温觉减退,即同侧面部和对侧半身的感觉减退;同侧小脑性共济失调;同侧真性球麻痹,即吞咽困难、声音嘶哑、咽反射消失;同侧霍纳征(Homner 征)。一般没有锥体束受损的表现。

8)小脑梗死:系因小脑上动脉、小脑前下动脉和(或)小脑后下动脉血栓形成所致。其临床表现依病灶大小而不同。轻者可仅为头晕或眩晕;重者除了严重的眩晕、恶心、呕吐外,还可出现明显的眼震、共济失调,甚至因大片梗死引起高颅压或脑疝。

五、辅助检查

应进行 CT 扫描、超声波、心电图及血液检查。必要时再进行 MRI、MRA、PET、DSA 及腰椎穿刺检查。

1.CT 扫描

发病 24 小时内,多数正常。之后,梗死区为低密度影,边界不清,梗死面积大者可伴明显占位效应,发病第 2~3 周时,病灶可为等密度影。发病 3 天至 5 周,病灶区可出现增强现象。发病 5 周以后,大梗死灶呈长久性的低密度影,边界清楚,无占位效应及增强现象。病灶过小或病灶位于小脑、脑干,CT 常不能发现病灶。

2.MRI

发病数小时即可显示病灶,在 24 小时后,可清楚地显示病灶及周围水肿,不伴出血的梗死灶在急性期及后遗症期均表现为长 T1、长 T2 信号。如果伴有出血者,则混杂有短 T1、T2 信号。MRI 优点是能检查出小的病灶,小脑和脑干的病灶以及较早期的病灶。DWI 在发病 2 小时左右即可显示出缺血区域,但对陈旧性梗死灶不显示。因此,可鉴别新发与陈旧的脑梗死灶。

3.PET 主要用于 MRI

还未能发现的缺血性病灶或低灌注状态的病灶。

4.脑血管造影

DSA 和 MRA 可显示阻塞的动脉部位、脑动脉硬化情况,还可发现非动脉硬化性的血管病变,如血管畸形等。

5.腰椎穿刺检查

颅内压和脑脊液的常规与生化检查大多数为正常。但大面积脑梗死者,或伴有出血性梗死时,可提示颅内压增高和脑脊液呈血性或黄变。如影像学检查已明确不需行此项检查。

6.其他检查

见短暂脑缺血发作。

六、鉴别诊断

脑血栓形成应与以下疾病鉴别:

1.脑出血

小量脑出血的表现类似于脑血栓形成,大片脑梗死也类似脑出血的表现,须依靠脑 CT 检查鉴别之。

2.脑栓塞

脑栓塞患者一般在动态下发病更快,可有明确的栓子来源如心房纤颤等。脑栓塞的 CT 可表现为多个新发的梗死灶,易有出血性脑梗死。

3.颅内占位性病变

许多颅内占位性病变,如脑肿瘤、硬膜下血肿、脑脓肿等,可表现为进展性头痛、呕吐、肢体瘫痪等,类似于缓慢进展性卒中,脑卒中则快速发病,应注意与之鉴别。CT、MRI 可鉴别之。

七、治疗

治疗的基本原则应根据缺血性卒中的病理生理变化,按不同时间分期来确定治疗方针,实行个体化原则。

1.分期治疗原则

(1)超早期:指发病 3～6 小时之内,此时半暗带还存在,为治疗的最关键时期。治疗:溶栓、降纤、抗凝、抗血小板聚集剂、血液稀释疗法、脑保护剂等。

(2)早期:指发病后 6～72 小时,此时半暗带已消失。治疗:溶栓已无意义,可降纤、抗凝、抗血小板聚集及脑保护治疗。

(3)急性期后期:指发病后 72 小时到 1 周,此期主要抗凝、抗血小板聚集、脑保护治疗及控制感染和其他并发症。

(4)恢复期:指发病 1 周以后。治疗:以应用抗血小板聚集剂为主,脑保护剂也重要。应积极配合康复治疗。

2.整体治疗

(1)维持气道通畅,严重缺氧患者可经鼻吸氧,2～4ml/min 为宜。

(2)控制血糖在正常水平,>200mg/dl 或 10mmol/L 应使用胰岛素,使血糖逐渐平稳恢复正常,应避免忽高忽低剧烈波动。

(3)控制体温在正常水平,体温>38℃应给予物理或药物降温。

(4)有吞咽困难者应在病后 2～3 天插胃管,以维持营养和避免吸入性肺炎及窒息。

(5)尽量用生理盐水来维持水和电解质平衡。

(6)控制血压的原则:应根据梗死灶的大小、颅内压及既往血压等来决定血压的调控水平。

1)如果卒中合并急性心衰、主动脉夹层、急性心肌梗死、急性肾衰竭、溶栓或静脉内使用肝素,在中度血压升高时就立即开始降压治疗,其他情况下应小心使用。溶栓治疗血压应控制在 180/105mmHg 以下。

2)卒中恢复期,血压均应降低到可以耐受的水平,药物选择利尿剂和(或)ACEI 类等。尽管缺乏有力证据,但是由于颈动脉或椎-基底动脉阻塞或狭窄可能导致血流动力学卒中危险的患者,不应将血压降得过低。

(7)降颅压:缺血性脑水肿发生于卒中后 24～48 小时,是早期及后期临床表现加重的主要原因。最令人担心的情况是大脑中动脉完全梗死的年轻患者,脑水肿和颅内压升高可在 2～4 天内导致 80% 的患者死亡,有颅压增高症状者采取下述措施:

1)控制液体入量,原则上维持每日 300～ 500ml 液体负平衡,保持轻度脱水状态。

2)渗透性脱水,20% 甘露醇或 10% 甘油果糖静滴,剂量参照脑出血。

3)严重高颅压、有发生脑疝可能者应急做减压手术。皮质类固醇对卒中后脑水肿治疗没有作用。短效的巴比妥类药物如硫喷妥钠快速应用能显著降低颅内压,但效果持续时间短,仅在治疗急性危急情况时方使用,如手术前处理。巴比妥类药物治疗需要进行心电图血压监测,因为可引起显著的血压下降。

3.特殊治疗

(1)溶栓治疗:主要目的是溶解血栓,恢复病灶区血液循环。如有效,则改变患者的预后,但并非完全有效,并有一定的危险性,严重者可导致致命性出血性梗死。因此,应严格掌握治疗指征,在治疗过程中严密观察病情变化。

1)尿激酶:100 万 U 加入生理盐水中,静脉滴注,1 小时输完;也可用 50 万 U 溶于生理盐水,通过介入方法直接将药物注入发生血栓的脑动脉。

2)重组组织型纤溶酶原激活剂(rt-PA):0.9mg/kg,最大剂量为 90mg,10％于静脉推注,余 90％于 1 小时内静脉滴注,或通过介入方法直接将药物注入发生血栓的脑动脉。

(2)抗凝治疗

1)不提倡对急性缺血性卒中患者常规应用任何类型的抗凝剂。

2)可给予长期卧床、血压稳定、CT 除外大面积脑梗死的患者,无禁忌证的缺血性卒中患者肝素或低分子肝素,以预防深静脉血栓或肺栓塞。

3)对于进展性卒中,尤其对于正在进展的椎-基底动脉血栓形成,可考虑抗凝治疗。但患者须在 70 岁以下,无出血倾向,凝血功能正常,CT 扫描提示没有颅内出血。

(3)降纤治疗:主要通过降低血液纤维蛋白原,抑制血栓继续形成;其适应证较宽,安全性较好。只要没有颅内出血、大片新发脑梗死灶及全身出血倾向者均可应用。首次应用降纤酶 10U 静脉滴注;之后,隔天用 5~10U,共用 3 次。

(4)抗血小板聚集治疗:应在发病 48 小时内尽早使用。药物有阿司匹林、氯吡格雷(Clopidogrel)和双嘧达莫。

1)给予阿司匹林 50~325mg。只要有可能可首选阿司匹林 50mg 和双嘧达莫 200mg,一日 2 次,联合应用是单用阿司匹林或双嘧达莫效果的两倍,可减少卒中复发危险。

2)氯吡格雷,剂量 75mg/d。可作为首选,或者不能耐受阿司匹林和双嘧达莫,或者高危患者,也要注意副反应。

(5)扩血管治疗:主要是通过扩张脑血管,改善局部脑循环。可用罂粟碱、己酮可可碱、环扁桃酯、氢化麦角碱等。有认为扩血管治疗可导致脑内异常盗血和加重脑水肿,但没有更多的临床实验研究证据。

(6)其他治疗

1)各种脑保护剂的应用:脑保护剂包括钙拮抗剂、自由基清除剂、兴奋性氨基酸抑制剂、脑代谢改善剂及中药等。尼莫地平、银杏叶提取物、依舒佳林、都可喜、丹参等都可归于脑保护剂这一组药物。

2)通过补充叶酸、维生素 B_6、维生素 B_{12}:可降低血浆中同型半胱氨酸水平。

(7)康复治疗:病情稳定后,进行早期康复功能锻炼,如对语言障碍、肢体瘫痪、球麻痹、大小便障碍进行针对性康复治疗。

八、预后

脑血栓形成的恢复程度取决于病变的部位和大小,局部侧支开放程度,合理性治疗,并发症的防治和早期康复治疗等。脑血栓形成患者的病死率为 30％,致残率为 40％,存活者的复发率为 40％~50％。

第三节 腔隙性脑梗死

一、概念

腔隙性脑梗死(lacunarinfarct)是指大脑、脑干、小脑的缺血性小梗死。

二、病因病理

高血压导致小动脉管腔闭塞及来自心脏、颈动脉系统、椎-基底动脉系统的各类小栓子阻塞小动脉为主要致病机制。腔隙性梗死灶呈不规则圆形、卵圆形,直径为2~20mm,主要分布在放射冠、基底节区、脑干,大脑、小脑皮质也可见。

三、临床表现

(1)多见于40岁以上,多伴有高血压病等脑血管病的危险因素。

(2)多为急性起病,常为轻偏瘫,持续时间常为半小时以上,不伴有头痛、呕吐、意识障碍等全脑症状。症状多于1~2周恢复。

具体临床表现视腔隙性脑梗死累及的部位而定。可表现为①纯运动性轻偏瘫。②共济失调性轻偏瘫(只要病变累及皮质脑桥束和锥体束)。③构音障碍-手笨拙综合征(病变累及脑桥或内囊膝部)。④纯偏身感觉障碍。⑤偏身感觉运动障碍。⑥腔隙状态:多发性腔隙性脑梗死出现认知功能障碍、假性球麻痹及双侧锥体束征等称腔隙状态。

四、辅助检查

1.CT

可发现直径在2mm以上的腔隙病灶,但漏诊率较高,CT不易发现脑干、小脑病灶。

2.MRI

是最佳检查手段,病灶呈T_1等信号或低信号,T_2高信号,可清晰显示脑干、小脑病灶。

五、诊断及鉴别诊断

1.诊断

主要依据临床表现及头CT及MRI检查,需查找相关病因。

2.鉴别诊断

需注意排外小出血、脱髓鞘病、转移瘤、脑脓肿、囊虫病等。

六、治疗

参照短暂脑缺血发作。

第四节 脑栓塞

一、概念

脑栓塞(cerebral embolism)是指脑动脉被异常的栓子阻塞,使脑组织发生缺血性坏死,出现相应的神经功能障碍。栓子以血栓栓子为最多,此外还有脂肪、空气、癌栓、医源性物体等。

二、病因及发病机制

栓子来源可为三种：

1.心源性

其占所有脑栓塞的 70%。最常见的是慢性房颤，左心房内的附壁血栓脱落，其次风湿性心瓣膜病在瓣膜产生的栓子脱落，造成此类栓子的心脏病还有心肌梗死、心功能衰竭、业急性细菌性心内膜炎、非细菌性血栓性心内膜炎、心脏黏液瘤、心脏手术后、二尖瓣脱垂及心内膜纤维性变性、粥样硬化斑块脱落等。心脏的左右侧之间出现异常的交通时（特别是卵圆孔未闭时）可出现反常栓塞，静脉系统的栓子可通过肺循环到达脑血管。

2.非心源性

是指心脏以外来源的栓子。主动脉、颈动脉粥样硬化斑块脱落，是除心源性栓子之外的常见栓子来源。此外有骨折引起的脂肪栓子，气胸、介入或注射导致的空气栓子，肺静脉内的栓子，恶性肿瘤侵破血管引起的癌栓子，寄生虫虫卵进入血管形成的栓子，血管内介入发生脱落的医源性栓子等。

3.不明原因

少数患者在各种临床检查或尸解时仍未发现栓子来源。

三、病理

脑栓塞主要发生在颈动脉系统，少数发生在椎-基底动脉系统。大脑中动脉特别是其上部分支最易受累。脑栓塞发生时首先出现该动脉供血区脑组织梗死，当栓子出现萎缩并被血流冲击随血流移向远端，使得原先栓塞处血管壁破坏而导致血液外渗，发生出血性梗死，导致脑损伤面积加大，水肿加重。由于栓塞性梗死发生的很快，来不及建立侧支循环，较大面积的梗死灶，尤其并发出血时，可出现高颅压，严重者发生脑疝危及生命。一些非血栓性栓子在发生栓塞后，还出现相应的生物学病理变化。如细菌栓子除了造成脑梗死外，还引起局灶性脑炎或脓肿。除了出现脑栓塞外，身体其他部位，如肺、肾、脾、肢体、肠系膜、皮肤、眼底等也出现栓塞改变。

四、临床表现

在所有的脑卒中中，脑栓塞起病最快。多数在动态下突然发病，在数秒或数十秒内症状达高峰，任何年龄均可发病，平均发病年龄较轻。少部分患者在几天内呈阶梯式进展恶化，可因为反复栓塞或出血性梗死所致。脑栓塞的表现取决于被栓塞的动脉。也可因多条脑动脉栓塞而表现复杂。多数的脑栓塞发生在颈内动脉系统，表现为头痛、抽搐、失语、面舌瘫、肢体瘫痪、感觉障碍等。少数发生在椎-基底动脉系统，可表现为意识障碍、复视、口舌麻木、面瘫、眩晕、共济失调、交叉性瘫痪等。较大动脉栓塞致大块梗死或多发栓塞者，在发病后 3～5 天病情加重，甚至因高颅压引起脑疝致死。

五、辅助检查

基本同脑血栓形成，需特别行相关病因检查。

六、诊断

突然发病并迅速达高峰，有明确的神经系统定位症状和体征，如有栓子来源者可考虑本病的诊断。脑 CT 和 MRI 能明确脑栓塞的数量、部位、大小及是否伴有出血。

七、鉴别诊断

脑栓塞主要与脑出血、脑血栓形成相鉴别,依靠病史、症状和体征、CT、MRI 进行鉴别。

八、治疗

治疗原则与脑血栓形成相同。但有以下几点应注意:

(1)栓塞型脑中风如果再发,其神经学预后常变得很差,因此应积极加以预防。

(2)脑栓塞的栓子来源,主要为心脏疾病所形成的心脏内血块,使用抗凝药物来预防再发已被广泛接受。但是,因为脑栓塞本来就较容易发生出血性脑梗死,抗凝血药物的使用必需很小心。

患者发生出血性脑梗死概率的高低,可由以下几点来判断:①脑梗死的大小。此应由临床表现及头部 CT 二者来判断,不可光靠 CT 的发现。脑梗死越大,出血性梗死的概率就越高,这是一个很重要的决定性因素。②有否高血压症。血压的高低也是影响出血性梗死概率的重要因素。血压越高,出血性梗死的概率就越高。脑栓塞的发病与血压高低并无相关,不需特意维持偏高的血压。③年龄及一般身体状况。年龄太大或身体状况不佳者较容易发生出血性梗死。④有否任何出血性倾向,如自发性皮肤淤血、血小板偏低、肝肾功能不好、嗜酒史或过去曾有出血性疾病等。参酌以上因素,如果出血性梗死的概率很低,就可以给传统性肝素或华法林,如仍担心,可暂给阿司匹林来代替,但此种用法仍有争议,比较常用在同时有动脉硬化狭窄的患者。如预估出血性梗死概率很高,应暂时不给任何抗凝血或抗血小板药物,等 2 周后追踪头部 CT 检查再决定。对大面积梗死的患者,特别是伴有高血压者,有抗凝治疗相关出血致死的危险,这些患者的急性期治疗应避免使用抗凝剂。⑤由亚急性细菌性心内膜炎引起的栓塞者,应加强抗生素治疗,依细菌培养及药敏结果使用抗生素最佳,因有颅内出血的危险,一般不对这些患者进行抗凝治疗。

(3)由心源性栓塞所致者,常伴有心功能不全,在用脱水剂时应酌情减量。此外,水分不足、血液浓缩可能是心脏内血块形成的促进因素之一。因此在治疗心脏本身的问题时应避免使用过多、太强的利尿剂。

(4)心源性脑栓塞者,长期应用抗凝剂华法林可预防心房颤动、心肌梗死和人工瓣膜的患者发生栓塞。可定期进行心脏超声检查,监测瓣膜、心房或心室壁的血栓块情况,以调整抗凝药剂量。

(5)特殊栓子所致的脑栓塞,有相应的治疗。如空气栓塞者,可应用高压氧治疗。脂肪栓塞者,加用 5% 碳酸氢钠 250ml,静脉滴注,每日 2 次;也可用小剂量肝素 10～50mg,每 6 小时 1 次;10% 乙醇溶液 500ml,静脉滴注,以达到溶解脂肪作用。

第五节　脑出血

一、概念

脑出血(cerebral hemorrhage,CH)有外伤性和非外伤性两种,后者指颅内或全身疾病引起的脑实质内出血。本节所述的为非外伤性脑出血,其占全部脑血管病的 20%～30%,且死亡率高,是危害中老年人的常见疾病。

二、病因机制

多数是由高血压导致动脉硬化引起的,因此,也称为高血压性脑出血,少数由其他原因所致,如先天性脑血管异常、血液病、结缔组织病、脑淀粉样血管病、脑动脉炎、脑梗死、脑恶性肿瘤、抗凝、溶栓治疗后等。

患者的凝血功能如正常,在脑出血发生后,在短时间内破裂的动脉很快发生血液自凝而使出血终止,血肿不再扩大。较少数者为多发性脑出血,其主要见于血液病、抗凝或溶栓治疗后、炎症性脑血管病等。出血的部位、速度与量决定临床表现。小量出血者,可不产生任何症状和体征,渐被吸收后由增生的胶质细胞所填充,形成胶质瘢痕。血量大时,可向周围脑组织扩散,或破入脑室及脑表面,脑出血破入脑室,尤其是四脑室时,可产生脑室铸型,导致急性阻塞性脑积水,颅内压急剧升高。较大血肿腔的周围为坏死水肿带,水肿在 3～5 天达最高峰,严重者形成脑疝,导致死亡。在脑出血 3～4 周后,大的血肿液化并被吸收,周围水肿逐渐消失。原发脑干出血或脑疝形成是致死的主要原因。

三、临床表现

高血压性脑出血好发于中老年人,大多在动态下发病,如紧张、激动、疲劳、过度用力等。气候变化剧烈时,发病增多。一般无先兆,发病突然,症状和体征多在数分钟至数小时内达到高峰,在 3～7 天时加重。临床表现取决于出血的量和部位,小量脑出血临床表现较轻,甚至可没有明显表现而由脑 CT 扫描发现确诊。大量出血者多表现为血压增高、头痛、恶心、呕吐、意识不清、大小便失禁、言语障碍、偏瘫。下述不同部位出血的临床表现特点。

1.基底节区出血

为高血压性脑出血最好发部位,约占全部脑出血的 70%(壳核 60%,丘脑 10%)。由于出血常累及内囊,而出现一些共同的表现,故又称内囊区出血。

(1)壳核出血:系豆纹动脉破裂所致,表现为突发的病灶对侧偏瘫、偏身感觉障碍和同向性偏盲,双眼球偏离病侧肢体,主侧病变还可伴有失语等。出血量大可有意识障碍。

(2)丘脑出血:临床表现取决于出血量的多少,一般为突发的病灶对侧偏瘫、偏身感觉障碍甚至偏盲,丘脑出血可以扩展到下丘脑和上部中脑,引起一系列眼球运动障碍和瞳孔异常,通常感觉障碍严重,特别是深感觉障碍更为突出。该部位出血还有以下特殊表现:①丘脑性感觉异常:对侧感觉过敏或自发性疼痛;②丘脑性失语:言语缓慢而不清、重复言语、发音困难、复述差,但朗读和认读正常;③丘脑性痴呆:记忆力下降、计算力障碍、情感障碍、人格障碍等。若出血量少者,仅表现为对侧肢体感觉障碍,或甚至无明显的表现。

2.脑叶出血

系大脑皮质支血管破裂所致,也称皮质下出血。约占脑出血的 10%。脑叶出血的原因除高血压外,其他原因还有脑血管淀粉样变性、脑血管畸形、脑肿瘤、血液病、抗凝或溶栓治疗后等。出血以枕叶、颞叶最多见,其次为顶叶、额叶;多数为单发,少数为多发。多数的脑叶出血均有头痛、呕吐,癫痫发作也较常见,其他的表现取决于出血的部位,如额叶出血表现为精神障碍、运动性失语、失用、对侧肢体瘫痪等;顶叶出血者表现为体象障碍,对侧肢体轻偏瘫和明显的感觉障碍,颞叶出血者表现为感觉性失语,部分性偏盲和精神症状。枕叶出血只表现为对侧偏盲并有黄斑回避现象。一般来讲,脑叶出血病情较轻,但出血量较大者,病情重并可导致死亡。

3.脑桥出血

原发性脑干出血占脑出血的 10%。在脑干出血中,绝大多数为脑桥出血,少部分为中脑出血,而延髓出血极为少见。脑桥出血量大于 5ml 者,通常患者很快进入昏迷,双侧针尖样瞳孔、四肢瘫,可伴有胃出血、高热、呼吸困难、去大脑强直等,多在发病 24～48 小时内死亡。小量脑桥出血可无意识障碍,表现为突然头痛、呕吐、复视、眼震、凝视麻痹、交叉性感觉障碍、交叉性瘫痪、偏瘫等,其预后良好,有的仅遗留轻偏瘫或共济失调。

4.小脑出血

占脑出血的 10%。由于出血量及部位不同,其临床表现分为三种类型:①暴发型。约占小脑出血的 20%。为一侧小脑半球或蚓部较大量出血,一般出血量在 15ml 以上,血肿迅速压向脑干腹侧,引起高颅压,导致枕骨大孔疝而死亡。患者表现为突然头痛、眩晕、呕吐,迅速出现昏迷,常在发病后 1～2 天内死亡。②一般型。约占小脑出血的 70%。出血量为 5～15ml,病情发展相对缓慢,不少患者可存活。头痛、眩晕、反复呕吐是一个突出特征。可有明显的小脑及脑干受损表现,如瞳孔缩小、眼震、眼球活动障碍、角膜反射消失、外展神经麻痹、周围性面瘫、交叉性肢体瘫痪和感觉障碍、同侧肢体共济失调、构音障碍等。病情加重者可出现昏迷及脑疝而致死。③良性型。占小脑出血的 10%。出血量在 5ml 以内。患者均能存活,多仅表现为眩晕、眼震、复视、周围性面瘫。

5.脑室出血

占脑出血的 3%～5%。由脑室内脉络丛动脉或室管膜下动脉破裂出血,血液直接流入脑室所致,称原发性脑室出血,其临床表现取决于出血的量。大量出血者的表现为突然剧烈全头疼痛、呕吐和脑膜刺激征,很快进入昏迷、去大脑强直、瞳孔缩小及高热,迅速死亡。小量出血者仅出现一般性头痛、头晕、恶心、呕吐、脑膜刺激征,可完全恢复。继发性脑室出血为脑出血合并症,即脑实质出血破入脑室。

四、辅助检查

1.CT 扫描

可及时、准确地显示出直径 1.0cm 及更大的出血:出血的部位、量、占位效应、脑积水、是否破入脑室和周围脑组织受损情况。出血灶为均匀一致的高密度影,高密度出血灶周围为水肿的低密度影,边界不清楚。当血肿液化成为囊腔时,出血灶由高密度影变为低密度影。

2.MRI 与 MRA

MRI 主要用于发现 CT 扫描发现不了的小量出血及 4～5 周后 CT 不能显示的脑出血。脑出血的 MRI 表现复杂,不同的时间,其信号不同,分为 4 期:①超急性期(<24 小时)。血肿及其周围水肿区均为长 T1、长 T2 信号。②急性期(24～48 小时)。血肿为等 T1、短 T2 信号,血肿周围为长 T1、长 T2。③亚急性期(3 天至 2 周)。血肿为短 T1、长 T2 信号,其周围为长 T1、长 T2 信号。④慢性期(>3 周)。血肿为短 T1、长 T2 信号,周围均为低信号。MRI 可清楚地观察到血肿及其与周围脑组织的关系,有时可以发现其他病因,如血管畸形、动脉瘤、肿瘤等。MRA 检查可显示脑血管畸形或动脉瘤。

3.DSA

怀疑有血管异常时,应行 DSA 检查。其可发现脑血管畸形、脑底异常血管网病和动脉瘤。

4.腰椎穿刺检查

CT 扫描确诊后,一般不做腰穿检查,但如患者不能做 CT 扫描或怀疑颅内炎性疾病所致的脑出血,应做该项检查。

五、诊断

在动态下突然出现明显头痛、呕吐、意识障碍、失语、瘫痪、血压高的中老年人应考虑脑出血可能。脑 CT 检查可以确诊,并能与其他疾病鉴别。对于 45 岁以下无高血压病史者,应进行进一步检查,寻找脑出血的其他原因。

六、鉴别诊断

需要与脑出血鉴别的疾病有:

1.脑梗死

小量脑出血的临床表现与脑梗死非常相似,或大面积脑梗死引起的严重表现也酷似脑出血,行 CT 扫描可以鉴别。

2.蛛网膜

下腔出血可表现为突然剧烈头痛、呕吐、意识障碍、脑膜刺激征及血性脑脊液,一般没有局限性神经功能障碍。但如合并动脉痉挛导致局限性神经功能障碍者,则不易与脑出血鉴别,可借助 CT 扫描鉴别之。

3.高血压性脑病

表现为血压突然急剧升高并伴有明显的头痛、呕吐、眩晕、视盘水肿,甚至有意识障碍等,但没有明确的局限性神经功能障碍。降血压治疗效果和 CT 扫描结果可明确鉴别之。

4.瘤卒中

即脑肿瘤发生的出血,CT 或 MRI 增强扫描可明确鉴别。

5.中毒与代谢性疾病突发的大量脑出血

在发病后迅速进入深昏迷状态,而没有明显的局限性神经功能障碍的表现,此时应注意与药物、一氧化氮、有机磷、酒精等中毒,低血糖昏迷,中暑,肝昏迷,尿毒症等鉴别。其主要是通过询问病史及相关血生化检查及头 CT 加以区别。

七、治疗

治疗原则为积极降低颅内压,防治并发症,早期功能锻炼。

1.积极降低颅内压

是挽救生命的关键。

(1)甘露醇:是降低颅内压最有效的药物,一般而言,甘露醇的好处是效果较快,不会引起血糖上升,坏处则为对老年人的肾功能影响较大,对电解质平衡的影响较为常见以及停用太快可能会有脑水肿反弹上升。用法:20%甘露醇,每次125~250ml,静脉快速滴注,30分钟内滴完,需要使用多少剂量、使用几天,应以脑部CT上血块的大小及出血的部位来决定,最简单的方法为:血肿最大直径约2、3或4cm者,以每天注射2、3次或4次开始,可连续用5~15天。血肿最大直径若大于4cm,则要增至每天6次,较重要部位的出血,如脑干、小脑等,也应增加剂量。使用之后须小心追踪患者的临床表现,依病情的变化调整剂量,且需同时注意水电解质平衡和心肾功能。

(2)速尿:如心肾功能不好或甘露醇应用后仍不足以降低颅内压者,则应用或加用速尿。用法:每次速尿40~100mg,肌内注射或静脉滴注,每4~8小时1次。

(3)甘油盐水:作用较上述两种药物弱,如脑水肿不严重者或需长期应用者,可用甘油盐水。老年人宜使用,但须注意血糖上升的问题。本来血糖就很高的患者或脑压很高,情况紧急时,则宜使用甘露醇。用法:10%甘油,每次250~500ml,静脉滴注,每日1~2次。

(4)白蛋白:是较强的脱水剂。用法:白蛋白10g,静脉滴注,每日1~2次。

(5)采用控制过度通气使 $PaCO_2$ 保持在25~30mmHg。

(6)手术治疗:如上述治疗仍无法控制,且可能出现脑疝时,应及时进行手术治疗,以挽救生命。手术治疗方法可采用颅骨钻孔吸血块术、颅骨钻孔脑室穿刺引流术或开颅清除血肿并颞下减压术。外科治疗在脑出血的适用情况主要有4点:①血肿很大,估计脑压会很高时。②血块靠近脑干时(如小脑出血等)。③持续出血或再出血时。④血液破入脑室引起急性脑积水症时。

2.血压管理

脑出血后血压升高是对颅内压增高情况下为保持脑血流量的血管自动调节反应,当颅内压下降时血压也会随之下降,但血压过高,也可加重脑水肿和再出血的危险。急性期时,血压可先控制在160/95mmHg左右,等脑压改善后,再把血压逐步降至正常范围内。原则上,任何时刻都应不要让血压高于180/105 mmHg,除非患者有严重的脑高压病症。最近3~5年来,有一种新观念为:血压较高可改善脑血流及促进受伤神经的恢复,收缩期血压200~220mmHg也可能没关系。这种通常用于年轻人脑外伤的新治疗观念不能也不应该完全拿来应用于年纪较大、高血压性脑出血的患者。因为很可能造成再出血。当血压超过220~180/119~105mmHg时,可口服β受体阻滞剂或血管紧张素转化酶抑制剂;当血压超过230/120mmHg时,可用硝普钠静点。

3.止血药

不主张应用止血药,但因凝血机制障碍引起的脑出血或伴有应激性溃疡引起大量胃出血时,可用止血药。

4.应激性溃疡治疗

一般应用 H_2 受体阻滞药物,如西咪替丁 200~400mg/d,静脉滴注;如效果不好,可用质子泵抑制剂,即洛赛克 40mg,静脉注射,每日 1 次。

5.抗感染

病情轻者一般不用抗生素。但如意识障碍和球麻痹者或体温超过 38℃ 以上者,应使用抗生素防治感染。

6.保持呼吸道通畅

给予吸氧,同时应注意翻身、叩背、雾化吸入,以协助排痰;咳痰困难者应给予人工吸痰;严重者,应尽早插管,甚至气管切开;以防止因痰阻塞造成的窒息和防止吸入性肺部感染。

7.保持水电解质及酸碱平衡

脑出血患者处于高代谢状态,且大量应用脱水剂及进食不够,应及时补充和纠正水电解质和酸碱失调。

8.神经细胞营养剂

病情稳定后,可给予神经细胞营养剂,请参考脑血栓形成治疗。

9.一般情况处理

脑出血急性期应保持安静,绝对卧床,保持大便通畅。不能进食者,应留置胃管,给予鼻饲;对于病情较重不能自我运动者,应每 2 小时翻身及活动四肢关节,注意防治下肢静脉血栓和压疮。平卧有助于脑灌注。如无基底动脉、颈内动脉等大动脉主干闭塞所引起的血流动力学性梗死,患者的头部可抬高约 30°。头部稍微抬高可促进脑静脉血液回流至心脏而减少脑压,头部太高则可能增加脑移位的危险,须小心。

10.早期康复治疗

脑出血病情稳定者,应尽早开展康复治疗,以利于神经功能的恢复。康复治疗先在床上进行,可加用针灸治疗。但须视病情而行,避免过度活动以加重病情或促使再出血。

11.预防性治疗

尽管脑出血的复发率远低于脑梗死,但在本次脑出血治疗后,应长期进行预防性治疗,其包括稳定血压,避免过度疲劳、情绪激动、过度饮食等。非高血压性脑出血者,应积极寻找原因并给予治疗。

八、预后

脑出血死亡率约为 40%,存活者中,70% 遗留不同程度的神经功能障碍。

第五章 泌尿系统疾病

第一节 肾内科常见症状的诊断及处理

一、尿成分异常

(一)血尿(haematuria)

离心后尿沉渣用显微镜观察,每高倍视野红细胞数大于 3 个即为血尿。依靠显微镜才查出的血尿,称为镜下血尿;若尿液已呈红色(碱性尿时)或酱油色(酸性尿时),则称肉眼血尿(gross hematuria,每升尿液含 1ml 血即可呈肉眼血尿)。

1.诊断及鉴别诊断

(1)肾小球源血尿:相差显微镜检查为变形性红细胞血尿(尿中红细胞大小不等,呈多种形态),肉眼血尿时尿中无凝血块,提示肾脏内科疾病(如肾小球疾病及肾小管间质疾病等)。

(2)非肾小球源血尿:相差显微镜检查为均一性红细胞血尿(尿中红细胞大小均一,形态基本正常),肉眼血尿中常有凝血块,提示泌尿外科疾病(如上、下尿路肿瘤、结石、炎症及畸形等)。

2.处理

对肾小球源血尿应着重内科检查,如尿沉渣找红细胞管型、尿蛋白定量、肾功能化验及肾穿刺病理检查等;对非肾小球源红细胞血尿应着重泌尿外科检查,如尿脱落细胞、膀胱镜检查、肾盂造影、CT 检查等。

(二)蛋白尿(proteinuria)

正常人尿蛋白定量常少于 80mg/d。当尿蛋白排泄量大于 150mg/d 时,尿常规化验蛋白定性阳性,即称为蛋白尿。

1.诊断及鉴别诊断

(1)功能性蛋白尿:在发热、剧烈运动、高温或严寒刺激等应激状态时,尿液可一过性出现少量蛋白(尿蛋白定性＋,定量常≤0.5g/d)。此蛋白尿产生与肾小球血流动力学及滤过膜通透变化相关,属功能性变化。

(2)体位性蛋白尿:多见于瘦高体型青少年,卧床休息时尿蛋白阴性,而直立(尤其脊柱前凸时)或行走后尿中出现蛋白,这主要见于左肾静脉受压综合征(又称胡桃夹现象)。

(3)病理性蛋白尿:为持续性蛋白尿,尿蛋白量常较多,甚至出现大量蛋白尿(定量≥3.5g/d)。常伴随血尿、肾功能异常、水肿及高血压等肾脏病表现。

2.处理

要进行尿蛋白定性及定量检查,并全面化验尿常规、肾功能等。体位性蛋白尿患者还需做直立蛋白尿试验及左肾静脉彩超检查。诊断功能性或体位性蛋白尿要十分谨慎,因为有的轻症肾炎患者也能呈类似表现,需要做肾穿刺病理检查鉴别。

(三)白细胞尿(leucocyturia)

清洁中段尿离心沉渣显微镜检查,每高倍视野白细胞多于 5 个即为白细胞尿,亦称为脓尿(pyuria)。

1.诊断及鉴别诊断

(1)泌尿系感染:白细胞尿多由泌尿系感染引起,常伴随出现尿频、尿急、尿痛等尿路刺激征。致病原包括各种非特异细菌、结核杆菌、霉菌及性病病原体(支原体、衣原体、淋球菌)等。

(2)非泌尿系感染:某些肾小球肾炎及肾间质肾炎也可出现白细胞尿,此时患者常有相应疾病临床表现,而无尿路刺激征,尿液微生物检验亦阴性。

2.处理

女性患者留尿前应常规清洗会阴,然后留取中段尿,以免白带污染出现假性白细胞尿。疑及泌尿系感染时应行尿微生物学检查,确诊后还应进一步检查以区别上、下尿路感染。疑及肾小球或肾间质疾病引起白细胞尿时,应做尿白细胞分类化验。

二、排尿异常

(一)尿路刺激征

尿路刺激征包括尿频(frequent micturition)、尿急(urgent micturitiori)和尿痛(dysuria)等症状。

(1)尿频指排尿次数增多(正常成人白天平均排尿应 4~6 次),严重时排尿毕数分钟即需再排尿。

(2)尿急指一有尿意即需排尿,不能等待,常伴随出现尿失禁。

(3)尿痛。排尿时尿道出现疼痛或烧灼感。

诊断及鉴别诊断

(1)泌尿系感染:为引起尿路刺激征的主要疾病。急性肾盂肾炎常伴寒战、高热,患侧腰痛及脊肋角叩痛;膀胱炎不伴发热或仅有低热,无腰痛及脊肋角叩痛。有不洁性交史,尿道口出现稀薄分泌物时应怀疑支原体或衣原体感染;有不洁性交史,尿道口红肿并出现黏稠脓性分泌物时应怀疑淋病。

(2)肾结核:早期因伴随膀胱结核而出现尿频或尿路刺激征,晚期膀胱壁纤维化,容量缩小,故尿路刺激症状更明显。

(3)膀胱肿瘤及膀胱附近肿瘤压迫,患者出现尿频,但尿急、尿痛不明显。

2.处理

怀疑泌尿系统感染时,应行耻骨联合上膀胱穿刺留尿培养,或清洁后中段尿培养及细菌菌落计数;怀疑性病尿道炎时应留取分泌物做病原体涂片检查(如免疫荧光法查衣原体,革兰染色法查淋球菌)或培养;怀疑肾结核时应留晨尿查结核菌,并做肾盂造影及膀胱镜检查。

(二)尿潴留(retention of urine)

排尿后仍有过多尿液残留于膀胱称尿潴留。

1.诊断及鉴别诊断

轻度尿潴留常需排尿后超声检查膀胱内残余尿确诊,重度尿潴留时于耻骨上常可触及过度充盈膀胱。

(1)尿路梗阻尿潴留:因前列腺肥大或尿道狭窄所致。

(2)神经病变尿潴留:因脊髓排尿中枢或支配膀胱神经病变引起。

(3)膀胱疾病尿潴留:因膀胱逼尿肌无力或括约肌张力过高导致。

2.处理

尿潴留患者应行前列腺、膀胱及神经系统相应检查,明确病因。

(三)尿失禁(urinary incontinence)

不能由意识控制排尿功能、尿液不自主地流出,称为尿失禁。

1.诊断及鉴别诊断

(1)真性尿失禁:膀胱或尿道感染、结石、肿瘤和结核等疾患使膀胱逼尿肌张力过高,尿道括约肌弛缓或麻痹,造成的尿液不自主地流出。

(2)假性尿失禁:慢性尿潴留患者的膀胱过度膨胀,内压升高,致尿流被迫溢出,又称溢出性尿失禁。

(3)应力性尿失禁:由于尿道括约肌松弛,在用力咳嗽或打喷嚏时腹压升高致尿液流出,常见于妊娠或盆腔肿瘤。

(4)先天性尿失禁:可见于各种先天性的尿路畸形。

2.处理

进行泌尿生殖系统及神经系统全面检查,必要时做膀胱镜检查、尿路 X 线造影、盆腔超声检查等。

三、尿量异常

(一)少尿或无尿

24 小时尿量少于 400ml 或每小时尿量小于 17ml 称少尿(oliguria);24 小时尿量少于100ml 称无尿(anuria)。

1.诊断及鉴别诊断

少(无)尿在临床上可分为:肾前性(如急性失血、脱水等导致的循环容量不足,或肾病综合征、左心功能衰竭等导致的有效血容量不足),肾性(如各种肾实质疾病导致的急性肾衰竭)及肾后性(如各种病因导致的尿路梗阻,此常呈现无尿)。

2.处理

无尿需与尿潴留鉴别。少(无)尿常伴随急性肾衰竭,应尽快查明病因,予以处理。肾性少(无)尿常需做肾穿刺病理检查,肾后性无尿常需做膀胱镜及尿路影像学检查,才能明确病因。

(二)多尿(polyuria)

正常人在一般情况下,24 小时尿量在 1 500ml 左右,若经常超过 2 500ml 者称为多尿。

1.诊断及鉴别诊断

(1)肾源性多尿:常见于各种原因所致的肾小管浓缩功能障碍,如急性肾小管坏死多尿期、低钾性肾病及高钙性肾病。

(2)非肾性多尿:可见于中枢神经系统疾病(如垂体肿瘤),代谢性疾病(如糖尿病)及功能性疾病(如神经性烦渴)等。

2.处理

多尿伴多饮及多食,即应检查有无糖尿病。单纯多尿应鉴别为肾性或非肾性,禁水试验或高张盐水试验配合加压素试验对鉴别很有意义。

(三) 夜尿(nocturia)

正常人白天尿量应多于夜间尿量,其比例年轻人为 2:1,随年龄增长此比值下降,至 60 岁时可为 1:1。如夜间尿量超过全天总尿量的一半,即为夜尿增多。

1.诊断及鉴别诊断

各种慢性肾脏病导致肾功能不全时,均可出现夜尿多。

2.处理

应分别留取 3 天昼夜尿量判断有无夜尿增多,尚应检测尿渗透压及比重了解肾脏浓缩功能,最后应明确导致夜尿增多的肾脏疾病。

四、其他

(一) 水肿(edema)

人体组织间隙过多液体积聚使组织肿胀称为水肿。

1.诊断与鉴别诊断

水肿是肾脏病最常见症状,但是水肿还可见于心脏病、肝脏病、营养不良及内分泌疾病。

(1)肾源性水肿:多见肾小球肾炎及肾病综合征。水肿常从眼睑、颜面开始,可遍及双下肢及全身,并出现腹水及胸水。

(2)心源性水肿:多见于右心力衰竭。呈坠积性水肿,立位时水肿最先出现于下肢及足部。

(3)肝源性水肿:多见于肝硬化。患者常最先出现腹水,而后出现下肢水肿。

2.处理

应注意患者水肿部位、发展顺序及伴随症状,必要时进行肾、心、肝病的相应检查,以确定病因。

(二) 高血压(hypertension)

血压增高达 140/90mmHg 以上即为高血压,可分为原发性及继发性高血压两大类,后者常继发于肾脏病及内分泌疾病。

1.诊断及鉴别诊断

(1)原发性高血压:常有高血压家族史,发病年龄较大,并能除外各种继发性高血压疾病。

(2)肾性高血压:包括肾实质性高血压(由各种肾实质疾病引起,肾功能不全患者更易发生)及肾血管性高血压(由肾动脉狭窄引起),前者为继发性高血压最常见病因。

(3)内分泌病高血压:包括肢端肥大症、皮质醇增多症(Cushing 病)、原发性醛固酮增多症及嗜铬细胞瘤等。

2.处理

高血压患者要进行相关临床、实验室及影像学检查,以看是否存在肾实质及肾血管疾病、内分泌疾病等,只有除外上述继发性高血压后,原发性高血压才能诊断。

(三) 腰痛(lumbodynia)

肾实质无感觉神经分布,无疼痛感。但肾被膜、输尿管和肾盂有胸$_{10}$至腰$_1$,感觉神经分布,当上述部位病变时可发生肾区疼痛。根据疼痛性质分为肾绞痛和肾区钝痛。

1.诊断及鉴别诊断

(1)肾绞痛:常由结石、血块或坏死组织阻塞输尿管引起,患侧腰胁部绞痛,串向大腿根,持续性疼痛阵发性加重,伴随血尿(非肾小球源血尿)。

(2)肾区钝痛:肾脏病所致肾区钝痛多为肾脏肿大牵撑被膜引起。急性肾盂肾炎常有患侧腰痛,并有尿路刺激征、寒战高热及患侧脊肋角叩痛,尿化验白细胞增多;IgA肾病也可有肾区钝痛,但主要表现为血尿(镜下或肉眼血尿,后者常在上感后3日内出现,为肾小球源血尿)、蛋白尿及其他肾炎表现(水肿、高血压及肾功能损害),部分患者血清IgA增高。其他肾小球疾病腰痛一般不明显。

第二节　原发性肾小球疾病

一、急性肾小球肾炎

急性肾小球肾炎(acute glomerulonephritis)简称急性肾炎,好发于儿童,常于溶血性链球菌感染后1~4周(多为10~14天)发病,临床以血尿(常见肉眼血尿)、蛋白尿(少见大量蛋白尿)、高血压、水肿及肾功能一过性减退为主要表现,称为急性肾炎综合征。病初常伴血清补体C3下降,并于发病8周内逐渐恢复正常。病理表现为毛细血管内增生性肾小球肾炎。该病多能自发痊愈,但重症可出现心力衰竭、脑病、急性肾衰竭等并发症。

(一)诊断

于链球菌感染后1~4周急性起病,呈现急性肾炎综合征,伴血清补体C3下降,即可于临床诊断急性肾炎。非典型病例需做肾穿刺活检,只有病理类型为毛细血管内增生性肾炎才与急性肾炎诊断相符。

(二)鉴别诊断

1.IgA肾病

患者常在上感后出现肉眼血尿,并可呈现急性肾炎综合征,故需鉴别。但是,IgA肾病肉眼血尿多出现在感染后3日内,部分患者血清IgA升高,血清补体C3正常,均可资鉴别。

2.急进性肾小球肾炎

该病除呈急性肾炎综合征外,早期出现少尿、无尿及肾功能急剧恶化,可与急性肾炎区分。不过少数重症急性肾炎也能呈现上述急进性肾炎表现,此时必需进行肾穿刺活检才能鉴别。

3.慢性肾小球肾炎急性发作

某些病理类型的慢性肾炎如系膜毛细血管性肾炎(又称膜增生性肾炎),在感染后可急性发病,呈现急性肾炎综合征表现,此时需与急性肾炎鉴别。系膜毛细血管性肾炎除呈急性肾炎综合征外,常伴大量蛋白尿,甚至肾病综合征;患者血清补体C3常下降,但为持续性下降,发病8周内并不恢复;病变持续进展无自愈倾向。这些特点都与急性肾炎不同。

4.继发性肾小球肾炎

系统性红斑狼疮肾炎及过敏性紫癜肾炎等病也常需与急性肾炎鉴别,发现系统性疾病的临床及实验室证据是鉴别要点。

上述各病在进行临床鉴别困难时,做肾穿刺病理检查常有帮助。

(三)治疗

本病是一自限性疾病,基本上以对症治疗为主。

急性肾炎治疗的主要环节为预防和治疗水、钠潴留,控制循环血容量,从而达到减轻症状(水肿、高血压);预防致死性合并症(心力衰竭、脑病、急性肾衰),以及防止各种加重肾脏病变的因素,促进病肾组织学及功能上的修复。

1.一般治疗

(1)休息:急性期应卧床休息,直到肉眼血尿及水肿消失。

(2)饮食:低盐(每日食盐<3g),出现肾功能不全时应限制蛋白质入量[0.6g/(kg·d)]。

2.感染灶治疗

可选用对链球菌敏感的抗生素(如青霉素或大环内酯类抗生素)控制感染,以消除致病抗原。

3.对症治疗

(1)利尿:轻者用噻嗪类利尿剂,重者用襻利尿剂。尿少时禁用保钾利尿剂,以防高钾血症。

(2)降压:常选用钙通道拮抗剂、α-受体阻滞剂。尿少时禁用血和紧张素转换酶抑制剂(ACEI)及血管紧张素 AT1 受体阻滞剂(ARB),防止产生高钾血症。

4.透析治疗

重症病例者出现少尿、急性肾衰竭、高钾血症时需做透析,多采用血液透析。伴严重心力衰竭时可用连续肾脏替代治疗(CRRT)。

二、急进性肾小球肾炎

急进性肾小球肾炎(rapidly progressive glomerulonephritis),简称急进性肾炎,临床表现为急性肾炎综合征,肾功能急剧坏转,早期出现少尿或无尿(以上表现统称急进性肾炎综合征),病理表现为新月体性肾小球肾炎。此病进展快速,若无有效治疗患者将于几周至几月(一般不超过半年)进入终末期肾衰竭。

急进性肾炎可分为如下三型:Ⅰ型为抗肾小球基膜抗体型;Ⅱ型为免疫复合物型;Ⅲ型曾因病因不清而被称为特发型,现知其中 80% 病例为抗中性白细胞胞浆抗体(ANCA)致病。ANCA 相关肾炎三型鉴别见表 5-1。

(一)诊断

凡临床呈急性肾炎综合征的患者,肾功能急剧坏转,无论是否已达到少尿性急性肾衰竭,均应疑及此病而及时做肾活检,如病理证实为新月体性肾小球肾炎,急进性肾炎诊断即成立。

(二)鉴别诊断

1.引起少尿性急性肾衰竭的非肾小球病

(1)急性肾小管坏死:常有明确的肾缺血或肾中毒诱因,急性肾衰竭发展快(数小时至数天),临床无急性肾炎综合征表现。

表 5-1　三型急进性肾炎的鉴别要点

	抗肾小球基底膜抗体型（Ⅰ）	免疫复合物介导型（Ⅱ）	ANCA 相关型（Ⅲ）
免疫病理	IgG 沿 GBM 线条状沉积	IgG 及补体颗粒状沉积	阴性或微量 IgG 沉积
光镜及电镜特点	肾小球炎症反应轻，无电子致密物	肾小球细胞增生及渗出明显，常伴广泛电子致密物	肾小球节段性坏死，无电子致密物
临床特点	见于 20～30 岁及 50～70 岁 2 个高峰年龄，贫血较突出（小细胞性）	肾病综合征较多见，有些患者有前驱感染性疾病	乏力、体重下降、发热、肌痛等全身症状较重，多见于中、老年人
血清学特点	抗 GBM 抗体（＋）	循环免疫复合物（＋）冷球蛋白血症、低补体血症	ANCA（＋）

（2）急性过敏性间质性肾炎：常有明确的用药史及药物过敏反应表现，急性肾衰竭发展快（数小时至数天），临床也无急性肾炎综合征表现。

（3）梗阻性肾病：常突然无尿，而发生急性肾衰竭，影像学检查证实尿路梗阻存在。临床无急性肾炎综合征表现。

2.引起急进性肾炎综合征的其他肾小球病

（1）继发性急进性肾炎：肺出血-肾炎综合征（即 Goodpasture 综合征）、系统性红斑狼疮肾炎、过敏性紫癜肾炎均可引起新月体肾小球肾炎，依据系统受累的临床表现和特异性实验室检查，鉴别诊断一般不难。

（2）原发性肾小球肾炎：某些重症原发性肾小球肾炎，如重症毛细血管内增生性肾炎，临床可呈现急进性肾炎综合征，临床上无法与Ⅱ型急进性肾炎鉴别，必需进行肾穿刺活检区分。

（三）治疗

1.强化治疗

急进性肾炎在皮质激素及细胞毒药物（或其他免疫抑制剂）常规治疗基础上，必需尽早进行强化治疗。

（1）强化血浆置换：应用膜血浆滤器或离心式血浆细胞分离器，以正常人血浆或血浆成分置换患者血浆，每日或隔日 1 次，每次置换 2L，直至血循环中抗肾小球基底膜抗体（Ⅰ型）、免疫复合物（Ⅱ型）或 AN-CA（Ⅲ型）转阴，病情好转，一般均需置换 10 次以上。该疗法适用于各型急进性肾炎，但临床上主要应用于治疗最困难的Ⅰ型。进行血浆置换治疗要注意心血管事件（心绞痛、心律失常、低血压等）及过敏反应等副作用。

现在又发展了双滤器血浆置换术（第一滤器分离血浆及细胞，第二滤器再将血浆中球蛋白与白蛋白分离，然后细胞与含白蛋白的血浆混匀做自体回输），及用免疫层析吸附治疗（先用滤器将血浆分离，让血浆过免疫层析吸附柱如蛋白 A 免疫层析吸附柱，吸附掉其中抗体及免疫复合物，再将细胞与吸附后的血浆混匀做自体回输），它们能利用自身血浆，避免了输注大量他人血浆的弊端。

（2）甲基泼尼松龙冲击治疗：甲基泼尼松龙 0.5～1.0g 溶于 5％葡萄糖中静脉点滴，每日或隔日 1 次,3 次为一疗程。必要时间隔 3～5 天可进行下一疗程,一般不超过 3 个疗程。甲基泼尼松龙治疗主要适用于Ⅱ、Ⅲ型,Ⅰ型疗效较差。用甲基泼尼松龙冲击治疗时,要注意继发感染、水钠潴留及消化道出血等副作用。

2.替代治疗

急性肾衰竭已达透析指征者,应及时透析,以维持生命赢得治疗时间。对治疗无效、肾功能已无法逆转的晚期病例,则应长期维持透析或肾移植,肾移植应在病情静止半年至 1 年后,尤其Ⅰ型患者需在抗肾小球基底膜抗体阴转后才进行,否则移植肾可能复发新月体肾炎。

三、慢性肾小球炎

慢性肾小球肾炎(chronic glomerulonephritis),简称慢性肾炎,是由多种病因引起,多种病理类型组成,病情迁延、疾病缓慢进展而最终将进入慢性肾衰竭的一组原发性肾小球疾病。

多数患者起病缓慢,少数感染后发病者(多在感染后 3～5 天发病)起病急,甚至临床呈急性肾炎综合征(即所谓慢性肾炎急性发作)。患者常呈现不同程度的水肿、高血压、蛋白尿及血尿,病情迁延,逐渐进展,直至慢性肾衰竭。

(一)诊断

呈现蛋白尿(常在 1～3g/d 范围)、肾小球源血尿、管型尿等尿化验异常,伴水肿(常为轻度水肿)或(和)高血压或(和)肾功能损害,病情迁延即应考虑此病,必要时进行肾穿刺活检,病理类型常为系膜增生性肾小球肾炎、系膜毛细血管性肾炎(又称膜增生性肾炎)、膜性肾病、局灶节段性肾小球硬化、局灶增生硬化性肾小球肾炎及硬化性肾小球肾炎。

慢性肾炎患者因其病理改变不同临床表现轻重不一。有的患者可无明显症状,或仅有乏力、腰酸痛,水肿时有时无。化验检查有轻度的尿异常(镜下血尿、少量蛋白尿或见管型),肾功能正常或轻度受损。这种状况持续数年、甚至数十年,肾功能逐渐恶化并出现相应的临床表现。有的患者可表现为大量蛋白尿,或突出表现为持续性中等以上程度的高血压,致肾功能恶化较快。部分患者易有急性发作倾向,每在疾病相对稳定的情况下,由于呼吸道感染或其他突然的恶性刺激(包括不适当的中西药物的运用等),导致在短期内病情急骤进展,肾功能坏转。

(二)鉴别诊断

1.继发性肾小球肾炎

如系统性红斑狼疮肾炎、过敏性紫癜性肾炎等,依据相应的系统表现及特异性实验室检查,不难鉴别。

2.遗传性肾小球肾炎

如 Alport 综合征,家系调查,及眼(球形晶状体等)、耳(神经性耳聋)、肾(血尿,蛋白尿及进行性肾功能损害)病变特点,可资鉴别。

3.其他原发性肾小球疾病

(1)隐匿性肾小球肾炎:需与轻型慢性肾炎鉴别。该病呈现无症状性血尿或(和)蛋白尿,尿蛋白定量不超过 1.0g/d,无水肿、高血压和肾功能减退,均与慢性肾炎不同。

(2)急性肾小球肾炎:需与慢性肾炎急性发作相鉴别。从感染到肾炎发病的潜伏期不同,血清补体 C3 的动态变化及疾病转归不同,均可资鉴别。

上述各病临床鉴别困难时,做肾穿刺病理检查将很有帮助。

(三)治疗

要以延缓肾损害进展、改善临床症状为主要治疗目的,并非以消除蛋白尿及血尿为治疗目标。一般不给糖皮质激素及细胞毒药物,可采用下列综合措施:

1.饮食蛋白控制

慢性肾炎患者应减少蛋白入量至 0.8g/(kg·d),肾小球滤过率(GFR)下降至 60ml/min 即应进低蛋白饮食[0.6g/(kg·d)],应以优质蛋白为主(主要指瘦肉、蛋清和牛奶等),并可适当加用复方 α-酮酸制剂——开同(ketosteril)。

低蛋白饮食可减轻肾小球内高压、高灌注及高滤过,即"三高",延缓肾损害进展。实施低蛋白饮食时,患者热量必需保持在 125~146kJ/kg(30~35kcal/kg),以免发生营养不良。

2.积极控制高血压

高血压可导致肾小球内"三高",加速肾小球硬化,因此,积极控制高血压极重要。高血压控制要达标:尿蛋白<1g/d 时,血压应降至 130/80mmHg;尿蛋白>1g/d 时,血压需降达 125/75mmHg 以下。

降血压药物应首选具有较强肾脏保护作用的药物,如血管紧张素转换酶抑制剂(ACEI)及血管紧张素 AT1 受体阻滞剂(ARB),并配合少量利尿剂应用。血压不能达标时,再加钙通道拮抗剂,及其他降压药。高血压患者应限盐(不超过 3.0g/d)。

3.抗血小板药物治疗

血小板具有强大的促炎症作用,抗血小板治疗很可能对延缓肾损害进展有益。常用药物为双嘧达莫(dipyridamole),用量至少需达 300mg/d,另一药物为阿司匹林,用量要小,100mg/d 即可,两药均需长期服用。肾功能不全时,体内小分子毒素将抑制血小板功能,此时不宜再服抗血小板药物。

4.其他防治措施

可配合中药辨证论治,实验研究发现某些中药确实具有抗纤维化作用,能够延缓肾损害进展。对患者并存高血糖、高脂血症及高尿酸血症时,也应相应治疗,以避免这些因素加重肾损害。感染、劳累、妊娠及肾毒性药物(包括西药及中药),均会损伤肾脏,致肾功能恶化,应予避免。

四、隐匿性肾小球肾炎

隐匿性肾小球肾炎也称为无症状性血尿或(和)蛋白尿(asymptomatic hematuria and/or proteinuria),患者无水肿、高血压及肾功能损害,仅呈现少量蛋白尿(<1g/d)或(和)血尿(一般为镜下血尿,可偶见肉眼血尿,均为变性红细胞血尿),多是患者长期保持上述状态,少数可自发痊愈或转成慢性肾炎。

(一)诊断

仅有肾小球源性血尿或(和)少量蛋白尿(<1.0g/d),无水肿、高血压及肾功能减退,并能除外其他肾脏疾病时,本病诊断即成立。本病病理改变轻,多为肾小球轻微病变、局灶性肾小球肾炎及轻度系膜增生性肾小球肾炎,包括 IgA 肾病及非 IgA 肾病。

(二)鉴别诊断

1.无症状性血尿鉴别

首先需做相差显微镜尿红细胞形态检查以鉴别血尿性质,若为均一红细胞血尿,即非隐匿性肾炎,应行泌尿外科检查。

若为变形红细胞血尿,仍需小心除外其他肾小球病如薄基底膜肾病等,必要时必需做肾穿刺病理检查。

2.无症状蛋白尿的鉴别

应小心除外功能性蛋白尿(仅发生于剧烈运动、发热或寒冷时)及体位性蛋白尿(多见于青少年,直立腰椎前凸时出现,卧床后消失),后者多为"胡桃夹现象"(站立时腹主动脉及肠系膜上动脉间夹角变小,压迫左肾静脉瘀血致成蛋白尿),超声检查能帮助确诊。同时,还需小心排除其他原、继发性肾小球病的早期或恢复期。

(三)治疗

隐匿性肾炎无需特殊治疗,并可从事轻工作。患者应避免感冒及劳累,并勿用肾毒性中、西药物。如有反复发作的慢性扁桃体炎,可在急性期后行扁桃体摘除术(术前后均应注射青霉素预防感染)。患者应定期检查血压、尿常规(尿蛋白阳性时还应做尿蛋白定量)及肾功能(必需查肌酐清除率)。女性患者在妊娠过程中需密切监护。

第三节　肾病综合征

肾病综合征(nephrotic syndrome)是由不同病因、发病机制及病理类型的肾小球疾病引起的一组临床症候群,包括:①大量蛋白尿(≥3.5g/d);②低白蛋白血症(≤30g/L);③水肿;④高脂血症。肾病综合征可分为原发性及继发性两大类,后者继发于全身系统性疾病或先天遗传性疾病。下文将重点讨论原发性肾病综合征。

(一)诊断

原发性肾病综合征应按如下思路进行诊断。

1.是否肾病综合征

肾病综合征由以下四方面表现组成:①大量蛋白尿;②低白蛋白血症;③水肿;④高脂血症。我国标准规定:头两条必备,再加上后两条之一,即能诊断肾病综合征。

2.是否原发性肾病综合征

只有除外了继发性肾病综合征后(详见鉴别诊断),原发性肾病综合征诊断才能成立。

3.是由哪种肾小球疾病引起

必要时应做肾穿刺病理检查,确定该肾病综合征是由哪种病理类型的肾小球疾病引起。原发性肾病综合征的常见病理类型为:微小病变病、系膜增生性肾小球肾炎、膜性肾病、系膜毛细血管性肾小球肾炎(又称膜增生性肾小球肾炎)和局灶节段性肾小球硬化。

(二)鉴别诊断

导致肾病综合征的病因很多,因此必需除外全身系统疾病及先天遗传疾病所致的继发性肾病综合征后,才可诊断原发性肾病综合征。一般而言,婴幼儿时期患病应仔细除外先天性肾病综合征(包括芬兰型及非芬兰型);少年儿童患病应除外过敏性紫癜肾炎及乙型肝炎病毒相关肾炎;中青年患病应除外系统性红斑狼疮性肾炎(尤其女性应注意鉴别)、人免疫缺陷病毒相关肾病及海洛因相关肾病(后两种病国内目前尚少见);中老年患病应除外糖尿病肾病、肾淀粉样变性病、多发性骨髓瘤肾病及其他肿瘤相关肾病。

(三)并发症

1.感染

感染是肾病综合征的常见并发症,也是导致肾病综合征复发和疗效不佳的重要原因之一。免疫功能紊乱、营养不良、使用糖皮质激素和免疫抑制剂是造成患者易于感染的原因。常见感染部位为呼吸道、泌尿道、消化道及皮肤。

2.血栓、栓塞并发症

肾病综合征大量蛋白尿时,小分子的抗凝因子(抗凝血酶Ⅲ等)及纤溶酶原从尿中丢失,大分子的凝血因子(Ⅴ、Ⅶ、Ⅷ、Ⅹ因子及纤维蛋白原)在肝内合成增多,血小板功能增强,使机体形成高凝状态;而血浆白蛋白降低致有效血容量不足、高脂血症和过度利尿又使患者血液黏稠度增高;此外,长期使用糖皮质激素也加重了高凝倾向,如此,患者极易发生血栓栓塞并发症,膜性肾病尤好发。临床以肾静脉及下肢静脉血栓常见,栓子脱落所致肺梗死可威胁患者生命。

3.蛋白质代谢紊乱

长期低白蛋白血症可导致营养不良、小儿生长发育延缓,并可导致胶体渗透压降低,出现浮肿,甚至出现浆膜腔积液;免疫球蛋白 IgG 丢失可致机体抵抗力下降,易于感染;药物结合蛋白丢失可致血浆游离药物浓度增加,排泄或降解加速,使药物疗效降低及毒性增加;维生素 D_3 结合蛋白丢失,可使肾脏 1.25-$(OH)_2$-D_3 生成减少,导致低钙血症;金属结合蛋白丢失,可使微量元素锌、铁、铜等缺乏。

4.高脂血症

低蛋白血症将刺激肝脏合成蛋白增加,此时脂质及载脂蛋白合成也增加,而乳糜微粒和极低密度脂蛋白的清除减少。高脂血症的危害包括:高黏状态及促血小板聚集,诱发血栓形成;促进动脉粥样硬化导致心血管疾病;促进肾小球硬化,加速慢性肾病进展。

5.急性肾衰竭

(1)肾前性氮质血症:患者有效血容量不足,肾血流量下降,即可导致肾前性氮质血症。这些患者血红蛋白及血细胞比容常增高,可出现体位性低血压或循环虚脱,尿量减少、尿比重及渗透压增高,血尿素氮及肌酐成不成比例上升(若二者均以 mg/dl 为单位,血尿素氮与肌酐的比值此时常为 10:1)。若给予扩容、利尿治疗,患者尿量即迅速增加,肾功能恢复正常。

(2)特发性急性肾衰竭:该急性肾衰竭机制不清,可能由于肾间质高度水肿压迫肾小管,及大量蛋白管型堵塞肾小管,导致肾小囊内压升高,肾小球滤过率下降,而发生肾衰竭。临床多见于 50 岁以上微小病变病患者,尤其肾病综合征复发时,患者无明显诱因出现少尿或无尿,血清肌酐迅速增高。扩容利尿无效。需除外各种原因导致的急性肾衰竭,才能诊断本病。

(四)治疗

1.一般治疗

(1)休息:有严重水肿时应注意休息,卧床休息时要进行床上肢体活动,以免肢体血栓形成。

(2)饮食:应进低盐饮食(<3g/d)。蛋白质的摄入给予 1.0g/(kg·d)的优质蛋白,热量应保证不少于 125~146kJ/kg[30~35kcal/(kg·d)]。少进富含胆固醇及饱和脂肪酸的饮食,多

食富含多聚不饱和脂肪酸及可溶性纤维的饮食。注意维生素及微量元素补充。

2.对症治疗

(1)利尿消肿：可予以噻嗪类利尿药(如氢氯噻嗪)及保钾利尿药(如氨苯蝶啶或安体舒通)联合治疗,效差时可用襻利尿剂(如呋塞米或布美他尼)。若低白蛋白血症,血浆胶体渗透压低,利尿效果不好时,则可先从静脉滴注低分子右旋糖酐或706代血浆(用含糖、不含氯化钠制剂)扩容,然后再静脉投给襻利尿剂,常可获利尿效果。

但是,当尿量<400ml/d时应禁用此类药,因为此时药物易滞留并堵塞肾小管,致成"渗透性肾病",诱发急性肾衰竭。注意不应滥输血浆或白蛋白制剂扩容利尿,以免加重肾脏负担,损伤肾脏。利尿效果好时,注意勿利尿过快、过猛,以免出现电解质紊乱及血液浓缩形成血栓。利尿以每天减少体重0.5~1.0kg为宜。

(2)减少尿蛋白：服用血管紧张素转换酶抑制剂(ACEI)或血管紧张素Ⅱ受体阻滞剂(ARB)可对症性减少尿蛋白,服药期间,尤其头两个月应密切监测血清肌酐,若血清肌酐值增高超过基础值50%,则提示肾缺血(肾病综合征有效血容量不足,或过度利尿),应暂时停药,待纠正肾缺血,血清肌酐恢复至基础值再用。为有效减少尿蛋白,ACEI或(和)ARB剂量常需高于降血压治疗剂量。

3.主要治疗

(1)糖皮质激素：具有抑制免疫反应及炎症反应的作用。用药原则为"足量、缓撤、长期维持"。常用药物为泼尼松或泼尼松龙,起始剂量为1mg(kg·d)(一般最高剂量不超过60mg/d),口服8~12周,有效后每2~3周减少原用药量的10%,减至20mg/d左右时病情易于复发,应更加缓慢减量。减至10mg/d时可改为隔日顿服,继续服药半至1年或更久。

长期大剂量应用激素需注意药物副作用：感染、水钠潴留、消化道出血、类固醇糖尿病、骨质疏松、股骨头无菌性坏死等。

(2)细胞毒药物：包括环磷酰胺、盐酸氮芥、苯丁酸氮芥及硫唑嘌呤等,它们常与激素配伍应用,不作为首选或单独使用。目前临床最常用环磷酰胺,每日100mg口服或200mg隔日静脉注射,累积量达6~8g停药。主要副作用为骨髓抑制、中毒性肝损害、胃肠反应、性腺抑制、脱发及出血性膀胱炎。盐酸氮芥因副作用大,目前临床应用较少,仅在其他细胞毒药物无效时与激素联合使用,累积量达80~110mg停药。苯丁酸氮芥毒性较盐酸氮芥小,但疗效也较差,常用量为每日0.15~0.2mg/kg,累积量达10~15mg/kg停药。

(3)环孢素A：为二线药物,用于治疗激素及细胞毒药物无效的难治性肾病综合征。该药选择性作用于T淋巴细胞抑制免疫。起始用量常为每日4~5mg/kg,分2次口服,2~3个月后缓慢减量,共服药半年至1年。服药期间应定期监测血药浓度,并维持谷值在100~200ng/ml。主要副作用为肝、肾毒性、高尿酸血症、高血压、齿龈增生以及多毛症等。

(4)吗替麦考酚酯：选择性作用于T、B淋巴细胞抑制免疫。常与激素合用,剂量1~2g/d,分2次空腹口服。优点为副作用小,主要是胃肠道反应和感染,而骨髓抑制及肝功能损害轻。

(5)雷公藤多苷：具有免疫抑制作用,常与激素合用,30~60mg/d,分3次服。主要副作用为性腺抑制、肝功能损害及外周血白细胞减少。

4.并发症防治

(1)感染：在激素及免疫抑制剂治疗时不应使用抗生素预防感染，以免诱发二重感染。一旦发现感染，应及时选用敏感、强效、无肾毒性的药物进行治疗，并加强支持治疗。

(2)血栓及栓塞：如血浆白蛋白低于 20g/L，提示机体有高凝状态，可予以抗凝治疗。常给肝素钙 50mg，每 12 小时皮下注射一次，维持凝血时间于正常的一倍。同时应给予抗血小板治疗，双嘧达莫 300mg/d，或阿司匹林 30～100mg/d。如已发生血栓栓塞，应尽早给予尿激酶或链激酶溶栓，同时配合抗凝治疗。

(3)蛋白质代谢紊乱：肾病综合征在得到缓解前常难以完全纠正蛋白质代谢紊乱。除注意饮食中的蛋白入量及结构外，可服用黄芪和当归促进蛋白质的合成，并服用 ACEI 或 ARB 减少尿蛋白排泄。

(4)高脂血症：除上述饮食治疗外，对具有明显高脂血症的难治性肾病综合征病例应服用降脂药治疗。

(5)急性肾衰竭：肾前性氮质血症常在扩容利尿后迅速好转，而特发性急性肾衰竭常需大剂量甲基泼尼松龙冲击治疗原发病，并用透析治疗维持生命及超滤脱水减轻肾间质水肿，病情才能恢复。

第四节　IgA 肾病

IgA 肾病(IgA Nephropathy)，又称为 Berger 病，它是一组具有共同免疫病理特征(IgA 或 IgA 为主的免疫球蛋白伴补体 C3 呈颗粒状沉积于肾小球系膜区或系膜及毛细血管壁)的原发性肾小球疾病。临床上，它常呈伴或不伴轻度蛋白尿的无症状性血尿(镜下血尿及间断肉眼血尿，均为变形红细胞血尿)，但亦能呈肾病综合征、慢性肾炎、急进性肾炎或恶性高血压表现。病理检查它主要表现为局灶增生性肾小球肾炎及系膜增生性肾小球肾炎，但是，实际上它能见于除膜性肾病外的各个原发性肾小球疾病病理类型。此病在我国发病率高，占肾穿刺病例的 40% 以上。

(一)诊断

IgA 肾病是一个免疫病理诊断，必需进行肾活检病理及免疫病理检查才能确诊。该病免疫病理特征已如上述，有此免疫病理特征，并能从临床上除外过敏性紫癜肾炎、肝硬化性肾小球疾病及狼疮性肾炎，IgA 肾病诊断才能成立。

(二)鉴别诊断

1.急性肾小球肾炎

多发生于儿童患者，常在链球菌感染后 1～4 周，尤其 7～14 天出现急性肾炎综合征表现，血清补体 C3 水平下降，血清 IgA 正常，这些特点均可资鉴别。

2.非 IgA 系膜增生性肾炎

IgA 系膜增生性肾炎在我国发病率也较高，它在临床上无感染后 3 日内出现肉眼血尿及血清 IgA 升高的特点，但是确切地与 IgA 肾病鉴别，仍需靠肾活检免疫病理检查。

3.过敏性紫癜肾炎

患者肾病的临床、病理及免疫病理表现可以与 IgA 肾病完全一样,鉴别的关键是看有无典型过敏性紫癜皮疹。

薄基底膜肾病

应与表现为无症状性镜下血尿的 IgA 肾病鉴别。此病多有家族史,肾活检免疫病理检查阴性。电镜检查可见肾小球基底膜弥漫性变薄,鉴别不难。

(三)治疗

IgA 肾病是临床及病理表现均呈异质性的一组疾病,因此应针对不同的临床—病理症候群制定不同治疗方案。

1.无症状性血尿

预后较好,注意保养(预防上呼吸道感染,避免劳累,勿用肾毒性中、西药物),无需特殊治疗,仅需定期随访观察。如有反复发作的慢性扁桃体炎,目前多主张进行扁桃体切除治疗。

2.慢性肾炎

近年不少作者主张,对于尿蛋白较多(超过 1.5g/d)及肾组织存在活动病变的患者,应给予皮质激素及细胞毒药物(或其他免疫抑制剂)治疗,已有随机、前瞻、对照临床试验显示,如此治疗可减少尿蛋白及延缓肾损害进展。

另外,血管紧张素转换酶抑制剂(ACEI)或(和)血管紧张素 AT1 受体阻滞剂(ARB)长期治疗,不仅能控制患者高血压,而且能显著降低患者尿蛋白及保护肾功能。有无高血压的 IgA 肾病患者均可服用。曾有作者推荐服用深海鱼油,认为对延缓 IgA 肾病患者肾损害进展有益,但是近来存在争议。

3.肾病综合征

与其他原发性肾小球疾病所致肾病综合征治疗原则相同。

4.急进性肾炎

临床呈现急进性肾炎综合征、病理检查为新月体性肾炎的 IgA 肾病,实际应归属急进性肾炎Ⅱ型,治疗也应与之相同。

5.慢性肾衰竭

患者血清肌酐在 $133\sim265\mu mol/L(1.5\sim3.0mg/dl)$水平,仍可给予皮质激素及细胞毒药物(或其他免疫抑制剂)治疗,正如上述,该治疗能减少尿蛋白及延缓肾损害进展。若血清肌酐已超过 $265\mu mol/L$,且肾脏病理以慢性改变为主,给予类固醇激素及细胞毒药物(或其他免疫抑制剂)治疗,则疗效较差,且易出现药物不良反应,应慎重治疗;若疾病进入终末肾衰竭,就应进行肾脏替代治疗,给予血液透析或腹膜透析,有条件时做肾移植。

第六章　内分泌系统疾病

第一节　甲状腺功能亢进症

一、定义

甲状腺功能亢进(甲亢)系指多种因素导致的体内甲状腺素分泌过多,引起以神经、循环、消化等系统兴奋性增高和代谢亢进为主要表现的一组疾病的总称。

二、临床表现

1.症状和体征

(1)高代谢症状:疲乏无力、不耐热、多汗、皮肤温暖、体重下降、低热等。

(2)甲状腺肿:甲状腺不同程度肿大,可触及震颤,闻及血管杂音(连续性或收缩期吹风样杂音)。

(3)眼部表现:可有眼球突出、上睑挛缩、眼裂增宽、瞬目减少、惊恐眼神、内聚不能,甚至有充血、水肿、眼睛不能闭合、角膜溃疡、失明等。

(4)精神症状:易激动、精神过敏、舌及双手平举时有细震颤、多言多动、失眠、焦虑,甚至躁狂等,也可寡言抑郁等。

(5)心血管系统:心动过速、房性早搏或房颤等心律失常,甲亢性心脏病有明显的心律失常、心脏扩大甚至发生心力衰竭。

(6)消化系统:多表现为食欲亢进,也可表现为食欲不振、畏食,甚至恶病质,有些患者有恶心、呕吐,腹泻。部分患者肝大、肝功能异常。

(7)生殖系统:可有月经稀少、周期延长、闭经。男性可有阳痿、乳房发育。

(8)其他:皮肤色素加深、脱失、白癜风或毛发脱落,可有对称性黏液性水肿。还可有糖耐量异常。

(9)甲亢危象:主要表现为甲亢症状加剧、高热、心动过速(常在 160 次/分以上)、恶心、呕吐、腹泻、心力衰竭,严重水、电解质代谢紊乱,谵妄、昏迷,甚至死亡。

(10)甲亢性肌肉病变:急性的严重的肌病可有言语和吞咽困难,发音不准,甚至合并呼吸肌瘫痪。

2.实验室检查

(1)测定 FT_4、TT_4、FT_3 及 TSH。此外,测 TSH 受体抗体(TRAb)以确定病因。怀孕的妇女应测游离甲状腺素指数(FT_4I)或游离甲状腺素(FT_4)和 TSH。

(2)除此之外,当甲状腺激素测定的结果在边缘值时,可做 TRH 试验。若注射 TRH 后,TSH 不上升,支持甲状腺功能亢进症。但脑垂体功能低下或使用肾上腺皮质素时,会有相似的变化。

（3）吸碘率测定。

（4）甲状腺素抑制试验：主要用于当甲亢症状不典型、甲状腺素水平增高不显著而吸碘率升高不能确定是单纯性甲状腺肿还是甲亢所致。

3.超声波检查

甲状腺肿大，在 Graves 甲亢甲状腺弥漫性肿大，多普勒血流显像示甲状腺内血流呈弥漫性分布，为红蓝相间的簇状或分支状图像，血流量大，速度增快。如为结节性甲状腺肿或高功能腺瘤则有相应的表现。

三、诊断

1.功能诊断

根据典型症状、体征和测定 FT_4、TT_4、FT_3、TT_3 及 TSH 水平可以得到诊断。对一些以心血管疾病、消化系疾病或其他不典型症状为表现时，及时测定上述激素有助于澄清诊断问题。

2.病因诊断

常见的是甲亢类型是 Graves 甲亢，其主要特点是有眼征、甲状腺弥漫性肿大、胫前黏液性水肿、低血钾和抗甲状腺抗体阳性。甲状腺有结节者要与自主性高功能结节、多结节性甲状腺肿合并甲亢和毒性腺瘤相鉴别。

3.鉴别诊断

要与以下疾病鉴别，包括单纯性甲状腺肿、神经官能症、更年期综合征、抑郁症、糖尿病、心血管疾病、消化系统疾病，单侧突眼要与眶内肿瘤等相鉴别。

四、治疗

禁碘或减少含碘食物摄入、给予足够的热量和营养，包括糖、蛋白质和 B 族维生素，注意休息，部分患者应同时采用心理支持治疗。

1.药物治疗

甲硫咪唑、甲亢平、丙基硫氧嘧啶等。前两者最初剂量每日 30mg 左右，而后者则是 300mg，分 3 次服用。1 个月后减少 1/3 的药量，再 1 个月后，再减少 1/3，即前两者是 10mg，后者为 100mg 左右。主要的副作用为皮肤瘙痒，由于甲亢平吸收后转变成甲硫咪唑，所以对这一类药物过敏的患者，可以改换成丙基硫氧嘧啶，反之亦然，此外可以添加抗组胺类药物。若不能控制，则需用别的方法治疗。此外可能出现肝功能受损，特别是应用丙基硫氧嘧啶。

可并用其他交感神经阻滞剂控制心悸、手抖的症状，例如：心得安，有哮喘病史的人可使用倍他乐克等选择性 β_1 受体阻滞剂。

由于患者有失眠、焦虑不安的现象，在疾病初期可使用镇静剂。

2.放射性碘治疗

可在甲状腺功能亢进症复发时使用，一般在 5～7mCi。原则上，妇女需要在停止治疗后4～6 个月后受孕。通常在轻中度甲亢时应用。如果症状较重，可用药物控制症状后，停药 2～4 周后进行。

第二节 甲状腺功能减退症

一、定义

甲状腺功能减退症（甲减）是由多种原因引起的甲状腺激素合成、分泌或生物学效应不足所造成的一组内分泌疾病。

二、临床表现

新生儿甲减可在出生后数周至数月发病。青春期因生长发育的需要，可引起代偿性甲状腺肿和轻度的甲减，成年人起病隐匿，有时在病程十余年后才有典型表现。

1.成人型甲减

（1）低代谢症状：怕冷、无汗、体温低、疲乏、行动迟缓、记忆力下降等。

（2）黏液水肿面容：面部表情淡漠、面颊及眼睑水肿；面色苍白，贫血或带黄色；鼻唇增厚，发音不清，言语缓慢、音调低哑；头发干燥、稀疏、脆弱；睫毛和眉毛脱落。

（3）皮肤苍白或呈姜黄色：皮肤粗糙，少光泽，厚而凉，多鳞屑和角化。

（4）精神神经系统症状：如影响宫内发育，可引起呆小症。可有记忆力的下降，反应迟钝，嗜睡、痴呆，甚至昏迷。

（5）肌肉关节：肌肉软弱无力，可出现重症肌无力，深腱反射迟缓期延长。

（6）心血管系统：表现为心动过缓、心音低弱、心输出量减低，可出现心包积液。

（7）消化系统：畏食、腹胀、便秘。

（8）内分泌系统：性欲减退、月经异常、泌乳等。如有其他内分泌腺体功能低下，要注意有无多发性内分泌功能减退症。

（9）呼吸系统：呼吸浅而弱，对缺氧等反应弱。

（10）黏液水肿昏迷：因严重甲状腺功能不足导致昏迷。诱发因素为寒冷、感染、呼吸疾病、脑卒中、失血性心力衰竭，使用止痛剂、麻醉剂、中枢抑制剂不当等。表现为非凹陷性水肿、脸色蜡黄、怕冷、便秘、抽搐、低温、呼吸缓慢、心动过缓，可出现昏迷和休克。

2.呆小病

初生时体重重、不活泼、不主动吸奶。患儿体格、智力发育迟缓，表情呆钝，音调低哑、面色苍白、眶周水肿、眼距增宽、鼻梁扁塌、唇厚流涎、舌大外伸、四肢短粗、出牙换牙延迟、骨龄延迟、行走呈鸭步、心率慢、性器官发育延迟。

三、诊断

如果有上述症状，加上血 FT_4 水平低就要考虑诊断，原发性甲低同时伴有 TSH 增高。亚临床甲减可只表现为 TSH 增高。垂体性或丘脑下部性甲减时 FT_4 降低而 TSH 正常或降低。新生儿 TSH 筛查对早期发现甲减有重大意义。

四、鉴别诊断

主要是导致甲减的病变部位是丘脑下部、垂体还是原发于甲状腺。甲状腺自身抗体、脑部的 CT、MRI 等检查可以帮助诊断。

五、治疗

用甲状腺素替代治疗。

1.甲状腺素片

25～300μg/d。从小量开始,逐渐增大,并根据 TSH 调整剂量。

2.黏液水肿昏迷的治疗原则

即刻补充甲状腺素,保持呼吸道通畅,可给糖皮质激素、慎重补液、控制感染。300μg T_4 静注,以后每天 80μg 静注至口服为止。此外用毛毯保温,必要时使用人工呼吸器。另外 Hydrocortisone,100mg,q6h 静注,直至证明无肾上腺危症时也应使用。若有感染也要治疗。一般 24 小时内应好转。

第三节 原发性甲状旁腺功能亢进症

一、定义

原发性甲状旁腺功能亢进症(原发性甲旁亢)是由于甲状旁腺本身的病变导致 PTH 过度分泌引起的钙磷和骨代谢紊乱的一种全身性疾病。是最常见的高血钙病因之一,在人群中数千人就可以见到 1 例。90％为单发的腺瘤,其他为全部的 4 个腺体增生,或是少见的甲状旁腺癌。

二、临床表现

1.症状

典型的表现是 4S(moans,grons,stones and bones;悲叹、呻吟、结石、骨病)。复发性肾结石、消化性溃疡、精神改变以及广泛的骨吸收。临床表现可分为高血钙、骨骼改变和泌尿系统等 3 种主要表现。

2.高钙血症

PTH 增高伴血钙增高。可有精神症状、消化性溃疡症状、胃肠道蠕动慢或伴高钙血症的胰腺炎,高血钙还可引起心律失常和心力衰竭。

3.骨骼系统

可有骨密度减低、纤维囊性骨炎、囊肿形成、病理性骨折和骨畸形。主要表现为广泛的骨关节疼痛,伴明显的压痛,可出现骨畸形、骨折和局部膨隆。

4.泌尿系统

长期的高钙血症可引起肾小管浓缩功能受损,同时尿钙和磷增加,患者可表现为烦渴、多饮和多尿。可反复出现泌尿系结石。

5.体征

多数人无特殊体征,10％～30％在颈部可触及肿块,可有骨骼压痛、畸形、局部膨隆和身材矮小。

三、诊断

1. 基本诊断

原发性甲状旁腺功能亢进症的诊断要点为：

(1)肾石病、钙化性肾功能不全、多尿、烦渴、高血压、难治性消化性溃疡、便秘。

(2)骨痛、囊肿性病变和病理性骨折。

(3)血和尿钙增高，尿磷酸盐增高伴血磷降低，ALP 正常。

(4)眼裂隙灯检查显示"带状角膜病变"。

(5)X 线检查示骨膜下吸收、牙齿硬板损耗、骨实质钙化或结石、骨囊肿。

(6)在高钙的同时有不适当的 PTH 分泌增加。

2. 诊断标准

(1)原发性甲旁亢的诊断标准一：具备以下 8 项即可诊断：①血清钙常大于 2.50mmol/L，且血清蛋白无变化，伴有多尿、烦渴、食欲不振、恶心呕吐等；②血清磷低下或正常下限（< 1.13mmol/L）；③血氯上升或正常上限；④ALP 升高或正常上限；⑤尿钙排泄增加，大于 200mg/d；⑥复发性双侧尿路结石，骨吸收加速；⑦PTH 增高或正常上限；⑧无恶性肿瘤或在肿瘤切除后上述症状继续存在。

(2)原发性甲旁亢的诊断标准二：具备以下第 1～3 项及第 4 项的 b 和第 5 项可确诊，第 6 项作为辅助诊断。①周身骨质疏松；②颅骨内外板不清，板障增厚呈毛玻璃或颗粒样改变；③纤维囊性骨炎样改变；④骨膜下吸收：a. 皮质的外缘密度减低、不规则、成花边状或毛糙不整，失去原有的清晰边缘；b. 指骨骨膜下吸收最为典型；⑤软骨下骨吸收；⑥异位钙化和泌尿系结石。

3. 定位诊断

甲状旁腺瘤可以出现在前颈部及纵隔中的任何一个部位，所以有时不易找到。主要通过超声、CT、MRI、血管造影和核素扫描来确定。不妨以颈部超声波及细针抽取细胞检查开始。1cm 以上的腺瘤，^{201}铊及^{99m}锝的同位素减除扫描法也能协助定位，对异位性的腺瘤，特别有用。

四、鉴别诊断

1. 高钙血症的鉴别诊断

(1)如多发性骨髓瘤和各种癌症：各种实体瘤及淋巴瘤/白血病均可造成高钙血症，发生高钙血症的机制主要是恶性肿瘤分泌的甲状旁腺素相关蛋白（PTHrP）或细胞激素（如白介素-1），过度刺激破骨细胞。在淋巴瘤偶可见因维生素 D 的异位性活化，造成肠钙的过量吸收。在这些状况下甲状旁腺素浓度应是被压低的。实体癌中，以各处的上皮细胞癌、乳癌、肝癌、肾癌、消化道及肺部腺癌等为主。淋巴瘤/白血病中则以多发性骨髓瘤是最常见的病因。实体癌在引起高钙血症时，通常都是很大的肿瘤，临床上极少看到小肿瘤引起高钙血症。此外，并发有骨转移的癌症，发生高钙血症的机会并不特别高。

(2)其他病因：包括维生素 D 中毒（特别是活性维生素 D）、结核或结节病等肉芽肿，肾衰竭、乳碱症（服用太多碳酸钙，每日 4g 以上，或吞食太多槟榔汁）则较少见。肾衰竭患者由继发性转为三发性甲旁亢，也较常见，但诊断并不困难。

2.其他鉴别

在诊断时还要与其他代谢性骨病相鉴别,如骨质疏松、骨质软化、骨营养不良、骨纤维异常增殖症等疾病鉴别。

五、治疗

治疗方法以手术切除为主,手术前定位虽非绝对必要,但可以证实诊断,供手术参考。手术后患者有时需使用钙片及活化型维生素 D 制剂,以克服"骨饥饿"(hungry bone)引起的低血钙,此时血中甲状旁腺素浓度会再度上升,不宜以为是甲状旁腺肿瘤的复发。可用 3g/d 的碳酸钙(1200mg 元素钙),活性维生素 D 可用 0.25μg,罗钙全每日 3 次或 1μg 的 $1\alpha(OH)D_3$,一日 1 粒。在术前有严重纤维性骨炎骨囊肿样变化者,骨饥饿会较明显,某些病例需补充钙质等至半年之久。

第七章　风湿免疫系统疾病

第一节　类风湿关节炎

一、概述

类风湿关节炎(Rheumatoid arthritis,RA)是一种病因不明的自身免疫性疾病,可发生于任何年龄,随着年龄的增长,发病率也随之增高,我国的患病率为 $0.32\%\sim0.36\%$。其中中年女性多见,女性高发年龄为 $45\sim55$ 岁;性别与 RA 发病关系密切,女性约为男性的 3 倍。主要表现为对称性、慢性、进行性多关节炎。关节滑膜的慢性炎症、增生形成血管翳,侵犯关节软骨、软骨下骨、韧带和肌腱等,造成关节软骨、骨和关节囊破坏,最终导致关节畸形和功能丧失。

二、病因、发病机制

RA 的发病机制至今尚未阐明。已发现同卵双生子的 RA 共同患病率为 $30\%\sim50\%$,这表明 RA 发病与遗传有一定关系,但另一方面也说明遗传因素不是绝对和唯一的病因,尚受其他因素的影响,其中包括环境和感染因素。过去认为 EB 病毒或支原体等微生物感染可能是 RA 的病因,但均未得到证实。另外,体内激素水平也可能与发病有关。如女性在绝经期发病明显增高,在妊娠期症状多缓解。迄今对 RA 的病因还不完全明了,可能是一个具有遗传体质的人,受到环境因素的影响或微生物感染后,产生一系列的免疫反应,导致发生 RA。

现在认为 T 细胞特别是 $CD4^+$ 辅助 T 细胞是类风湿关节炎早期免疫反应的关键成分。在关节滑膜下层小血管周围有丰富的巨噬细胞和树突样细胞,这些细胞可以将抗原呈递给 T 细胞。抗原呈递细胞受抗原刺激后,在滑膜中出现迟发超敏反应,HLA-DR 强阳性的巨噬细胞或树突样细胞与有 $CD4^+$ 标记物的 T 淋巴细胞接触。B 细胞也可以表达 MHC II 抗原、呈递抗原以及产生活化细胞因子。当抗原、DR 分子和 IL-1 同时存在时,$CD4^+$ 淋巴细胞可以引发包括产生 IFN-γ、IL-2 等细胞因子的级联放大反应,这些细胞因子可以激活 T 细胞、B 细胞、巨噬细胞和内皮细胞,促使滑膜内皮细胞产生黏附因子,使更多的炎症细胞趋化聚集,从而使局部产生炎症反应,并且可以促进局部炎症细胞增生。这是类风湿关节炎细胞水平的基本病变。

关节和滑膜损害是 RA 最常见的也是主要的病变。由于巨噬细胞样的滑膜细胞(A 型滑膜细胞)及成纤维细胞样的滑膜细胞(B 型滑膜细胞)的增生,使滑膜明显增厚。在滑膜与软骨,或滑膜与骨的交界处,血管数量明显增多,形成血管翳,后者进入骨及软骨,破坏骨和软骨组织。滑膜组织增生、血管翳和肉芽组织形成是 RA 在关节方面具有特异性的病理改变。到 RA 晚期,由于纤维组织增生或钙化形成而导致关节强直和关节畸形,关节功能产生明显障碍。血管炎是 RA 的另一基本病理改变,主要表现为血管壁坏死,较易侵犯的部位为滑膜、皮肤、肌肉、心脏及神经。类风湿结节是 RA 的另一种特异性病变,突出表现为肉芽肿形成。类风湿结节可以出现于体内任何组织或器官,其中以关节周围组织最为常见。脏器中也可出现类风湿结节,是否表现出临床症状,主要取决于是否影响脏器的功能。

三、诊断思路

(一)病史要点

本例患者有:①反复关节疼痛达25年;②以对称性关节疼痛,以小关节为主;③伴有晨僵,持续时间大于1小时;④伴有手指小关节,尤其是近端指间关节的肿胀、压痛;⑤部分关节出现典型的畸变。

关节疼痛变形是类风湿关节炎的主要症状和体征,其临床特点如下:

(1)病情和病程有个体差异,从短暂、轻微的少关节炎到急剧进行性多关节炎均可出现。

(2)受累关节以近端指间关节、掌指关节、腕、肘、肩、膝和足趾关节最为多见;颈椎、颞颌关节、胸锁和肩锁关节也可受累,并伴活动受限;髋关节受累少见。

(3)关节炎常表现为对称性、持续性肿胀和压痛。

(4)常伴有晨僵。

(5)最为常见的关节畸形是腕和肘关节强直、掌指关节的半脱位、手指向尺侧偏斜和呈"天鹅颈"样及纽扣花样表现。重症患者关节呈纤维性或骨性强直,并因关节周围肌肉萎缩、痉挛失去关节功能,致使生活不能自理。

(6)除关节症状外,还可出现类风湿结节和心、肺、肾、周围神经及眼等内脏病变。

(二)辅助检查

典型的关节肿痛和变形是诊断本病的有力证据,但一些早期RA患者常常缺乏典型的症状和明显的体征,故而RA的确诊有赖于血清学和X线检查。

本例患者血常规:Hb 80g/L↓,PLT 504×10⁹/L↑,WBC 12.88×10⁹/L↑肝肾功:Alb 28.9g/L↓,BUN 11mmol/L↑,Crea 191.4μmol/L↑,URIC 466.3μmol/L↑,余未见异常,血沉:34mm/h↑,免疫:RF 26.7 IU/ml↑,ANA 1:100↑,抗CCP＞100RU/ml↑,CRP 63.2mg/L↑,AKA(-),ENA谱(-),C3、C4正常。双手X线片:双手、双腕、双膝骨质疏松;双膝骨质增生、退变,双腕关节融合、囊样改变。

为确诊类风湿关节炎诊断应做的辅助检查包括:

1.常规血液检查

多数活动期患者有轻至中度正细胞性贫血,白细胞数大多正常,有时可见嗜酸性粒细胞和血小板增多。

2.免疫学指标

血清免疫球蛋白IgG、IgM、IgA可升高,血清补体水平多数正常或轻度升高,60%～80%患者有高水平类风湿因子(RF),但RF阳性也见于慢性感染(肝炎、结核等)、其他结缔组织病和正常老年人。其他如抗角质蛋白抗体(AKA)、抗核周因子(APF)和抗环瓜氨酸多肽(CCP)等自身抗体对类风湿关节炎有较高的诊断特异性,敏感性在30%～40%。

3.X线检查

为明确本病的诊断、病期和发展情况,在病初应拍摄包括双腕关节和手及(或)双足的X线片,以及其他受累关节的X线片。RA的X线片早期表现为关节周围软组织肿胀,关节附近轻度骨质疏松,继之出现关节间隙狭窄,关节破坏,关节脱位或融合。根据关节破坏程度将 X 线改变分为Ⅳ期(表 7-1)。

表 7-1　类风湿关节炎 X 线进展的分期

Ⅰ期(早期)

　　1.X 线检查无破坏性改变

　　2.可见骨质疏松

Ⅱ期(中期)

　　1.骨质疏松,可有轻度的软骨破坏,有或没有轻度的软骨下骨质破坏

　　2.可见关节活动受限,但无关节畸形

　　3.邻近肌肉萎缩

　　4.有关节外软组织病损,如结节和腱鞘炎

Ⅲ期(严重期)

　　1.骨质疏松加上软骨或骨质破坏

　　2.关节畸形,如半脱位,尺侧偏斜,无纤维性或骨性强直

　　3.广泛的肌萎缩

　　4.有关节外软组织病损,如结节或腱鞘炎

Ⅳ期(末期)

　　1.纤维性或骨性强直

　　2.Ⅲ期标准内各条

(三)诊断要点

1.诊断标准

类风湿关节炎的诊断主要依靠临床表现、自身抗体及 X 线改变。典型的病例按 1987 年美国风湿病学学会分类标准(表 7-2)诊断并不困难,但以单关节炎为首发症状的某些不典型、早期类风湿关节炎,常被误诊或漏诊。随着大家对早期 RA 的关注,为更好地早期诊断和及时治疗 RA,2009 年将颁布 ACR 和 EULAR 联合制定的新的 RA 诊断标准(表 7-3),该标准对 RA 具有较高的敏感性和特异性,这对早期诊断 RA 具有重要意义。除了血、尿常规、血沉、C 反应蛋白、类风湿因子等检查外,患者还可做磁共振显像(MRI),以求早期诊断。对可疑类风湿关节炎患者要定期复查、密切随访。

2.活动性判断

判断类风湿关节炎活动性的项目包括疲劳的严重性、晨僵持续的时间、关节疼痛和肿胀的程度、关节压痛和肿胀的数目、关节功能受限制程度以及急性炎症指标(如血沉、C 反应蛋白和血小板)等。

3.缓解标准

类风湿关节炎临床缓解标准有:①晨僵时间低于 15 分钟;②无疲劳感;③无关节痛;④活动时无关节痛或关节无压痛;⑤无关节或腱鞘肿胀;⑥血沉(魏氏法)女性小于 30mm/h,男性小于 20mm/h。

表 7-2　1987 年美国风湿病学学会(ARA)类风湿关节炎分类标准

定义	注释
1.晨僵	关节及其周围僵硬感至少持续 1 小时(病程≥6 周)
2.3 个或 3 个区域以上关节部位的关节炎	医生观察到下列 14 个区域(左侧或右侧的近端指间关节、掌指关节、腕、肘、膝、踝及跖趾关节)中累及 3 个,且同时软组织肿胀或积液(不是单纯骨隆起)(病程≥6 周)
3.手关节炎	腕、掌指或近端指间关节炎中,至少有一个关节肿胀(病程≥6 周)
4.对称性关节炎	两侧关节同时受累(双侧近端指间关节、掌指关节及跖趾关节受累时,不一定绝对对称)(病程≥6 周)
5.类风湿结节	医生观察到在骨突部位,伸肌表面或关节周围有皮下结节
6.类风湿因子阳性	任何检测方法证明血清类风湿因子含量异常,而该方法在正常人群中的阳性率小于 5%
7.放射学改变	在手和腕的后前位相上有典型的类风湿关节炎放射学改变:必需包括骨质侵蚀或受累关节及其邻近部位有明确的骨质脱钙

以上 7 条满足 4 条或 4 条以上并排除其他关节炎即可诊断类风湿关节炎

表 7-3　2009 年 ACR/EULAR 类风湿关节炎诊断标准

受累关节数		分值(0~5 分)
1	中大关节	0
2~10	中大关节	1
1~3	小关节	2
4~10	小关节	3
>10	至少一个为小关节	5
血清学抗体检测		(0~3 分)
RF 或抗 CCP 均阴性		0
RF 或抗 CCP 至少一项低滴度阳性		2
RF 或抗 CCP 至少一项高滴度阳性		3
滑膜炎持续时间		(0~1 分)
<6 周		0
≥6 周		1
急性期反应物		(0~1 分)
CRP 或 ESR 均正常		0
CRP 或 ESR 增高		1

积分 6 分或以上肯定 RA 诊断

符合五条或五条以上并至少连续 2 个月者考虑为临床缓解;有活动性血管炎、心包炎、胸膜炎、肌炎和近期无原因的体重下降或发热,则不能认为缓解。

本例诊断:①类风湿关节炎(活动期);②中度贫血;③慢性肾功能不全。

(四)鉴别诊断

类风湿关节炎是一种累及全身多关节和内脏的疾病,在它的诊断过程中,应注意与骨关节炎、痛风性关节炎、反应性关节炎、银屑病关节炎和其他结缔组织病(系统性红斑狼疮、干燥综合征、硬皮病等)所致的关节炎相鉴别。

1.骨关节炎

该病为退行性骨关节病,发病年龄多在40岁以上,主要累及膝、脊柱等负重关节。活动时关节痛加重,可有关节肿胀、积液。因手指骨关节炎常被误诊为类风湿关节炎,尤其在远端指间关节出现赫伯登(Heberden)结节和近端指关节出现布夏尔(Bouchard)结节时易被视为滑膜炎。骨关节炎通常无游走性疼痛,大多数患者血沉正常,类风湿因子阴性或低滴度阳性。X线示关节间隙狭窄、关节边缘呈唇样增生或骨疣形成。

2.痛风

慢性痛风性关节炎有时与类风湿关节炎相似,痛风性关节炎多见于中老年男性,常呈反复发作,好发部位为单侧第一跖趾关节,也可侵犯膝、踝、肘、腕及手关节,急性发作时通常血尿酸水平增高,慢性痛风性关节炎可在关节和耳郭等部位出现痛风石。

3.银屑病关节炎

银屑病关节炎以手指或足趾远端关节受累为主,也可出现关节畸形,但类风湿因子阴性,且伴有银屑病的皮肤或指甲病变。

4.强直性脊柱炎

本病主要侵犯脊柱,但周围关节也可受累,特别是以膝、踝,髋关节为首发症状者,需与类风湿关节炎相鉴别。该病有以下特点:①青年男性多见;②主要侵犯骶髂关节及脊柱,外周关节受累多以下肢不对称关节受累为主,常有肌腱端炎;③90%～95%患者 HLA-B27 阳性;④类风湿因子阴性;⑤骶髂关节及脊柱的 X 线改变对诊断极有帮助。

5.结缔组织病所致的关节炎

干燥综合征、系统性红斑狼疮均可有关节症状,且部分患者类风湿因子阳性,但它们都有相应的特征性临床表现和自身抗体。

6.其他

对不典型的以单个或少关节起病的类风湿关节炎要与感染性关节炎(包括结核感染)、反应性关节炎和风湿热相鉴别。

四、治疗

目前,类风湿关节炎的治疗包括药物治疗、外科治疗和心理康复治疗等。

(一)药物治疗

当前国内外应用的药物,包括植物药均不能完全控制关节破坏,而只能缓解疼痛、减轻或延缓炎症的发展。治疗类风湿关节炎的常用药物分为四大类,即非甾类抗炎药(NSAIDs)、改善病情的抗风湿药(DMARDs)、糖皮质激素和植物药。

1.NSAIDs

通过抑制环氧化酶活性,减少前列腺素合成而具有抗炎、止痛、退热、消肿作用。由于NSAIDs 使前列腺素的合成减少,故可出现相应的不良反应,如胃肠道不良反应:恶心、呕吐、腹痛、腹泻、腹胀、食欲不佳,严重者有消化道溃疡,出血、穿孔等;肾脏不良反应:肾灌注量减少,出现水钠潴留、高血钾、血尿、蛋白尿、间质性肾炎,严重者发生肾坏死致肾功能不全。NSAIDs 还可引起外周血细胞减少、凝血障碍、再生障碍性贫血、肝功损害等,少数患者发生过敏反应(皮疹、哮喘),以及耳鸣、听力下降、无菌性脑膜炎等。治疗类风湿关节炎的常见 NSAIDs 见表 7-4。

表 7-4　类风湿关节炎常用的 NSAIDS

分类	英文	半衰期(小时)	每日总剂量(mg)	每次剂量(mg)	次/日
丙酸衍生物					
布洛芬	ibuprofen	2	1 200～3 200	400～600	3
萘普生	naproxen	14	500～1 000	250～500	2
苯酰酸衍生物					
双氯芬酸	diclofenac	2	75～150	25～50	3
吲哚酰酸类					
吲哚美辛	indometacin	3～11	75	25	3
非酸性类					
萘丁美酮	nabumetone	24	1 000～2 000	1 000	1～2
昔康类					
炎痛喜康	piroxicam	30～86	20	20	1
烯醇酸类					
美洛昔康	meloxicam	20	15	7.5～15	1
磺酰苯胺类					
尼美舒利	nimesulide	2～5	400	100～200	2
昔布类					
塞来昔布	celecoxi	11	200～400	100～200	1～2

近年来的研究发现,环氧化酶有两种同功异构体,即环氧化酶-1(COX-1)和环氧化酶-2(COX-2)。选择性 COX-2 抑制剂(如昔布类)与非选择性的传统 NSAIDs 相比,能明显减少严重胃肠道不良反应。必需指出的是无论选择何种 NSAIDs,剂量都应个体化;只有在一种 NSAIDs 足量使用 1～2 周后无效才更改为另一种;避免两种或两种以上 NSAIDs 同时服用,因其疗效不叠加,而不良反应增多;老年人宜选用半衰期短的 NSAIDs 药物,对有溃疡病史的老年人,宜用选择性 COX-2 抑制剂以减少胃肠道的不良反应。应强调,NSAIDs 虽能减轻类风湿关节炎的症状,但不能改变病程和预防关节破坏,故必需与 DMARDs 联合应用。

2.DMARDs

该类药物较 NSAIDs 发挥作用慢,临床症状的明显改善需 1～6 个月,故又称慢作用药。它虽不具备即刻止痛和抗炎作用,但有改善和延缓病情进展的作用。目前尚不清楚类风湿关节炎的治疗首选何种 DMARDs。从疗效和费用等考虑，一般首选甲氨蝶呤，并将它作为联合治疗的基本药物。常用于类风湿关节炎的 DMARDs 见表 7-5。

表 7-5 类风湿关节炎常用的 DMARDs

药物	起效时间（个月）	常用剂量（mg）	给药途径	毒性反应
甲氨蝶呤	1~2	7.5~15 每周	口服、肌注、静注	胃肠道症状、口腔炎、皮疹、脱发、偶有骨髓抑制、肝脏毒性、肺间质变（罕见但严重，可能危及生命）
柳氮磺吡啶	1~2	1000 2~3 次/日	口服	皮疹，偶有骨髓抑制，胃肠道不耐受，对磺胺过敏者不宜服用
来氟米特	1~2	10~20 1 次/日	口服	腹泻、瘙痒、可逆转型转氨酶升高、皮疹、脱发
氯喹	2~4	250 1 次/日	口服	头晕、头痛、皮疹、视网膜毒性、偶有心肌损害、禁用于窦房结功能不全，传导阻滞者
羟氯喹	2~4	200 1~2 次/日	口服	偶有皮疹、腹泻，罕有视网膜毒性，禁用于窦房结功能不全，传导阻滞者
金诺芬	4~6	3 1~2 次/日	口服	可有口腔炎、皮疹、骨髓抑制、血小板减少、蛋白尿，但发生率低，腹泻常见
硫唑嘌呤	2~3	50~150 1 次/日	口服	骨髓抑制，偶有肝毒性、早期流感样症状（如发热、胃肠道症状、肝功能异常）
青霉胺	3~6	250~750 1 次/日	口服	皮疹、口腔炎、味觉障碍、蛋白尿、骨髓抑制，偶致严重自身免疫病

(1)甲氨蝶呤(methotrexate,MTX)：口服、肌注或静注均有效。口服 60% 吸收，每日给药可导致明显的骨髓抑制和毒性作用，故多采用每周一次给药。常用剂量为 7.5~25mg/周，个别重症患者可以酌情加大剂量。常见的不良反应有恶心、口炎、腹泻、脱发、皮疹，少数出现骨髓抑制、听力损害和肺间质变。也可引起流产、畸胎和影响生育力。服药期间，应定期查血常规和肝功能。

(2)柳氮磺吡啶(sulfasalazine,SSZ)：一般服用 4~8 周后起效。从小剂量逐渐加量有助于减少不良反应，使用方法：250~500mg/d 开始，之后每周增加 500mg/d，直至 2.0g/d，如疗效不明显可增至 3.0g/d，如 4 个月内无明显疗效，应改变治疗方案。主要不良反应有恶心、呕吐、厌食、消化不良、腹痛、腹泻、皮疹、无症状性转氨酶增高和可逆性精子减少，偶有白细胞血小板减少，该药服药期间应定期查血常规和肝功能。

(3)来氟米特(leflunomide,LEF)：剂量为 10~20mg/d 治疗。主要不良反应有腹泻、瘙痒、高血压、肝酶增高、皮疹、脱发和一过性白细胞下降等，服药初期应定期查肝功能和白细胞。因有致畸作用，故孕妇禁服。由于来氟米特和 MTX 两种药是通过不同环节抑制细胞增殖，故两者合用有协同作用。服药期间应定期查血常规和肝功能。

(4)抗疟药(antimalarials)：有氯喹(每片 250mg)和羟氯喹(每片 100mg)两种。该药起效慢,服用后 3～4 个月疗效达高峰,至少连服 6 个月后才能宣布无效,有效后可减量维持。用法为:氯喹 250mg/d,羟氯喹 200～400mg/d。本药有蓄积作用,易沉淀于视网膜的色素上皮细胞,引起视网膜变性而致失明,服药半年左右应查眼底。另外,为防止心肌损害,用药前后应查心电图,有窦房结功能不全,心率缓慢,传导阻滞等心脏病患者应禁用。其他不良反应有头晕、头疼、皮疹、瘙痒和耳鸣等。

(5)青霉胺(D-penicillamine):250～500mg/d,口服,起效后可逐渐减至维持量 250mg/d。青霉胺不良反应较多,长期大剂量应用可出现肾损害(包括蛋白尿、血尿、肾病综合征)和骨髓抑制等,如及时停药多数能恢复。其他不良反应有恶心、呕吐、厌食、皮疹、口腔溃疡、嗅觉丧失、淋巴结肿大、关节痛,偶可引起自身免疫病,如重症肌无力、多发性肌炎、系统性红斑狼疮及天疱疮等。治疗期间应定期查血、尿常规和肝肾功能。

(6)金诺芬(auranofin):为口服金制剂,初始剂量为 3mg/d,2 周后增至 6mg/d 维持治疗。常见的不良反应有腹泻、瘙痒、皮炎、舌炎和口炎,其他有肝、肾损伤、白细胞减少、嗜酸性粒细胞增多、血小板减少或全血细胞减少、再生障碍性贫血。还可出现外周神经炎和脑病。为避免不良反应,应定期查血尿常规及肝、肾功能。孕妇、哺乳期妇女不宜使用。

(7)硫唑嘌呤(azathioprine,AZA):口服后约 50% 吸收。常用剂量 1～2mg/(kg·d),一般 100mg/d,维持量为 50mg/d。不良反应有脱发、皮疹、骨髓抑制(包括血小板减少、贫血),胃肠反应有恶心、呕吐,可有肝损害、胰腺炎,对精子、卵子有一定损伤,出现致畸,长期应用可致癌。服药期间应定期查血常规和肝功能等。

(8)环孢素 A(cyclosporin,CsA):与其他免疫抑制剂相比,CsA 的主要优点为无骨髓抑制作用,用于重症类风湿关节炎。常用剂量 3～5mg/(kg·d),维持量是 2～3mg/(kg·d)。CsA 的主要不良反应有高血压、肝肾毒性、神经系统损害、继发感染、肿瘤以及胃肠道反应、齿龈增生、多毛等。不良反应的严重程度、持续时间均与剂量和血药浓度有关。服药期间应查血常规、血肌酐和血压等。

(9)环磷酰胺(cyclophosphamide,CYC):较少用于类风湿关节炎,在多种药物治疗难以缓解病情的特殊情况下,可酌情试用。

3.糖皮质激素

能迅速减轻关节疼痛、肿胀。关节炎急性发作,或伴有心、肺、眼和神经系统等器官受累的重症患者,可给予短效激素,其剂量依病情严重程度而调整。小剂量糖皮质激素(泼尼松 10mg/d 或等效其他激素)可缓解多数患者的症状,并在 DMARDs 起效前发挥"桥梁"作用,或 NSAIDs 疗效不满意时的短期措施。必需纠正单用激素治疗类风湿关节炎的倾向,用激素时应同时服用 DMARDs。激素治疗类风湿关节炎的原则是:不需用大剂量时则用小剂量;能短期使用者,不长期使用;并在治疗过程中,注意补充钙剂和维生素以防止骨质疏松。

关节腔注射激素有利于减轻关节炎症状,改善关节功能。但一年内不宜超过 3 次。过多的关节腔穿刺除了并发感染外,还可发生类固醇晶体性关节炎。

4.植物药制剂

(1)雷公藤:雷公藤多苷 30～60mg/d,分 3 次饭后服。主要不良反应是性腺抑制,导致精子生成减少、男性不育和女性闭经。雷公藤还可以引起纳差、恶心、呕吐、腹痛、腹泻等,可有骨髓抑制作用,出现贫血、白细胞及血小板减少,并有可逆性肝酶升高和血肌酐清除率下降,其他不良反应包括皮疹、色素沉着、口腔溃疡、指甲变软、脱发、口干、心悸、胸闷、头疼、失眠等。

(2)青藤碱:青藤碱20mg/片,饭前口服,每次1~4片,每日三次。常见不良反应有皮肤瘙痒、皮疹等过敏反应,少数患者出现白细胞减少。

(3)白芍总苷:常用剂量为300mg,每次2片,每日2~3次。毒副作用小,其不良反应有大便次数增多、轻度腹痛、纳差等。

(二)外科治疗

类风湿关节炎患者经过内科积极正规的药物治疗,病情仍不能控制时,为防止关节的破坏、纠正畸形或改善生活质量,可考虑手术治疗。但手术并不能根治类风湿关节炎,故术后仍需内科药物治疗。常用的手术主要有滑膜切除术、关节形成术、软组织松解或修复手术、关节融合术。

1.滑膜切除术

对早期(Ⅰ期及Ⅱ期)患者经积极正规的内科治疗仍有关节肿胀、疼痛,且滑膜肥厚,X线显示关节软骨已受侵犯,病情相对稳定,受累关节比较局限,为防止关节软骨进一步破坏应考虑滑膜切除术。有条件时,应尽可能在关节镜下进行滑膜切除,这样手术创伤小,术后恢复快。滑膜切除术对早期类风湿病变疗效较好,术后关节疼痛和肿胀明显减轻,功能恢复也比较满意,但疗效随术后时间的逐渐延长而减退,部分残留滑膜可增生,再次产生对关节软骨的侵蚀作用。因此,滑膜切除术后仍需内科正规治疗。

2.人工关节置换术

是一种挽救关节畸形和缓解症状的手术,其中髋、膝关节是目前临床置换最多的关节。其术后十年以上的成功率达90%以上。该手术对减轻类风湿关节炎病变、关节疼痛、畸形、功能障碍、改善日常生活能力有着十分明确的治疗作用,特别是对中晚期、关节严重破坏,由于疼痛、畸形、功能障碍不能正常工作和生活的患者尤为有效。肘、腕及肩关节为非负重关节,大多数患者通过滑膜切除术或其他矫形手术,以及其他各关节之间的运动补偿可缓解症状,不一定必需采用关节置换术。

3.其他软组织手术

由于类风湿关节炎除了骨性畸形和关节内粘连所造成的关节畸形外,关节囊和关节周围肌肉、肌腱的萎缩也是造成关节畸形的原因之一,因此,为了解除关节囊和关节周围肌肉、肌腱的萎缩,从而达到矫正关节畸形的目的,可行软组织松解术,包括关节囊剥离术、关节囊切开术、肌腱松解或延长术,由于这些手术常同时进行,故可称之为关节松解术。其中肌腱手术在手部应用最广泛,在进行人工关节置换时,常需要采用软组织松解的方法来矫正畸形。软组织松解术常用于髋关节内收畸形时,切断内收肌以改善关节活动及矫正内收畸形,还可用于某些幼年型类风湿关节炎患者畸形的早期矫正。腕管综合征亦常采用腕横韧带切开减压术。滑囊炎见于类风湿关节炎的肩、髋关节等处,如经保守治疗无效,常需手术切除。腘窝囊肿较常见于各类膝关节炎,尤其是类风湿关节炎,原发疾病缓解后常能自行退缩,偶需手术治疗。类风湿结节一般见于疾病的活动期,很少需手术切除,只有结节较大,有疼痛症状,经保守治疗无效者,需手术切除。

4.关节融合术

随着人工关节置换术的成功应用,近年来,关节融合术已很少使用,但对于晚期关节炎患者、关节破坏严重、关节不稳的,可行关节融合术。此外,关节融合术还可作为关节置换术后失败的挽救手术。

（三）心理和康复治疗

关节疼痛、害怕残疾或已经面对残疾、生活不能自理、经济损失、家庭、朋友等关系改变、社交娱乐活动的停止等诸多因素不可避免地给类风湿关节炎患者带来精神压力,他们渴望治疗,却又担心药物不良反应或对药物实际作用效果信心不足,这又加重了患者的心理负担。抑郁是类风湿关节炎患者中最常见的精神症状,严重的抑郁有碍疾病的恢复。因此,在积极合理的药物治疗同时,还应注重类风湿关节炎的心理治疗。另外,在治疗方案的选择和疗效评定上亦应结合患者精神症状的改变。对于急性期关节剧烈疼痛和伴有全身症状者应卧床休息,并注意休息时的体位,尽量避免关节受压,为保持关节功能位,必要时短期夹板固定（2～3周）,以防畸形。在病情允许的情况下,进行被动和主动的关节活动度训练,防止肌萎缩。对缓解期患者,在不使患者感到疲劳的前提下,多进行运动锻炼,恢复体力,并在物理康复科医师指导下进行治疗。

（四）其他治疗

生物制剂,如抗肿瘤坏死因子-α(TNF-a),国外已开始用于类风湿关节炎的治疗。至今有多种抗 TNF-α 拮抗剂制剂（英夫利息单抗 infliximab、依那西普 etanercept、阿达木单抗 Adalimumab 等）。Infliximab 是 TNF-α 的单克隆抗体,Etanercept 是一种重组的人可溶性 TNF-α 受体融合蛋白,Adalimumab 是 TNF-α 的人源化单克隆抗体。国内抗 TNF-α 拮抗剂治疗类风湿关节炎相关研究也显示其可快速起效,有效控制病情。常见的不良反应可为:感染风险增加、肿瘤发生概率增高等。

自体外周血干细胞移植疗法,在国内已开始用于难治性类风湿关节炎的治疗,其确切远期疗效还有待更多病例的积累和随诊观察。

（五）治疗原则

在当今,类风湿关节炎不能被根治的情况下,防止关节破坏,保护关节功能,最大限度的提高患者的生活质量,是我们的目标。因此,治疗时机非常重要。尽管 NSAIDs 和糖皮质激素可以减轻症状,但关节炎症和破坏仍可发生或进展。而 DMARDs 可改善和延缓病情,应及早使用。早期积极、合理使用 DMARDs 治疗是减少致残的关键。必需指出,药物选择要符合安全、有效、经济和简便的原则。

类风湿关节炎一经诊断即开始 DMARDs 治疗。推荐首选 MTX,也可选用柳氮磺吡啶或羟氯喹。视病情可单用也可采用两种或两种以上的 DMARDs 联合治疗。一般对单用一种 DMARDs 疗效不好,或进展性、预后不良和难治性类风湿关节炎患者可采用治疗机制不同的 DMARDs 联合治疗。如 MTX 可选用 7.5～25mg/w 和柳氮磺吡啶 1.0～3.0g/d。目前常用的联合方案有:①MTX＋柳氮磺吡啶;②MTX＋羟氯喹（或氯喹）;③MTX＋青霉胺;④MTX＋金诺芬;⑤MTX-硫唑嘌呤;⑥柳氮磺吡啶＋羟氯喹。国内还可采用 MTX 和植物药（如雷公藤、青藤碱和白芍总苷）联合治疗。如患者对 MTX 不能耐受,可改用来氟米特或其他

DMARDs,难治性类风湿关节炎可用 MTX＋来氟米特或多种 DMARDs 联合治疗。联合用药时,可适当减少其中每种药物的剂量。

2009～2011 年,ACR/EULAR 等多个国际会议上肯定了生物制剂在治疗中重度类风湿关节炎的疗效。对于中重度类风湿关节炎患者,推荐在甲氨蝶呤作为基本用药的基础上联合使用抗 TNF-α 拮抗剂可快速、有效缓解病情,避免关节进一步损伤。

必需再次强调指出:无论选用哪一种治疗方案,在治疗前必需照双手(包括腕关节)x 线相或受累关节的对称性 x 线相,并于治疗后逐年复查 x 线相用以比较疗效。为避免药物不良反应,用药过程中应严密观察血、尿常规和肝、肾功能,并随时调整剂量。评价治疗反应,除比较治疗前后的关节压痛程度及数目、关节肿胀程度及数目、受累关节放射学改变外,还应包括功能状态的评价,医生和患者对疾病活动性的总体评估。

对所有患者都应监测病情的活动性。对早期、急性期或病情持续活动的患者应当密切随访,直至病情控制。处于缓解期的患者可以每半年随访一次,同时,根据治疗药物的要求定期化验相应指标。

应该明确,经治疗后的症状缓解,不等于疾病的根治,近期有效不等于远期有效。DMARDs 可以延缓病情进展,但亦不能治愈类风湿关节炎,基于这一点,为防止病情复发,原则上不停药,但也可依据病情逐渐减量维持治疗,直至最终停用。

五、预后

大多数类风湿关节炎患者病程迁延,类风湿关节炎头 2～3 年的致残率较高,如不及早合理治疗,3 年内关节破坏达 70%。积极、正确的治疗可使 80% 以上的类风湿关节炎患者病情缓解,只有少数最终致残。

目前尚无准确预测预后的指标,通常认为:男性比女性预后好;发病年龄晚者较发病年龄早者预后好;起病时关节受累数多或有跖趾关节受累,或病程中累及关节数大于 20 个预后差。持续高滴度类风湿因子阳性、持续血沉增快、C 反应蛋白增高、血中嗜酸性粒细胞增多均提示预后差;有严重全身症状(发热、贫血、乏力)和关节外表现(类风湿结节、巩膜炎、间质性肺病、心包疾病、系统性血管炎等内脏损伤)预后不良;短期激素治疗症状难以控制或激素维持剂量不能减至 10mg/d 以下者预后差。

第二节　系统性红斑狼疮

一、概述

系统性红斑狼疮(Systemic Lupus Erythematosus,SLE)是一个涉及多种系统和脏器损害的慢性结缔组织疾病和自身免疫性疾病,可累及皮肤、关节、黏膜、泌尿、血液及中枢神经系统等,病情呈反复发作与缓解交替过程。该病确切病因不明,通常认为是遗传基因、环境、性激素等多种因素综合作用所致。本病的发生有家族聚集倾向,遗传背景极其复杂,与二十多种不同的遗传决定簇相关联。患者体内产生大量多种自身抗体,是典型的系统性自身免疫病,具有复杂的免疫系统紊乱性,几乎牵涉到多种免疫失调的机制:如淋巴细胞和抗原递呈细胞功能异常、细胞因子失衡、细胞凋亡异常、细胞和体液免疫功能异常、免疫失耐受、自身抗体和免疫复合物大量产生且清除障碍、补体异常活化、最终导致多器官受损等，被公认为是自身免疫病的原型。SLE 好发于生育年龄女性，多见于 15～45 岁，男女之比为 1∶(7～9)。SLE 的流行病学在美国多地区的调查报告，其患病率为(14.6～122)/10 万人，我国患病率为 70/10 万人，妇女中则高达 115/10 万人。

二、病因及发病机制

系统性红斑狼疮是一种多系统受累的自身免疫性疾病，其病理机制十分复杂，涉及遗传、各种自身抗体、雌激素受体、Th 细胞和 B 细胞功能亢进、抑制性 T 细胞功能降低、单核吞噬细胞、补体及其受体清除功能障碍和多种细胞因子等因素，病因是多方面的。至今，本病的病因和发病机制不明，目前的研究主要集中在以下三个方面。

1. 免疫因素

患者体内有多种自身抗体形成，提示 B 细胞活动亢进是本病的发病基础。周围血中 B 细胞体外培养实验结果发现其增殖能力较正常强 8～10 倍。

2. 遗传因素

遗传因素与本病的关系表现为：①在纯合子双胎中有很高(69%)的一致性；②SLE 患者家属成员中发病的可能性明显增加；③北美白人中 SLE 与 HLA DR2、DR3 有关。这可能是由于位于 HLAD 区的免疫反应基因对抗原(包括自身抗原)所激发的免疫反应的程度有调节作用的缘故。

3. 其他

非遗传因素在启动自身免疫反应中亦起着一定的作用。这些因素包括：①药物：盐酸肼苯哒嗪(hydralazine)、普鲁卡因胺(普鲁卡因酰胺)(procainamide)等可引起 SLE 样反应。但停药后常可自愈；②病毒：在实验动物 NZB 和 NZB/WF1 小鼠中的自发性 SLE 样病中发现 C 型病毒感染，在肾小球中可检出病毒抗原-抗体复合物。但在 SLE 病中病毒因素尚未能充分得到证实；③性激素对 SLE 的发生有重要影响，其中雄激素似有保护作用，而雌激素则似有助长作用，故患者以女性为多，特别多发生在生育年龄，病情在月经和妊娠期加重。

三、诊断思路

(一)病史特点

系统性红斑狼疮其临床表现可概括为以下几个方面：

1. 全身症状

起病可急可缓，多数早期表现为非特异的全身症状，如发热，尤以低热常见、全身不适、乏力、体重减轻、脱发等。病情常缓解加重交替出现。SLE 患者常常出现发热，可能是 SLE 活动期的表现，但应除外感染因素，尤其是在免疫抑制治疗中出现的发热，更需警惕。SLE 患者常有疲劳，容易被忽视，可能是导致劳动力丧失的主要症状，疲劳常是狼疮活动的先兆。它反映了多种问题，包括抑郁、失眠、纤维肌痛和病情活动。感染、日晒、药物、精神创伤、手术等均可诱发或加重。

2. 皮肤黏膜

皮肤黏膜表现是临床医生确立诊断、判断活动性的依据。包括：颊部红斑、盘状红斑、口腔溃疡、雷诺现象、网状青斑、肢端发绀、甲周红斑、躯干部或四肢的斑丘疹等。狼疮患者的面部典型红斑为蝶形红斑：为面颊两侧（累及鼻梁更典型）形成的类似蝴蝶的充血水肿样红斑,色鲜红,略有毛细血管扩张及鳞片状脱屑,严重者出现水疱、溃疡、皮肤萎缩和色素沉着,经过治疗可完全恢复不留瘢痕。颊部蝶形红斑与 SLE 密切相关,是 SLE 的特异性表现之一。盘状红斑是 SLE 的诊断标准之一。盘状狼疮是红斑上覆有鳞屑。可中间凹陷伴色素减退,四周隆起肿胀发红,类似盘状,通常遗留瘢痕。若出现在头部,可导致斑秃。尽管盘状红斑对皮肤的影响最大,但不会危及生命。亚急性皮肤型红斑狼疮的环状皮损提示疾病严重程度不高,主要为患者前胸或后背的环状充血样斑疹、丘疹鳞屑样皮疹,多不留瘢痕,无内脏受损。

3.皮肤血管炎样改变

是反映狼疮活动的重要指标之一。包括指端及指（趾）甲周红斑、手（足）指（趾）尖及手掌和足底皮肤等部位出现的点片状红斑、紫斑等。严重者可出现点片状梗死灶或坏疽,伴有疼痛。在严重的、危及生命的狼疮患者中,可以出现手和足的 Janeway 皮损和 Osler 结节,产生原因可能是免疫复合物的沉积。应与二尖瓣和主动脉瓣的感染性栓子导致的 Libman-Sack 心内膜损害（非疣状细菌性心内膜炎）相鉴别,血培养、心电图和对患者的仔细检查有所帮助,但鉴别仍较困难。越来越多的证据表明,存在抗磷脂抗体的狼疮患者发生瓣膜疾病及相关的血栓栓塞的危险性增大。网状青斑多出现于大腿、臀部皮肤。

4.部分患者有雷诺现象

即在寒冷、情绪激动、紧张等刺激条件下出现双手（足）指（趾）尖、甚至鼻尖等部位皮肤血管痉挛、短暂性缺血而导致的皮肤突然先后变白、变紫、再恢复到正常色泽的过程,持续数秒钟至数分钟不等,可伴有疼痛不适。长期出现雷诺现象的患者常合并肺动脉高压。

5.光过敏

是狼疮诊断标准之一,它是指紫外线（UVB）作用于部分狼疮患者皮肤可引起剧烈的红斑反应,如面、颈部皮肤充血发红甚至肿胀。饮食和药物也可使光敏反应增加,如芹菜和香菇会增加光敏反应发生的概率。紫外线对表皮—真皮部分的影响,包括使凋亡增加,黏附分子释放增加,局部淋巴细胞反应性增高。

6.狼疮发或脱发

也常出现于狼疮患者。前额边缘的头发参差不齐被称为狼疮发,是狼疮的征象之一。头发稀疏通常发生在狼疮活动期,也可能与使用免疫抑制剂（激素、莱福米特、硫唑嘌呤或环磷酰胺）有关,需予以鉴别。狼疮患者偶可表现出指端肿胀硬化和毛细血管扩张,这可能意味着向另一种疾病类型如硬皮病、混合性结缔组织病发展,这样就增加了诊疗的难度。

7.口腔溃疡

是狼疮诊断标准之一。新发的或复发增多的口腔溃疡提示病情的复发加重。狼疮患者长期应用激素和免疫抑制剂,常出现口腔黏膜白斑,多为念珠菌感染,称为鹅口疮。有口腔溃疡时也易并发鹅口疮。

8.骨骼肌肉损害

关节炎是患者最常见体征。狼疮患者的关节炎与类风湿关节炎有所不同,关节痛常见,少有关节肿胀,或仅轻微肿胀;多无关节面下骨侵蚀和关节畸形。SLE 中非侵蚀性畸形性关节病叫作 jaccoud 关节病,可影响掌指关节、腕关节和跖趾关节,其分布与类风湿关节炎相似,四肢多关节可受累。此外患者常会出现腱鞘炎和滑囊炎等。在肌腱上,特别是手的屈肌腱上可以形成结节。纤维肌痛症是狼疮患者常见的问题,在一定程度上也会造成患者全身乏力的症状。虽然狼疮可以出现肌炎表现,但临床上并不常见。

9.肾脏问题

患者通常都会有肾脏问题,这是因为肾脏有大量的毛细血管床、带负电荷的基膜、复杂的肾小球和肾小管细胞的功能,导致肾脏对自身抗体介导的免疫炎症反应高度易感。尿常规、尿蛋白、细胞和管型及血清学尿素氮、肌酐检查是监测患者肾损最有效的常规方法,并且为治疗和判断预后提供依据。患者常出现蛋白尿、血尿、管型、白细胞尿、低比重尿、浮肿、血压增高、血尿素氮和肌酐增高等。

10.肾脏病变

患者通常都会有肾脏问题,这是因为肾脏有大量的毛细血管床、带负电荷的基膜、复杂的肾小球和肾小管细胞的功能,导致肾脏对自身抗体介导的免疫炎症反应高度易感。尿常规、尿蛋白、细胞和管型及血清学尿素氮、肌酐检查是监测患者肾损最有效的常规方法,并且为治疗和判断预后提供依据。患者常出现蛋白尿、血尿、管型尿、白细胞尿、低比重尿、水肿、血压增高、血尿素氮和肌酐增高等。肾脏病理可提供狼疮活动性的指标,如肾小球细胞增殖性改变、纤维素样坏死、核碎裂、细胞性新月体、透明栓子、金属环、炎细胞浸润,肾小管间质的炎症等均提示狼疮肾炎(lupus nephritis,LN)活动;而肾小球硬化、纤维性新月体,肾小管萎缩和间质纤维化则是 LN 慢性指标。活动性指标高者,肾损害进展较快,但积极治疗可以逆转;慢性指标提示肾脏不可逆的损害程度,药物治疗只能减缓而不能逆转慢性指数的继续升高。抗 ds-DNA 抗体与弥漫增殖型肾小球肾炎密切相关,而抗 Sm 抗体与膜性肾病密切相关。其他自身抗体出现时也可有肾脏累及,血管闭塞现象可伴随抗心磷脂抗体出现。

肾脏病变可在进展和改善之间可相互转化。狼疮肾炎的活动性及预后的尽早判断对于调整治疗方案极其重要。血清白蛋白和血胆固醇水平是肾病综合征以及蛋白尿严重程度的标志。肾外表现诸如高血压、低补体水平和淋巴细胞减少可以为肾功能恶化提供更明确的证据。就肾功能而言,蛋白尿的加重恶化提示预后不良。肾功能正常的患者如果血清白蛋白水平高于 40mg/L,每年体检血压正常,则正常的肾功能可保持多年。然而,如果血清白蛋白水平降低、淋巴细胞计数小于 1 000,至少 50%的患者病情可能进展;约 25%的患者发现有蛋白尿但没有肾功能不全的证据,在未来 10~12 个月会进展到肾功能不全,特别是那些合并有血尿、同时有白细胞减少或补体降低的患者。一旦肾功能减退至血肌酐水平>400mmol/L,患者可能在一年内需要血液透析或肾移植。

11.血液系统损害

几乎全部患者在某一阶段发生一项或几项血液系统异常,依次有贫血、白细胞减少、血小板减少、血中抗凝物质引起出血现象等,贫血的发生率 80%,正细胞正色素或轻度低色素性。贫血的原因是复合性的,包括肾脏疾病、感染、药物、红细胞生成减慢。骨髓铁利用障碍、溶血等。常并发溶血性贫血,多有网织红细胞升高和 Coornb's 试验阳性,属自身免疫性溶血,提示病情活动。缺铁性低色素贫血多与服阿司匹林或氢化可的松引起隐匿性消化道出血有关。白细胞减少常见,约 60%患者开始时白细胞持续低于 $4.5 \times 10^9/L$,粒细胞和淋巴细胞绝对值均可减少,但主要是由于淋巴细胞数目减少。疾病本身或其治疗都可引起淋巴细胞减少。SLE本身可出现白细胞减少,治疗 SLE 的细胞毒药物也常引起白细胞减少,需要鉴别。SLE 的白细胞减少,一般发生在治疗前或疾病复发时,多数对激素治疗敏感;细胞毒药物所致的白细胞减少,其发生与用药相关,恢复也有一定规律。血小板减少与血小板抗体、抗磷脂抗体以及骨髓巨核细胞成熟障碍有关。部分患者在起病初期或疾病活动期伴有淋巴结肿大和(或)脾大。

如果患者没有接受激素或免疫抑制剂治疗,白细胞减少表明免疫活动。淋巴细胞的数目是动态变化的。联合观察淋巴细胞水平、补体水平及血压等指标,可能在判断疾病进展及预后方面比确定亚型更重要。粒细胞减少可能因血中抗粒细胞抗体和免疫复合物在粒细胞表面沉积有关。血中存在抗淋巴细胞抗体导致淋巴细胞(T、B 细胞)减少。约 50%患者出现血小板减少伴轻重不等的出血倾向,血中有抗血小板抗体和循环免疫复合物固定在血小板表面。继之破坏它,是血小板减少的原因,10%患者血中有抗凝物质,当合并血小板减少或低凝血酶原血症时,可出现出血症状。一般认为血小板减少与出血倾向有关,如果血小板水平低于 3 万,也需考虑抗磷脂综合征和血栓栓塞的可能。抗磷脂抗体综合征与血小板减少显著相关,可能是由于血小板膜活化引起一部分磷脂暴露的缘故。偶可见严重的致命性血栓性血小板减少性紫斑,通常提示狼疮病情高度活跃。

12.心血管

10%～50%患者出现心脏病变,常由疾病本身或长期服用糖皮质激素治疗所致。心脏受累可发生在任何部分,病变包括心包炎、心肌炎、心内膜及瓣膜病变等,依个体病变不同,表现有胸闷、胸痛、心悸、心脏扩大、充血性心力衰竭、心律失常、心脏杂音等,少数患者死亡冠状动脉梗死。有心包炎表现的活动期狼疮患者可迅速出现心包积液。大剂量激素对这种心包积液效果好。近几年,越来越强调在狼疮患者中冠状动脉疾病可提早出现。有调查显示 30～40 岁女性发生冠状动脉疾病的危险性是年龄性别匹配的对照组的 50 倍,特别是在高胆固醇血症、使用激素、高血压、卵巢早衰及肥胖的情况下。Libman-Sack 病引起的二尖瓣和主动脉瓣病变在常规的心脏超声检查部位发现率最高,抗磷脂抗体综合征与 Libman-Sack 病之间的关系日益得到认识。

13.呼吸系统

肺和胸膜受累约占 50%,其中约 10%患狼疮性肺炎,胸膜炎和胸腔积液较常见,肺实质损害多数为间质性肺炎和肺间质纤维化,引起肺不张和肺功能障碍。急性狼疮性肺炎有双肺弥漫斑片状影浸润,病情可进展迅速,患者呼吸困难、咳嗽、很快出现低氧血症,大剂量激素治疗可缓解。SLE 所引起的肺间质性病变主要是处于急性和亚急性期的肺间质磨玻璃样改变和慢性肺间质纤维化,表现为活动后气促、干咳、低氧血症,肺功能检查常显示弥散功能下降。少数病情危重者、伴有肺动脉高压者或血管炎累及支气管黏膜者可出现咯血。SLE 合并弥漫性出血性肺泡炎死亡率极高。SLE 还可出现肺动脉高压、肺梗死、肺萎缩综合征(shrinking-lung syndrome)。后者表现为肺容积的缩小,横膈上抬,盘状肺不张,呼吸肌功能障碍,可能是由于膈肌无力或纤维化或膈神经受累所致。而无肺实质、肺血管的受累,也无全身性肌无力、肌炎、血管炎的表现。在狼疮性肺损害基础上,常继发细菌感染。必要时应行肺高分辨率 CT

（HRCT）检查,结合痰、支气管-肺泡灌洗液的涂片和培养,以明确诊断。

14.胃肠道

部分患者可表现为胃肠道症状,如上消化道出血、便血、腹水、麻痹性肠梗阻等,这可由胃肠道的血管炎所致,如肠系膜血管炎。肠系膜血管的动、静脉伴行,支配胃肠营养和功能,如发生病变,则所支配的部位产生相应症状,严重时累及生命。肠系膜血管炎可以导致胃肠道黏膜溃疡、小肠和结肠水肿、梗阻、出血、腹水等,出现腹痛、腹胀、腹泻、便血和黑粪、麻痹性肠梗阻等临床表现。如不及时诊断、治疗,可致肠坏死、穿孔,造成严重后果。

15.肝脏

系统性红斑狼疮引起的肝损害主要表现为肝大、黄疸、肝功能异常以及血清中可存在多种自身抗体等。其中,肝占 10%～32%,多在肋下 2～3cm,少数可明显肿大。红斑狼疮引起黄疸的原因很多,主要有溶血性贫血、合并病毒性肝炎、胆道梗阻及急性胰腺炎等。30%～60%的红斑狼疮患者可有肝功能试验异常,主要表现为转氨酶水平升高、血清白蛋白水平降低、球蛋白水平及血脂水平升高等。红斑狼疮合并肝损害常常为轻、中度肝功能异常,严重肝损害者较少见。系统性红斑狼疮可并发Ⅰ型自身免疫性肝炎(狼疮性肝炎),多发生于年轻的女性,临床上可表现为乏力、关节痛、发热、肝脾大、黄疸等。

16.血栓栓塞并发症

部分 SLE 患者有血栓形成或栓塞,可有抗磷脂抗体阳性。抗磷脂抗体与血栓栓塞引起的并发症相关,在习惯性流产、早期流产以及宫内死胎中起病理生理作用,导致抗磷脂抗体综合征(抗磷脂抗体阳性、血小板下降、血栓形成、反复习惯性流产、早期流产以及宫内死胎)。

17.神经精神狼疮

SLE 患者在神经精神方面的表现变化多端,极其复杂,一旦出现,多提示病情活动和危重。神经精神狼疮(NPSLE)涵盖了中枢神经系统、外周神经系统、心理的异常。患者有可能同时具有一种以上神经精神方面的表现,或随时间推移表现越来越多。轻者仅有偏头痛、性格改变、记忆力减退或轻度认知障碍;重者可表现为脑血管意外、昏迷、癫痫持续状态等。中枢神经系统表现包括无菌性脑膜炎,脑血管病,脱髓鞘综合征,头痛,运动障碍,脊髓病,癫痫发作,急性精神错乱,焦虑,认知障碍,情绪失调,精神障碍;周围神经系统表现包括格林-巴利综合征,自主神经系统功能紊乱,单神经病变,重症肌无力,颅神经病变,神经丛病变,多发性神经病变,共计 19 种。存在一种或一种以上上述表现,并除外感染、药物等继发因素的情况下,结合影像学、脑脊液、脑电图等检查可诊断神经精神狼疮。以弥漫性的高级皮层功能障碍为表现的神经精神狼疮,多与抗神经元抗体、抗核糖体 P 蛋白(Ribsomal P)抗体相关;有局灶性神经定位体征的精神神经狼疮,又可进一步分为两种情况,一种伴有抗磷脂抗体阳性,另一种常有全身血管炎表现和明显病情活动,在治疗上应有所侧重。

18.感染和其他并发症

大多狼疮患者先后都出现过感染。接受激素和免疫抑制剂治疗的狼疮患者,发生感染的危险性高,属易感人群,患者可以出现卡氏肺孢子虫病、真菌、分枝杆菌等少见病原微生物的感染。SLE 疾病活动时常很难与感染相区分。如患者仅有发热和乏力,可能由于狼疮本病活动,也可能是出现了感染,需予鉴别。检测急性期反应物,如血沉、C-反应蛋白,可以确定炎症反应状态。但不能区分疾病活动和感染。外周血白细胞和(或)中性粒细胞升高提示急性细菌感染,但结果经常模棱两可,长期用激素也可升高白细胞。如果补体 C3、C4 的水平降低,高滴度自身抗体,多脏器明显损害,则判断狼疮本病活动导致的可能性较大。

19.生殖系统及妊娠

女性 SLE 患者中性激素水平失衡,高表达的激素为卵泡刺激素(FSH)、催乳素(prolectin)/性激素、雄激素(androgens)/孕酮(progesterone);雌二醇(E2)在女性和男性狼疮患者中均高表达;但 ACTH 水平与正常人相同;狼疮患者的怀孕的机会与正常人相同,但应用环磷酰胺(CTX)、泼尼松药物的狼疮肾炎患者有生育力低下的风险;70%的狼疮女性患者具有正常的卵巢功能,正常的青春期发育,但初潮(menarche)延迟,应用 CTX 后面临卵巢功能低下的风险为 11%～30%。

20.其他

部分患者在病变活动时出现淋巴结肿大。SLE 的眼部受累常见,包括结膜炎、葡萄膜炎、眼底改变、视神经病变等。眼底改变包括出血、视乳头水肿、视网膜渗出等,视神经病变可以导致突然失明。SLE 常伴有继发性干燥综合征,有外分泌腺受累,表现为口干、眼干,唾液腺肿大,常有血清抗 SSB、抗 SSA 抗体阳性。患者可有月经紊乱和闭经。

四、辅助检查

(1)贫血、白细胞减少、血小板减少。贫血的发生率 80%,正细胞正色素或轻度低色素性。贫血的原因是复合性的,包括肾脏疾病、感染、药物、红细胞生成减慢。骨髓铁利用障碍、溶血等。常并发溶血性贫血,多有网织红细胞升高和 Coomb's 试验阳性,属自身免疫性溶血,提示病情活动。

(2)蛋白尿、血尿、管型尿、白细胞尿、低比重尿、水肿、血尿素氮和肌酐增高。

(3)肾穿刺活检有助于确立诊断、判断预后、指导治疗。电镜和免疫荧光检查几乎 100% 有肾脏病理学异常,根据肾穿刺结果对狼疮肾炎进行了分类(表 7-6),这些病理学分类结合临床和实验室检查,通常用于判断患者肾脏的预后。Ⅰ型(肾穿刺活检正常)预后良好;Ⅱ型系膜增生型(MesLN)(肾小球系膜增殖及免疫复合物沉积)为预后较好;Ⅲ型局灶增殖型(FPLN)(系膜和内皮细胞增殖,毛细血管免疫复合物沉积,肾小球受累不超过 50%)预后中等;Ⅳ型弥漫增殖型(DPLN)(超过 50%的肾小球弥漫性增殖,细胞增殖,新月体形成)预后差,需积极的激素加免疫抑制剂治疗,有可能逆转病情;Ⅴ型膜型(MLN)(膜性肾小球肾炎,上皮下颗粒状免疫复合物沉积)与肾性蛋白尿相关,但患者的肌酐清除率通常是正常的,见于 2/3 的患者;Ⅵ型(硬化改变、伴纤维化新月体和血管硬化)是一危险信号,预示肾脏病变不可逆,多有可能发展到肾衰竭。

(4)脑脊液:在 SLE 伴神经精神病变者中,大多无明显变化,约 30%有脑脊液异常,表现有蛋白和(或)细胞数增加,IgG 合成率增加。

(5)肺部 CT:胸膜炎和胸腔积液较常见,肺实质损害多数为间质性肺炎和肺间质纤维化,引起肺不张和肺功能障碍。部分有急性狼疮性肺炎,病情凶险。一些患者合并肺部感染。

(6)免疫检查:免疫荧光抗核抗体(IFANA)是狼疮诊断的必要条件;IFANA 检查的目的

不是用来确定诊断，而是当其结果为阴性时，用于排除诊断。抗核抗体反应阳性提示结缔组织疾病，是 SLE 的筛选检查。除 SLE 之外，其他结缔组织病的血清中也常存在 ANA，一些慢性感染也可出现低滴度的 ANAs。

ANAs 包括一系列针对细胞核中抗原成分的自身抗体。其中，抗双链 DNA(ds-DNA)抗体对 SLE 的诊断特异性为 95%，敏感性为 70%，它与疾病活动性及预后有关；抗 Sm 抗体对 SLE 的诊断特异性高达 99%，但敏感性仅 25% 左右，该抗体的存在与疾病活动性无明显关系；抗核糖体 P 蛋白(rRNP)抗体与 SLE 的精神症状有关；抗单链 DNA、抗组蛋白、抗 ulRNP、抗 SSA 和抗 SSB 等抗体也可出现于 SLE 的血清中，但其诊断特异性低，因为这些抗体也见于其他自身免疫性疾病。抗 SSB 与继发干燥综合征有关。

其他自身抗体还有与抗磷脂抗体综合征有关的抗磷脂抗体(包括抗心磷脂抗体和狼疮抗凝物)；与溶血性贫血有关的抗红细胞抗体；与血小板减少有关的抗血小板抗体；与神经精神性狼疮有关的抗神经元抗体。另外，SLE 患者还常出现血清类风湿因子阳性，高 γ 球蛋白血症和低补体血症。

表 7-6　国际肾病学会/肾脏病理学会(ISN/RPS) 2003 年狼疮性肾炎分型

Ⅰ型	微小系膜性 LN	光镜正常，但免疫荧光和电镜可见系膜区免疫符合物沉积
Ⅱ型	系膜增生性 LN	光镜下单纯的系膜区细胞或基质增生，伴系膜区免疫复合物沉积；免疫荧光或电镜可有少量上皮或内皮下沉积，但光镜下上述区域无异常发现
Ⅲ型	局灶性 LN	活动行或非活动性之局灶性，节段性或球性血管内皮或血管外肾小球肾炎(<50%的小球受累)，通常伴有局灶内皮下免疫复合物沉积，伴或不伴系膜改变
Ⅲ(A)		活动性病变：局灶增生性 LN
Ⅲ(A/C)		活动性＋慢性病变：局灶增生性＋硬化性 LN
Ⅲ(C)		慢性非活动性病变伴肾小球瘢痕：局灶硬化性 LN
Ⅳ型	弥漫性 LN	活动性或非活动性之弥漫性，节段性或球性血管内皮或血管外肾小球肾炎(>50%的小球受累)，通常伴有弥漫性内皮下免疫复合物沉积，伴或不伴系膜改变，其中弥漫节段性 LN(W-S)是指有≥50%的小球存在节段性病变，节段性是指小于 1/2 的小球血管襻受累；弥漫性球性 LN(Ⅳ-G)是指≥50%小球存在球性病变，包括弥漫的"金属圈"而无或少有小球增生改变者
Ⅳ-S(A)		活动性病变：弥漫性节段性增生性 LN
Ⅳ-G(A)		活动性病变：弥漫性球性增生性 LN
Ⅳ-S(A/C)		活动性＋慢性病变：弥漫性节段性增生性＋硬化性 LN
Ⅳ-G(A/C)		活动性＋慢性病变：弥漫性球性增生性＋硬化性 LN
Ⅳ-S(C)		慢性非活动性病变伴肾小球瘢痕：弥漫性节段性硬化性 LN
Ⅳ-G(C)		慢性非活动性病变伴肾小球瘢痕：弥漫性节球性硬化性 LN
Ⅴ型	膜性 LN	球性或节段性上皮下免疫复合物沉积的光镜及免疫荧光或电镜表现，伴或不伴系膜改变。Ⅴ型 LN 可合并于Ⅲ型或Ⅳ型 LN，应予分别诊断；Ⅴ型 LN 可有严重的硬性表现
Ⅵ型	晚期的硬化性 LN	≥90%的小球表现为球性硬化，且不伴参与的活动性病变

应列出小管萎缩、间质炎症和纤维化的程度(轻、中、重),及动脉硬化或其他血管病变的程度

五、诊断依据

分类诊断标准目前使用较多的是美国风湿学会 1982 年提出的分类标准(表 7-7),基本的原则是在 SLE 分类的 11 项诊断标准中,患者必需具备 4 条或 4 条以上,即确诊为 SLE。

表 7-7 SLE 分类标准

标准	定义
1)颊部红斑	遍及颊部的扁平或高出皮肤表面的固定性红斑。常不累及鼻唇沟附近皮肤
2)盘状红斑	隆起的红斑上覆有角质性鳞屑和毛囊栓塞,旧病灶可有萎缩性瘢痕
3)光过敏	患者自述或医生观察到日光照射引起皮肤过敏
4)口腔溃疡	医生检查到口腔或鼻咽部溃疡,通常为无痛性
5)关节炎	非侵蚀性关节炎,常累及 2 个或 2 个以上的周围关节。以关节肿痛和渗液为特点
6)浆膜炎	a.胸膜炎:胸痛、胸膜磨擦音或胸腔渗液
	b.心包炎:心电图异常、心包摩擦音或心包渗液
7)肾脏病变	a.持续性蛋白尿,大于 0.5g/d 或>+++
	b.管型:可为红细胞、血红蛋白、孤粒管型或混合性管型
8)神经系统异常	a.抽搐:非药物或代谢紊乱,如尿毒症、酮症酸中毒或电解质紊乱所致
	b.精神病:非药物或代谢紊乱,如尿毒症、酮症酸中毒或电解质紊乱所致
9)血液系统异常	a.溶血性贫血伴网织红细胞增多
	b.白细胞减少:至少 2 次测定少于 $4\times10^9/L$
	c.淋巴细胞减少:至少 2 次测定少于 $1.5\times10^9/L$
	d.血小板减少:少于 $100\times10^9/L$
10)免疫学异常	a.抗 ds-DNA 抗体阳性
	b.抗 Sm 抗体阳性
	c.抗磷脂抗体阳性:①抗心磷脂抗体 IgG 或 IgM 水平异常;②标准方法测定狼疮抗凝物阳性;③梅毒血清试验假阳性至少 6 个月,并经梅毒螺旋体固定试验或梅毒抗体吸收试验证实
11)抗核抗体(ANA)	免疫荧光抗核抗体滴度异常或相当于该法的其他试验滴度异常,排除了药物诱导的"狼疮综合征"

要记住这 11 项标准,相对比较困难,通过首字母缩略语"MD SOAP BRAIN",较容易记忆。从 6 个临床逻辑整体来看也许更容易记忆,即关节、皮肤、浆膜腔、肾脏、血液系统、神经精神性表现,最后将这些系统性表现联系起来即免疫导致的多系统异常。该患者满足 7 项诊断标准,在自身抗体阳性条件下,排除其他多系统受损疾病和原因的基础上,可诊断狼疮。

六、狼疮疾病活动度评估

各种 SLE 的临床症状,尤其是新近出现的症状,以及某些实验室指标,均可提示疾病的活动。主要表现有:中枢神经系统受累(可表现为癫痫、精神病、器质性脑病、狼疮性头痛等,但需排除中枢神经系统感染),肾脏受累(包括管型尿、血尿、蛋白尿、脓尿),血管炎,胸膜炎、心包

炎,新发的关节炎、肌炎、皮肤黏膜表现(如新发红斑、脱发、黏膜溃疡),低补体血症,DNA 抗体滴度增高,不明原因的低热,血三系减少(需除外药物所致的骨髓抑制)。

系统性的判断狼疮活动程度对于指导治疗和判断预后有重要意义。常用的是 SLEDAI (SLE 活动性指数),它是指根据评分前 l0d 内的症状对 24 个项目进行 SLE 疾病活动性评分。6 个神经系统症状每个 8 分,包括癫痫样发作、精神症状、器质性脑病、视网膜受累视力改变、脑神经受累及新发生的脑血管意外。血管炎也是 8 分。肾脏损害包括新发生的蛋白尿、管型尿、血尿、脓尿共计 16 分,每个症状 4 分。关节炎、肌炎各 4 分。胸膜炎、心包炎和黏膜溃疡每个 2 分。新发皮疹、脱发各 2 分。补体降低和抗 ds-DNA 阳性每个增加 2 分;发热、血小板减少、白细胞降低每个增加 1 分。当评分为 5~9 分为轻度活动,10~14 分为中度活动,≥15 分为重度活动。SLEDAI(SLE 疾病活动性指数)常被用于回顾性评估。

该患者病情活动度评分如下:神经精神病变 8 分;双手血管炎 8 分;肾脏损害(蛋白尿、管型尿、血尿、脓尿共计 16 分);关节炎 4 分;面部红斑 2 分;脱发 2 分;补体下降 2 分;抗 ds-DNA 阳性 2 分;血小板减少 1 分。共计 45 分,属重度活动。

七、鉴别诊断

本病应与其他结缔组织病,细菌或病毒感染性疾病,组织细胞增生症 X,恶性网状内皮细胞增多症,血小板减少症,溶血性贫血,各种类型的肾脏病,肝炎,心肌-心包炎,神经系统疾病相鉴别。尤须与类狼疮综合征、新生儿红斑狼疮综合征鉴别。

1.感染

SLE 80%的患者活动期有发热,大多为高热,需与感染相鉴别,此类患者找不到确切的感染灶,且用抗生素治疗效果不佳,有关化验检查及免疫学检查有助诊断。

2.类风湿关节炎

SLE 和类风湿关节炎均可见于青年女性,且患者可有多关节病变,尤其对 RF 阴性的类风湿关节炎患者来讲,排除系统性红斑狼疮很重要,类风湿关节炎患者中晚期 X 线片多有双手多关节骨质侵蚀破坏,而狼疮患者少有双手关节骨质侵蚀破坏。对于发病时间不长的患者来说,除做必要的免疫学检查外,密切随访也是很重要的。

3.血液系统疾病

(1)溶血性贫血:SLE 约 2%的患者以溶血性贫血起病,不伴或很少伴有系统性红斑狼疮的其他症状者易误诊,应做免疫学检查以助诊断。

(2)血小板减少性紫癜:SLE 少部分患者以血小板减少性紫癜为首发表现而就诊,当其他系统症状较少时,应注意查免疫学指标,以防漏诊。

(3)肾脏系统疾病:SLE 以"肾小球肾炎"或"肾病综合征"为首要表现时,应注意有无其他系统的表现,除查免疫指标外,肾活检是较好的鉴别方法,因为狼疮肾的病理上可见到多种免疫复合物的沉积,而原发性肾病者则与此不同。

(4)多发性肌炎或皮肌炎:SLE 可以有肌肉痛及无力的表现,但肌酶谱及肌电图可以正常或轻微损害,且抗 Jo-l 抗体一般阴性。

(5)白塞病:可以有口腔溃疡及眼部改变,也可有关节痛,皮肤针刺反应阳性,一般抗 Sm 抗体及抗 ds-DNA 抗体为阴性。

(6)混合性结缔组织病:混合性结缔组织病除了具有系统性红斑狼疮的某些特征外,还常伴有类似皮肌炎和系统性硬化症的临床表现,如肌肉疼痛、肌无力、手指肿胀、皮肤绷紧、弹性差、频繁发生的雷诺现象和食管功能不全表现,肾脏和中枢神经病变少见,实验室检查常有肌酶和肌电图异常以及食管功能不全的 X 射线征象,高滴度的抗 ul-RNP 抗体阳性是本病的特征。混合性结缔组织病对糖皮质激素的治疗反应也较系统性红斑狼疮为好,因此预后也较好。

(7)结节性多动脉炎:虽然结节性多动脉炎也可出现多形红斑、结节性红斑、猩红热样皮疹以及关节肿胀疼痛等皮肤、关节病变、肾脏也是最常受累的器官,但结节性多动脉炎常见的皮下结节如黄豆大小,沿动脉排列或聚集在血管近旁,有压痛,关节病变多表现为大关节肿痛,血白细胞明显增多,且以中性多核细胞和嗜酸性粒细胞增多为主,抗核抗体和类风湿因子阳性者罕见。皮下结节或肌肉活检有助确诊。

八、治疗

(一)治疗原则

治疗方案因病情的不同而不同,通常在确诊后需评估全身多脏器受累损害的个数及程度、自身抗体的滴度、补体下降的水平等来综合分析以评价病情的活动性和严重性,从而决定相应的治疗方案。需被评价的器官系统包括:综合一般状况、皮肤黏膜、肌肉骨骼、心肺系统、血液系统、肾脏、神经系统、胃肠系统。对于 SLE 的诊断和治疗应包括如下内容:①明确诊断;②评估 SLE 疾病严重程度和活动性;③拟订 SLE 常规治疗方案;④处理难控制的病例;⑤抢救 SLE 危重症;⑥处理或防治药物副作用;⑦处理 SLE 患者面对的特殊情况,如妊娠、手术等。

(二)一般治疗

(1)教育:避免过多的紫外光暴露,使用防紫外线用品,注意休息,避免过度疲劳和感冒,避免食用芹菜和香菇及诱发狼疮的药物。正确认识疾病,消除焦虑心理,明白规律用药的意义,强调定期随诊的必要性。

(2)对症治疗和去除各种影响疾病预后的因素,如注意保护胃黏膜、控制高血压、补钙、活血改善血管炎、防治各种感染等。

(三)药物治疗

SLE 不可根治,但恰当的治疗可以延缓病情的发展、改善生活质量、减少病死率。强调早诊断、早治疗、定期服药、定期随诊。SLE 是一种高度异质性的疾病,强调个体化治疗,临床医生应根据病情的轻重程度,掌握好治疗的风险与效益之比。既要清楚药物的毒副反应,又要懂得药物给患者带来的生机。

1.轻型 SLE 的治疗

轻型的 SLE,常无明显内脏损害,即便有狼疮活动,也症状轻微,仅表现疲乏、光过敏、皮疹、关节炎或轻度浆膜炎。治疗药物包括:

(1)小剂量激素:(如泼尼松≤10mg/d)可减轻症状。

(2)抗疟药:对许多狼疮性皮炎患者有效,不论是 SLE 皮损、亚急性皮肤型狼疮还是盘状狼疮。抗疟药具有多重阻断阳光、抗炎和免疫抑制效应,从而控制皮疹和减轻光敏感,常用硫酸羟氯喹(HCQ)0.4mg/d,分两次服。主要不良反应是眼底病变,Hco 用药超过 6 个月者,可停药一个月。每 3~6 月查一次眼底和视野。有心脏病史者,特别是心动过缓或有传导阻滞者禁用抗疟药。

（3）非甾类抗炎药（NSAIDs）：可用于控制关节肿痛。NSAIDs诱发胃十二指肠炎或溃疡或出血，需加用质子泵抑制剂（奥美拉唑等）；可降低肾小球滤过率和肾血流量，需监测血肌酐水平；导致水钠潴留可使血压升高；一过性肝损，需监测肝功。

（4）沙利度胺：可用于治疗难治性狼疮皮疹或亚急性皮肤型狼疮（以及活动性狼疮的其他表现，如难治性口腔溃疡）。小剂量（每日 50～100mg，因致嗜睡，建议睡前服）也有效，其副作用更少。最为严重的副作用是致畸。其他副作用包括周围神经病变，中性粒细胞减少，高血压，心率减慢，癫痫发作，嗜睡，头昏，腹泻及发热。

应注意轻型 SLE 可因过敏、感染、妊娠生育、环境变化、药物减量等因素而加重，甚至进入重型狼疮，甚至狼疮危象。

2.重型 SLE 的治疗

治疗主要分两个阶段，即诱导期和缓解期治疗。诱导治疗的目的在于迅速控制病情，阻止或逆转内脏损害，力求疾病完全缓解（包括血清学、症状和受损器官的功能恢复）。诱导治疗主要为糖皮质激素联合免疫抑制剂，强调诱导期的糖皮质激素剂量要充足有力，从而在减药时避免复发，使病情缓解巩固、维持相当长的时间。但应注意过分抑制免疫诱发的并发症，尤其是感染、性腺抑制等。目前，多数患者的诱导缓解过程需要超过半年至 1 年，不可急于求成。

（1）糖皮质激素：是治疗 SLE 的基础药，多种 SLE 表现对糖皮质激素治疗反应良好。糖皮质激素具有强大的抗炎作用和免疫抑制作用，对免疫细胞的许多功能及对免疫反应的多个环节均有抑制作用，尤以对细胞免疫的抑制作用突出，在大剂量时还能够明显抑制体液免疫，使抗体生成减少，超大剂量则可有直接的淋巴细胞溶解作用。

a.治疗方案

诱导期治疗：重症、活动性 SLE 的治疗。

方案 1：每日口服短效糖皮质激素（泼尼松、泼尼松龙、甲泼松龙、甲泼尼龙），剂量 1～2mg/（kg·d）；开始分次给药。优点包括：快速控制病情——血液系统或中枢神经系统疾病、浆膜炎或血管炎 5～10d；肾小球肾炎 2～10 周。副作用相对大，包括：感染、失眠、欣快、高血糖、精神病、高血压、体重增加、低钾、皮肤脆性增加、青紫、骨质疏松、骨缺血性坏死、月经不规则、肌肉痉挛、多汗、痤疮、多毛、白内障。

方案 2：大剂量静脉冲击甲泼尼龙 500～1 000mg/d，连用 3～5d，再减量致糖皮质激素 1～1.5mg/（kg·d）。优点包括：快速控制病情——可能比每日口服治疗起效更快；部分对方案 1 无反应者对方案 2 有反应。毒性与每日疗法类同，但达到类固醇维持剂量可能更快，产生疗效更早，累积剂量较少。

方案 3：方案 1 或 2 联合一种细胞毒药物或其他免疫抑制剂（环磷酰胺等）。

维持治疗：经治疗控制良好的 SLE 的治疗。

方案 1：继续每日口服糖皮质激素，建议晨起顿服，之后开始缓慢减量；若耐受好，每周减量 5%～15%。达到 30mg/d，一次减 2.5mg。当达到 10～15mg 时，一次减量 1mg。若病情复发，增至最近的有效剂量并维持数周。

方案 2：隔日糖皮质激素治疗方案。每日晨起顿服，然后开始按隔日减量治疗。例如：

60mg/d 减至 60mg 与 50mg 交替。直到每隔一日使用 60mg/d,然后每 1～2 周减少5％～15％。

方案 3:在方案 1 或 2 基础上,加用抗疟药、非甾体抗炎药、环磷酰胺口服等药,有助于糖皮质激素减量。如果能够减至 15mg/d 或隔日 30mg 或更小而病情无复发,则考虑单独用糖皮质激素。如果维持剂量大,考虑加用细胞毒药物。

b.临床表现对糖皮质激素的反应

对糖皮质激素通常没有反应的表现包括:血栓形成(包括脑卒中等)、肾小球肾炎(纤维化终末期肾病。单纯膜性肾小球肾炎)、顽固性血小板减少或溶血性贫血(少数患者)、与 SLE 之外的疾病有关的精神病,如糖皮质激素治疗。

c.副作用:激素的副作用除感染外,还包括高血压、高血糖、高血脂、低钾血症、骨质疏松、无菌性骨坏死、白内障、体重增加、水钠潴留等。应记录血压、血糖、血钾、血脂、骨密度、胸片等作为评估基线,并定期随访。应注意在发生重症 SLE,尤其是危及生命的情况下,激素的副作用如股骨头无菌性坏死并非是使用大剂量激素的绝对禁忌。大剂量 MP 冲击疗法常见副作用包括:脸红、失眠、头痛、乏力、血压升高、短暂的血糖升高;严重副作用包括:感染、上消化道大出血、水钠潴留、诱发高血压危象、诱发癫痫大发作、精神症状、心律失常。甲基泼尼松龙冲击治疗应强调缓慢静脉滴注 60 分钟以上,注射速度过快有突然死亡风险。SLE 患者使用的激素疗程较漫长,故应注意保护下丘脑-垂体-肾上腺轴,避免使用对该轴影响较大的地塞米松等长效和超长效激素。

(2)环磷酰胺(CTX cyclophosphamide,也简称为 CTX)是治疗重症 SLE 的有效的药物之一,尤其是在狼疮性肾炎和血管炎的患者中,环磷酰胺与激素联合治疗能有效地诱导疾病缓解,阻止和逆转病变的发展,改善远期预后。除了对肾小球肾炎和血管炎有效外,静脉用 CTX 对某些严重肾外表现的 SLE 患者有效、包括弥漫性 CNS 疾病、血小板减少和间质性肺炎。CTX 主要作用于 S 期的细胞周期特异性烷化剂,通过影响 DNA 合成发挥细胞毒作用。其对体液免疫的抑制作用较强,能抑制 B 细胞增殖和抗体生成,且抑制作用较持久。糖皮质激素联合 CTX 治疗,其疾病复发次数和肾功能的维持优于单用糖皮质激素疗组。CTX 停药后,约25％患者 5 年内出现 SLE 复发,50％在 10 年内出现复发。CTX 的用法有以下几种方案:

方案 1:即大剂量 CTX 冲击治疗:每月静脉使用 CTX、共 6 次(0.5～1g/m² 之体表面积),接着每季度冲击一次、再延长给药时间 12～24 个月,或更长。

方案 2:即小剂量 CTX 冲击治疗:每 2 周静脉使用 400～600mg CTX,连续 6 次。而后延长 CTX 给药时间,或改为硫唑嘌呤维持治疗。

方案 3:每日口服 CTX,2～3mg/(kg·d)。

过去认为环磷酰胺累积剂量不应超过 9～12g 以上,新近的研究提示,环磷酰胺累积剂量可以至 30g,可以使 LN 的远期疗效更为巩固,且安全性并未由此降低。若 CTX 连用 9～11月无效,即停药。

CTX 有一定副作用。包括白细胞减少、诱发感染和出血性膀胱炎等。治疗中应注意避免导致白细胞过低,一般要求白细胞低谷不小于 $3.0×10^9/L$。环磷酰胺冲击治疗的其他副作用包括:性腺抑制(尤其是女性的卵巢功能衰竭)、胃肠道反应、脱发、肝功能损害,少见远期致癌作用(主要是淋巴瘤等血液系统肿瘤),出血性膀胱炎、膀胱纤维化和膀胱癌在长期口服环磷酰胺治疗者常见,而间歇环磷酰胺冲击治疗罕见。

(3)硫唑嘌呤:为嘌呤类似物,可通过抑制 DNA 合成发挥淋巴细胞的细胞毒作用。疗效不及环磷酰胺冲击疗法,尤其在控制肾脏和神经系统病变效果较差,而对浆膜炎、血液系统、皮疹等较好。用法每日 1～2.5mg/kg,常用剂量 50～100mg/d,即 50mg 每日口服 1～2 次。副作用包括:骨髓抑制、胃肠道反应、肝功能损害等。少数对硫唑嘌呤极敏感者用药短期就可出现严重脱发和造血危象,引起严重粒细胞和血小板缺乏症。

(4)甲氨蝶呤:二氢叶酸还原酶拮抗剂,通过抑制核酸的合成发挥细胞毒作用。疗效不及环磷酰胺冲击疗法,但长期用药耐受性较佳。剂量 10～15mg,每周 1 次。主要用于关节炎、肌炎、浆膜炎和皮肤损害为主的 SLE。主要副作用有胃肠道反应、口腔黏膜糜烂、肝功能损害、骨髓抑制,偶见甲氨蝶呤导致肺炎和肺纤维化。

(5)环孢素:可特异性抑制 T 淋巴细胞 IL-2 的产生,发挥选择性的细胞免疫抑制作用,是一种非细胞毒免疫抑制剂。在治疗 SLE 方面,对狼疮性肾炎(特别是 V 型 LN)有效,可用环孢素每日剂量 3～5mg/kg,分两次口服。用药期间注意肝、肾功能及高血压、高尿酸血症、高血钾等,有条件者应测血药浓度,调整剂量,血肌酐较用药前升高 30%,需要减药或停药。环孢素对 LN 的总体疗效不如环磷酰胺冲击疗法,而且价格昂贵、毒副作用较大、停药后病情容易反跳。

(6)霉酚酸酯:为次黄嘌呤单核苷酸脱氢酶的抑制剂,可抑制嘌呤从头合成途径,从而抑制淋巴细胞活化。霉酚酸酯治疗狼疮性肾炎有效,能够有效地控制 IV 型 LN 活动。每日剂量 10～30mg/kg 体重,分 2 次口服。与 CTX 相比,疗效相当,毒副作用相对少,但价格昂贵。

(7)免疫球蛋白:对于重症狼疮、狼疮活动期患者,可静脉大剂量用丙种球蛋白冲击治疗 400mg/(kg·d),共 3～5 天。既抑制狼疮病情活动,且增强抗感染的抵抗力,有利于狼疮高度活动又伴随严重感染的患者。

(8)特殊治疗:血浆置换等治疗 SLE,不宜列入诊疗常规,应视患者具体情况选择应用。

3.重症狼疮治疗

治疗狼疮危象的目的在于挽救生命、保护受累脏器、防止后遗症。通常需要大剂量甲基泼尼松龙冲击治疗,针对受累脏器的对症治疗和支持治疗,以帮助患者度过危象。后继的治疗可按照重型 SLE 的原则,继续诱导缓解和维持巩固治疗。

(1)狼疮性肾炎(lupus nephritis,LN)的治疗:狼疮性肾炎(lupus nephritis,LN)患者联合用药包括糖皮质激素加用①CTX 服用,2～3mg/(kg·d);②CTX 口服 1.5～2.5mg/(kg·d),加硫唑嘌呤口服 1.5～2.5mg/(kg·d);③每天口服霉酚酸酯。口服方案具有方便的优点,且可每天对疾病进行免疫抑制。但 CTX 口服给药产生膀胱毒性的危险很大(出血性膀胱炎、慢性硬化性膀胱癌),静脉给药时此风险大大降低。CTX 静脉冲击对大多数重型患者有效。某些患者每日口服给药可能比大剂量间歇冲击更有效(毒性更大)。糖皮质激素联合硫唑嘌呤及 CTX 口服对部分常规糖皮质激素加 CTX 冲击方案失败者有效,尚无在 SLE 患者中进行的前瞻性对照研究支持这一观点。加用霉酚酸酯对此类患者有效。

重症狼疮性肾炎:表现为急性进行性少尿、水肿、大量蛋白尿/血尿、严重低蛋白血症、肾功能进行性下降、血压增高、高血钾、贫血、代谢性酸中毒等。B超肾脏体积常增大,肾脏病理多符合WHO的LN的Ⅳ(弥漫增生性)型,往往呈新月体肾炎。在评估SLE活动性和全身情况和有无治疗反指征的同时,应抓紧时机肾脏穿刺,判断病理类型和急慢性指标,制定治疗方案。对明显活动、非肾脏纤维化/硬化等不可逆病变为主的患者,应积极使用激素[泼尼松≥2mg/(kg·d)],并可使用大剂量MP冲击疗法。对症治疗包括纠正水电解质酸碱平衡紊乱、低蛋白血症,防治感染,纠正高血压,心衰等合并症,保护重要脏器,必要时需要透析支持治疗。

(2)神经精神狼疮的治疗:神经精神狼疮的诊断必需除外化脓性脑膜炎、结核性脑膜炎、隐球菌性脑膜炎、病毒性脑膜脑炎等中枢神经系统感染。弥漫性神经精神狼疮提示病情高度活动,如精神错乱、弥漫性脱髓鞘病、脊髓病,结合全身血管炎表现的活动证据,需立即使用大剂量糖皮质激素或联合细胞毒药物积极治疗。应用大剂量MP冲击治疗(500~1 000mg/天,连用3~5天后减量),每一周重新评价神经精神症状有无好转,若无改善可重复冲击治疗。同时静脉输注大剂量人体免疫球蛋白(IVIG),每日剂量0.4g/kg体重,连用、3~5天。中枢狼疮包括横贯性脊髓炎在内,可试用地塞米松10mg加甲氨蝶呤鞘内注射/wk治疗,共2~3次。在控制SLE的基础药物上强调对症治疗,包括抗精神病药物,癫痫大发作或癫痫持续状态时需积极抗癫痫治疗,注意加强护理。ACL相关神经精神狼疮,应加用抗凝、抗血小板聚集药物。

(3)妊娠生育:过去妊娠生育曾经被列为SLE的禁忌证。而今大多数SLE患者在疾病控制后,可以安全地妊娠生育。一般来说,在无重要脏器损害、病情稳定一年或一年以上,细胞毒免疫抑制剂(环磷酰胺、甲氨蝶呤等)停药半年,激素仅需小剂量时方可怀孕,多数能安全地妊娠和生育。

第三节　强直性脊柱炎

一、概述

强直性脊柱炎(Ankylosing Spondylitis,AS)是一种慢性进行性疾病,主要侵犯骶髂关节,脊柱骨突,脊柱旁软组织及外周关节,并可伴发关节外表现。严重者可发生脊柱畸形和关节强直。

AS的患病率在各国报道不一,如美国为0.13%~0.22%,日本本土人为0.05%~0.2%,及我国为0.26%。以往认为本病男性多见,男女之比为10.6∶1;现报告男女之比为(2~3)∶1,只不过女性发病较缓慢及病情较轻。发病年龄通常在13~31岁,30岁以后及8岁以前发病者少见。AS的病理性标志和早期表现之一为骶髂关节炎。脊柱受累到晚期的典型表现为竹节状脊柱。外周关节的滑膜炎在组织学上与类风湿关节炎难以区别。肌腱末端病为本病的特征之一。因主动脉根部局灶性中层坏死可引起主动脉环状扩张,以及主动脉瓣膜尖缩短变厚,从而导致主动脉瓣关闭不全。

二、AS的病因及发病机制

AS的病因未明。从流行病学调查发现,基因和环境因素在本病的发病中发挥作用。已证实,AS的发病和HLA-B27(下称B27)密切相关,并有明显家族发病倾向。正常人群的B27

阳性率因种族和地区不同差别很大,如欧洲的白种人为 4％～13％,我国为 2％～7％,可是 AS 患者的 B27 的阳性率在我国患者达 91％。另有资料显示,AS 的患病率在普通人群为 0.1％,在 AS 患者的家系中为 4％,在 B27 阳性的 AS 患者的一级亲属中高达 11％～25％,这提示 B27 阳性者或有 AS 家族史者患 AS 的危险性增加。但是,大约 80％的 B27 阳性者并不发生 AS,以及大约 10％的 AS 患者为 B27 阴性,这提示还有其他因素参与发病,如肠道细菌及肠道炎症。

三、病史特点

AS 发病隐袭。腰背部或骶髂部疼痛和(或)僵硬是最常见的症状,疾病早期疼痛多在一侧呈间断性,数月后疼痛多在双侧呈持续性。随病情进展由腰椎向胸颈部脊椎发展,则出现相应部位疼痛、活动受限或脊柱畸形。据报道,我国患者中大约 45％的患者是从外周关节炎开始发病。24％～75％的 AS 患者在病初或病程中出现外周关节病变,以膝、髋、踝和肩关节居多,肘及手和足小关节偶有受累。非对称性、少数关节或单关节,及下肢大关节的关节炎为本病外周关节炎的特征。我国患者除髋关节外,膝和其他关节的关节炎或关节痛多为暂时性,极少或几乎不引起关节破坏和残疾。髋关节受累占 38％～66％,表现为局部疼痛,活动受限,屈曲挛缩及关节强直,其中大多数为双侧,而且 94％的髋部症状起于发病后前 5 年内。发病年龄小,及以外周关节起病者易发生髋关节病变。

AS 的全身表现轻微,少数重症者有发热、疲倦、消瘦、贫血或其他器官受累。跖底筋膜炎、跟腱炎和其他部位的肌腱末端病在本病常见。1/4 的患者在病程中发生眼色素膜炎,单侧或双侧交替,一般可自行缓解,反复发作可致视力障碍。神经系统症状来自压迫性脊神经炎或坐骨神经痛、椎骨骨折或不全脱位以及马尾综合征,后者可引起阳痿、夜间尿失禁、膀胱和直肠感觉迟钝、踝反射消失。极少数患者出现肺上叶纤维化,有时伴有空洞形成而被误认为结核,也可因并发真菌感染而使病情加剧。主动脉瓣闭锁不全及传导障碍见于 3.5％～10％的患者。AS 可并发 IgA 肾病和淀粉样变性。

四、辅助检查

AS 活动期患者可见血沉增快、C-反应蛋白增高及轻度贫血。类风湿因子阴性和免疫球蛋白轻度升高。虽然 AS 患者 HLA-B27 阳性率达 90％左右,但无诊断特异性,因为正常人也有 HLA-B27 阳性。HLA-B27 阴性患者只要临床表现和影像学检查符合诊断标准,也不能排除 AS 可能。

X 线表现具有诊断意义。AS 最早的变化发生在骶髂关节。该处的 X 线片显示软骨下骨缘模糊,骨质糜烂,关节间隙模糊,骨密度增高及关节融合。通常按 X 线片骶髂关节炎的病变程度分为 5 级:0 级为正常,Ⅰ级可疑,Ⅱ级有轻度骶髂关节炎,Ⅲ级有中度骶髂关节炎,Ⅳ级为关节融合强直。脊柱的 X 线片表现有椎体骨质疏松和方形变,椎小关节模糊,椎旁韧带钙化以及骨桥形成。晚期广泛而严重的骨化性骨桥表现称为"竹节样脊柱"。耻骨联合、坐骨结节和肌腱附着点(如跟骨)的骨质糜烂,伴邻近骨质的反应性硬化及绒毛状改变,可出现新骨形成。对于临床可疑病例,而 X 线片尚未显示明确的或Ⅱ级以上的双侧骶髂关节炎改变者,应该采用计算机断层(CT)检查。该技术的优点还在于假阳性少。但是,由于骶髂关节解剖学的上部为韧带,因其附着引起影像学上的关节间隙不规则和增宽,给判断带来困难。另外,类似于关节间隙狭窄和糜烂的骶髂关节髂骨部分的软骨下老化是一自然现象,不应该视为异常。

磁共振成像技术(MRI)对了解软骨病变优于 CT,可用于 AS 的早期诊断。

五、诊断依据

AS 诊断的最好线索是患者的症状、关节体征和关节外表现及家族史。AS 最常见的和特征性早期主诉为下腰背发僵和疼痛。由于腰背痛是普通人群中极为常见的一种症状,但大多数为机械性非炎性背痛,而本病则为炎性疼痛。以下 5 项有助于脊柱炎引起的炎性背痛和其他原因引起的非炎性背痛的鉴别:①背部不适发生在 40 岁以前;②缓慢发病;③症状持续至少3 个月;④背痛伴晨僵;⑤背部不适在活动后减轻或消失。以上 5 项有 4 项符合则支持炎性背痛。

近年来 AS 的诊断有不同标准,现在仍沿用 1966 年纽约标准,或 1984 年修订的纽约标准。但是,对一些暂时不符合上述标准者,可参考欧洲脊柱关节病初步诊断标准。

1.纽约标准(1966 年)

有 X 线片证实的双侧或单侧骶髂关节炎(按前述 0~Ⅳ级分级),并分别附加以下临床表现的 1 条或 2 条,即,①腰椎在前屈、侧屈和后伸的 3 个方向运动均受限;②腰背痛史或现有症状;③胸廓扩展范围小于 2.5cm。根据以上几点,诊断肯定的 AS 要求有:X 线片证实的Ⅲ~Ⅳ级双侧骶髂关节炎,并附加上述临床表现中的至少 1 条;或者 X 线证实的Ⅲ~Ⅳ级单侧骶髂关节炎或Ⅱ级双侧骶髂关节炎,并分别附加上述临床表现的 1 条或 2 条。

2.修订的《纽约标准》(1984 年)

①下腰背痛的病程至少持续 3 个月,疼痛随活动改善,但休息不减轻;②腰椎在前后和侧屈方向活动受限;③胸廓扩展范围小于同年龄和性别的正常值;④双侧骶髂关节炎Ⅱ~Ⅳ级,或单侧骶髂关节炎Ⅲ~Ⅳ级。如果患者具备④并分别附加①~③条中的任何 1 条可确诊为 AS。

3.欧洲脊柱关节病研究组标准

炎性脊柱痛或非对称性以下肢关节为主的滑膜炎,并附加以下项目中的任何一项,即:①阳性家族史;②银屑病;③炎性肠病;④关节炎前 1 个月内的尿道炎、宫颈炎或急性腹泻;⑤双侧臀部交替疼痛;⑥肌腱末端病;⑦骶髂关节炎。

六、鉴别诊断

1.类风湿关节炎(RA)

AS 与 RA 的主要区别是:

(1) AS 在男性多发而 RA 女性居多。

(2) AS 无一例外有骶髂关节受累,RA 则很少有骶髂关节病变。

(3) AS 为全脊柱自下而上地受累,RA 只侵犯颈椎。

(4)外周关节炎在 AS 为少数关节、非对称性,且以下肢关节为主;在 RA 则为多关节、对称性和四肢大小关节均可发病。

(5) AS 无 RA 可见的类风湿结节。

(6) AS 的 RF 阴性,而 RA 的阳性率占 60%~95%。

(7) AS 以 HLA-B27 阳性居多,而 RA 则与 HLA-DR4 相关。AS 与 RA 发生在同一患者的概率为(1/10 万~20 万)。

2.椎间盘突出

椎间盘脱出是引起炎性腰背痛的常见原因之一。该病限于脊柱,无疲劳感、消瘦、发热等全身表现,所有实验室检查包括血沉均正常。它和 AS 的主要区别可通过 CT、MRI 或椎管造影检查得到确诊。

3.结核

对于单侧骶髂关节病变要注意同结核或其他感染性关节炎相鉴别。

4.弥漫性特发性骨肥厚(DISH)综合征

该病发病多在 50 岁以上男性,患者也有脊椎痛、僵硬感以及逐渐加重的脊柱运动受限。其临床表现和 X 线所见常与 AS 相似。但是,该病 X 线可见韧带钙化,常累及颈椎和低位胸椎,经常可见连接至少四节椎体前外侧的流注形钙化与骨化,而骶髂关节和脊椎骨突关节无侵蚀,晨起僵硬感不加重,血沉正常及 HLA-B27 阴性。根据以上特点可将该病和 AS 区别开。

5.髂骨致密性骨炎

本病多见于青年女性,其主要表现为慢性腰骶部疼痛和发僵。临床检查除腰部肌肉紧张外无其他异常。诊断主要依靠 X 线前后位平片,其典型表现为在髂骨沿骶髂关节之中下 2/3 部位有明显的骨硬化区,呈三角形者尖端向上,密度均匀,不侵犯骶髂关节面,无关节狭窄或糜烂,故不同于 AS。

6.其他

AS 是血清阴性脊柱关节病的原型,在诊断时必需与骶髂关节炎相关的其他脊柱关节病如银屑病关节炎、肠病性关节炎或赖特综合征等相鉴别。

七、治疗

AS 尚无根治方法。但是患者如能及时诊断及合理治疗,可以达到控制症状并改善预后。应通过非药物、药物和手术等综合治疗,缓解疼痛和僵硬,控制或减轻炎症,保持良好的姿势,防止脊柱或关节变形,以及必要时矫正畸形关节,以达到改善和提高患者生活质量的目的。

1.非药物治疗

(1)对患者及其家属进行疾病知识的教育是整个治疗计划中不可缺少的部分,有助于患者主动与医师合作参与治疗过程。同时还应关注患者的社会心理需要。

(2)劝导患者要谨慎而不间断地进行体育锻炼,以取得和维持脊柱关节的最好位置,增强椎旁肌肉力量和增加肺活量,其重要性不亚于药物治疗。

(3)站立时应尽量保持挺胸、收腹和双眼平视前方的姿势。坐位也应保持胸部直立。应卧硬板床,多取仰卧位,避免促进屈曲畸形的体位。宜睡低枕,一旦出现上胸或颈椎受累应停用枕头。

(4)减少或避免引起持续性疼痛的体力活动,定期测量身高。通过身高记录可发现早期脊柱弯曲的证据。

(5)可选择必要的物理治疗。

2.药物治疗

(1)非甾体抗炎药:这类药物可迅速改善患者腰背部疼痛和僵硬感,减轻关节肿胀、疼痛及增加关节活动范围,无论对早期或晚期 AS 患者的症状治疗都是首选的。抗炎药种类繁多,但对 AS 的疗效大致相当。可选药物包括:吲哚美辛 25mg,每日 3 次;双氯芬酸,每日总剂量为 75～150mg;萘丁美酮 1 000mg,每晚 1 次;美洛昔康 7.5mg,每日 2 次;依托度酸 400mg,每日 1 次;塞来昔布 200mg,每日 2 次等。

非甾体抗炎药的不良反应中较多的是胃肠不适,少数可引起溃疡;其他较少见的有头痛、头晕,肝、肾损伤,血细胞减少,水肿,高血压及过敏反应等。医师应针对每例患者的具体情况选用一种抗炎药物。同时使用 2 种或 2 种以上的抗炎药不仅不会增加疗效,反而会增加药物不良反应,甚至带来严重后果。抗炎药物通常需要使用 2 个月左右,待症状完全控制后减少剂量,以最小有效量巩固一段时间,再考虑停药,过快停药容易引起症状反复。如一种药物治疗 2～4 周疗效不明显,应改用其他不同类别的抗炎药。在用药过程中应始终注意监测药物不良反应并及时调整。

(2)柳氮磺吡啶:本品可改善 AS 的关节疼痛、肿胀和僵硬感,并可降低血清 IgA 水平及其他实验室活动性指标,特别适用于改善 AS 患者的外周关节炎,并对本病并发的前色素膜炎有预防复发和减轻病变的作用。至今,本品对 AS 的中轴关节病变的治疗作用及改善疾病预后的作用均缺乏证据。通常推荐用量为每日 2.0g,分 2～3 次口服,剂量增至 3.0g/d,疗效虽可增加,但不良反应也明显增多。本品起效较慢,通常在用药后 4～6 周。为了增加患者的耐受性,一般以 0.25g,每日 3 次开始,以后每周递增 0.25g,直至 1.0g,每日 2 次,维持 1～3 年。本品的不良反应包括消化系症状,皮疹,血细胞减少,头痛,头晕以及男性精子减少及形态异常(停药可恢复)。磺胺过敏者禁用。

(3)甲氨蝶呤:活动性 AS 患者经柳氮磺吡啶和非甾体抗炎药治疗无效时,可采用甲氨蝶呤。本品仅对外周关节炎、腰背痛、僵硬感、虹膜炎、血沉、C-反应蛋白水平有改善作用,而对中轴关节的放射线病变无改善证据。通常以甲氨蝶呤 7.5～15mg,口服,每周 1 次,个别重症者可酌情增加剂量,疗程半年至 3 年不等。同时,可并用 1 种抗炎药。尽管小剂量甲氨蝶呤有不良反应较少的优点,但仍应注意,其中包括胃肠不适,肝损伤,肺间质炎症和纤维化,血细胞减少,脱发,头痛及头晕等,故在用药前后应定期复查血常规、肝肾功能及其他有关项目。

(4)糖皮质激素:对其他治疗不能控制的下腰痛,在 CT 指导下行皮质类固醇骶髂关节注射,部分患者可改善症状,疗效可持续 3 个月左右。本病伴发的长期单关节(如膝)积液,可行长效皮质激素关节腔注射,间隔 3～4 周重复一次,一般不超过 2～3 次。糖皮质激素口服治疗不能阻止本病的发展,不建议长期使用。

(5)其他药物:一些难治性 AS 患者应用沙利度胺(thalidomide,反应停)后,临床症状、血沉、C-反应蛋白均明显改善。初始剂量 50mg/d,每 10 天递增 50mg,至 200～300mg/d 维持。本品的不良反应有嗜睡,口渴,血细胞下降,肝酶增高,镜下血尿及指端麻刺感等。因此对选用此种药物者应做严密观察,每 2～4 周查肝血常规、肾功能。对长期用药者应定期做神经系统检查,以便及时发现可能出现的外周神经炎。

3.生物制剂

目前已将抗肿瘤坏死因子-α 用于治疗活动性或对抗炎药治疗无效的 AS,包括 Infliximab、Etanercept、Adalimumab 等。Infliximab 是抗肿瘤坏死因子的单克隆抗体,其用法为:3～5mg/kg,静点,间隔 2～8 周重复 1 次,通常使用 3～6 次,治疗后患者的外周关节炎、肌腱末端炎以及 C-反应蛋白均可得到明显改善,但其长期疗效及对中轴关节 X 线病变的影响如何尚待观察。本品的不良反应有感染、严重过敏反应及狼疮样病变等。

Etanercept 是一种重组的人可溶性肿瘤坏死因子受体融合蛋白,能可逆性地与 TNFα 结合,竞争性抑制 TNFα 与 TNF 受体位点的结合。目前已用于治疗活动性 AS。以本品 25mg,皮下注射,每周 2 次,连用 3～6 个月,80％的患者病情可获改善。本品主要不良反应为感染。

4.外科治疗

髋关节受累引起的关节间隙狭窄、强直和畸形是本病致残的主要原因,人工全髋关节置换术可有效改善患者的关节功能和生活质量。

本例患者使用非甾体类抗炎药＋柳氮磺胺吡啶＋生物制剂后,症状明显缓解。

八、预后

本病在临床上表现的轻重程度差异较大,有的患者病情反复持续进展,有的长期处于相对静止状态,可以正常工作和生活。但是,发病年龄较小,髋关节受累较早,反复发作虹膜睫状体炎和继发性淀粉样变性,诊断延迟,治疗不及时和不合理,以及不坚持长期功能锻炼者预后差。总之,AS 是一种慢性进展性疾病,应在专科医师指导下长期随诊。

参考文献

[1]雷寒,王庸晋.内科学.第 6 版.北京:人民卫生出版社,2009.

[2]葛均波,徐永健.内科学.北京:人民卫生出版社,2013.

[3]邓家栋,杨崇礼,杨天盈,等.临床血液学.上海:上海科技出版社,2001.

[4]陈灏珠,林果为.实用内科学.第 13 版.北京:人民卫生出版社,2009.

[5]葛均波.现代心脏病学.上海:复旦大学出版社,2011.

[6]王吉耀.内科学.第 2 版.北京:人民卫生出版社,2010.

[7]陆再英,钟南山.内科学.第 7 版.北京:人民卫生出版社,2010.